やわらかアカデミズム・〈わかる〉シリーズ

よくわかる
健康心理学

森 和代・石川利江・茂木俊彦 編

ミネルヴァ書房

はじめに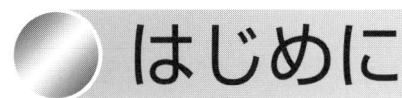

　私たちの人生は約80年です。

　私たちは，地球という小さな一つの星の上で，一人ひとりに与えられた時間を過ごします。一人ひとりは，さまざまな人と出会い，笑ったり，泣いたり，怒ったり，考えたり，悩んだりしながら限られた時間の中での生活を繰り広げます。地球の歴史の中で，さらにはその地球を包む宇宙の時間の流れの中で，一人ひとりの人生は，大海原の砂のひとつぶより小さく，とるに足らないものに思えるかもしれません。

　しかし，私たち一人ひとりが生きる時間は，前の世代から受け継いだ有形無形のものを同世代の人々との相互作用の中で発展させ，次の世代へと引き継いでいく大きな意義が内包されています。

　私たちは，それぞれに与えられた時間を，いかにして充実した意義深い内容にしていくことができるでしょうか？

　私たち一人ひとりの日々の生活の質に影響する要因を検討する分野の一つに健康心理学があります。

　健康心理学は，心理学の中では比較的新しく構築された分野であり，日本国内では，まだ十分に認知されているとはいえません。人々の関心を集めている臨床心理学ほどポピュラーになっていない状況にあるといえます。

　本著は，誰にとっても身近で，暮らしに密着しているにもかかわらず，認知度が高いと言えない健康心理学の基礎理論から応用までを，わかりやすく多面的な角度から解説しています。学部，大学院に在籍する学生の皆さんや，この分野に関心を寄せる多くの方々に活用していただければ幸いです。

　　　　　　　　　　　　　　　　　　　　　　　2012年2月　編者一同

もくじ

■よくわかる健康心理学

はじめに

I 健康心理学とは

1 健康心理学の理念 …………… 2
2 健康心理学の基礎理論 ………… 4
3 健康の生理学的基礎 …………… 8
4 健康心理学の歴史 …………… 12
5 健康心理学の動向 …………… 16
6 健康と保健行政 ……………… 18
7 健康とストレス ……………… 22
8 健康とストレスコーピング …… 26
9 健康とソーシャルサポート …… 28
10 健康と自己効力感 …………… 32
11 健康とソーシャルスキル …… 36
12 健康とパーソナリティ ……… 40
13 疾病に対する反応と健康 …… 44
　コラム1　健康と仲間 ……… 48
　コラム2　健康と身体感覚 … 50
　コラム3　健康日本21 …… 52

II 健康心理アセスメント

1 健康心理アセスメント ……… 54

2 健康心理アセスメントの方法 …… 56
3 ストレスのアセスメント …… 58
4 QOLのアセスメント ………… 60
5 対人関係のアセスメント …… 62
6 生活習慣のアセスメント …… 64
7 パーソナリティのアセスメント … 66
　コラム4　虐　待 …………… 68
　コラム5　健康と口腔衛生 … 70

III 疾病と生活習慣

1 疾病と生活習慣 ……………… 72
2 心臓血管系疾患 ……………… 74
3 が　ん ……………………… 76
4 糖尿病 ……………………… 78
5 HIV／AIDS ………………… 80
6 アレルギー疾患 ……………… 82
7 精神疾患 …………………… 84
　コラム6　痛　み …………… 86
　コラム7　健康と放射線 …… 88

Ⅳ 健康行動と生活習慣

1. 健康行動と生活習慣（傾向と対策） …………………………………… 90
2. 食行動 …………… 92
3. 飲　酒 …………… 94
4. 喫　煙 …………… 96
5. 運動不足 ………… 98
6. 肥　満 …………… 100
7. 薬　物 …………… 102
   コラム8　健康と笑い ………… 104
   コラム9　足下から現代人の健康を知る …………………………… 106

Ⅴ 健康心理カウンセリング

1. 健康心理カウンセリング ………… 108
2. 認知行動療法 …………… 110
3. マインドフルネス ……… 114
4. 自律訓練法 ……………… 116
5. 動作法 …………………… 120
6. 交流分析 ………………… 124
7. 来談者中心療法 ………… 128
8. 行動療法 ………………… 132
9. 催眠療法 ………………… 136
10. 只観法 ………………… 138
11. マイクロカウンセリング ………… 140
12. ブリーフカウンセリング ………… 142
13. グループ・エンカウンター ……… 144
14. コーチング …………… 146
    コラム10　痩身願望 ………… 148
    コラム11　健康とコミュニケーション教育 ………………………… 150

Ⅵ 健康教育

1. 健康教育 ………………… 152
2. 健康教育のモデル①：理論・モデルの変遷 ……………… 154
3. 健康教育のモデル②：多理論統合モデル ………………… 158
4. 乳幼児の健康教育 ……… 160
5. 児童の健康教育 ………… 162
6. 成人の健康教育 ………… 164
7. 高齢者の健康教育 ……… 166
8. 女性の健康教育 ………… 168
9. 企業労働者の健康教育 ………… 170
10. 管理者の健康教育 …………… 172
11. 障害児・者の健康教育 ……… 174
12. 医療従事者の健康教育 ……… 176
13. 患者のコミュニケーション教育 …… 178
14. 介護者の健康教育 …………… 180
    コラム12　セルフケア ………… 182
    コラム13　アスリートの健康 …… 184
    コラム14　健康と女性の冷え …… 186

コラム15　福祉職の健康 ………… 188

Ⅶ　健康心理学と人生

　1　健康心理学と人生 ………………… 190
　2　健康とポジティブ心理学 ………… 192
　3　健康と生きがい …………………… 196
　4　健康とサクセスフル・エイジング
　　　……………………………… 198
　5　ターミナルケア …………………… 200
　6　健康とグリーフ心理学 …………… 202
　7　デス・エデュケーション ………… 204
　8　健康と死生観：
　　　とくに中年以降の健康について ‥ 206
　　　コラム16　不　妊 ……………… 208
　　　コラム17　健康とリスクマネジメント
　　　……………………………… 210

さくいん …………………………… 213

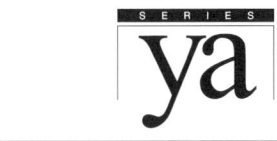
やわらかアカデミズム・〈わかる〉シリーズ

よくわかる
健 康 心 理 学

I 健康心理学とは

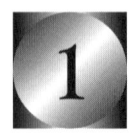

健康心理学の理念

1 健康心理学の必要性

健康に対する意識の高い人々がいる一方で、健康をほとんど省みない人も数多くいます。現在心身に何らかの問題を感じない人にとって健康を意識することは難しいことです。病気にならないことだけでは幸福な生活とは言えませんが、年齢に応じた健康、それぞれの価値観や文化に応じた健康、望ましい健康について考える必要があります。

▶1 わが国の憲法の中に健康に関する条項も含まれ、第25条に「すべて国民は、健康で文化的な最低限度の生活を営む権利を有する」として、基本的人権として尊重されるべきものとされている。

2 健康の定義

WHO（世界保健機関）は「健康とは身体的にも、精神的にも、社会的にも完全に良好な状態を意味するものであって、単に病気または虚弱ではないということではない」と定義しています。ホリスティックな（全体論的な）健康であるということ、病気でないという消極的なものでなく良好な状態という、より積極的なものであることが健康ということになります。さらに信仰、信じるという、より根源的な霊的なものも含めることや、健康は一つの静的な状態というよりはバランスをとりながらたえず変化する動的な状態としてとらえる視点も加えられ始めています。

3 健康心理学とはなにか

健康心理学は、心理的な側面だけでなく、身体的側面や生活習慣などの行動的側面、文化や人間関係などの社会的側面といったさまざまな要因がいかに健康と疾病に影響するかについて研究する学際的な応用心理学の一領域です。健康心理学と近接研究領域の内容には重なる部分が多いですが、健康心理学は行動医学や心身医学とは心理学を基礎としている点で区別できるでしょうし、臨床心理学とは予防や健康の維持・増進を主としている点や身体的側面や生活習慣など行動を重視する点、社会的、経済的など環境的側面を考慮する点で区別できるでしょう。

▶2 生物医学モデルは病気は病原菌や化学物質などの外的要因と遺伝などの内的要因によっておこるものととらえる。
現在の高度医療を発展させたのは生物医学モデルでありその恩恵は計り知れないものがある。

4 健康概念の発達とその背景

健康という問題に対して、大別すると2つの大きな流れがあります。一つは、健康を病気と対比する形で捉える生物医学モデルです。このモデルでは、病気

は生物学的変化だと捉えられ，個人のコントロールは不可能です。もう一つは，病気は生物的，社会的，心理的な複数の要因の交互作用によって起こると考える生物心理社会モデルです。いずれのモデルに基づくかによって病気の予防方法も治療の方法も変わってきます。

20世紀初頭までの感染症による死亡率や罹患率は劇的に低下しました。代わって増加したのががんや心疾患，脳血管疾患による死亡です。これらの疾病の発症には，日常的な生活行動や気持ちのもち方が大きく関連することがわかってきたのです。また，外傷をうけたり慢性疾患であったりしても地域にもどり生活ができるようになってきました。慢性疾患など病気と併存しながらもいかにQOLを高めていくかが重要になってきたのです。

5 健康心理学の意義と可能性

これまでは心理学は心を研究対象とし，身体は医学の研究対象とされてきました。一方，健康心理学における研究は，身体的疾患の治療や予防に心理的要因を考慮し対応していくことが効果的であることを示してきました。身体と心，行動は密接に関連しているという当たり前の見方を明確にしたのです。ストレスの研究はその代表的なものですが，特筆すべきなのはポジティブな方向性への注目です。たとえば，希望や楽観性などのポジティブな心理的リソースが身体的健康の改善につながり，笑う，泣くという行動が免疫細胞の活動性を高め良好な健康状態を生起させるといった報告がなされてきています。プラシーボ効果についても健康心理学的視点から検討していってもよいでしょう。

望ましい健康的な行動の獲得にどのような要因が関連するのかを示したのが健康行動モデルです。従来のリスクを強調する保健指導だけでは人は行動化できないことを明確にし，健康行動モデルを用いて関連要因を考慮し操作することで，効果的な教育結果がえられることを示しました。また，ソーシャルサポートが死という究極の健康問題と関係していることを示す研究結果もあり，古くからあった豊かな人間関係の重要性が科学的に改めて示されたのです。

6 健康心理学のこれから

これまでの健康心理学で得られた知見が社会で十分活用されているとはいえません。今後は健康心理学において蓄積された研究結果を，具体的な健康支援策の提案や実践できる人材の提供など実体のある形にして社会に還元していくことが求められます。わが国においても健康心理学という限られた領域にとどまることなく，広く社会に健康心理学の活用が健康の維持・増進，疾病の予防に効果的であるというエビデンスを積極的に明確に提示し，社会的役割を担っていくことが求められます。

（石川利江）

▷3 ポジティブ心理学
従来の人々のネガティブな感情に注目する病理モデルではなく，幸福や生きがい，充実感，仕事のやりがいといったポジティブな感情に着目し，健康や生産性などに対する影響を研究しようというセリグマン（Seligman, M.E.P.）によって提唱された心理学である。幸福な人生には，快楽の感情，没頭，意味が重要であり，これらを継続して体験できる方法を科学的データに基づき検証しようとしている。

▷4 プラシーボ（placebo）効果
本物の薬の効果を確かめるために偽薬を用いた比較が行われるが，偽薬であっても実際の薬と同等あるいはそれ以上の効果をもつことがわかっている。痛みを軽くし，不安をしずめるなど本来持っていない効果を偽薬はしめす。これは人が持つ期待や希望などの心が，体の働きを変えることを示すものである。言葉だけでもプラシーボ効果はもたらされる。

▷5 健康行動
人々が自らの心身の健康を維持増進するために，また病気予防やその回復のために行う行動。

【参考文献】
春木豊・森和代・石川利江・鈴木平（編）2007 健康の心理学 サイエンス社
日本健康心理学会（編）2002 健康心理学概論 実務教育出版
岡堂哲雄（編）1991 健康心理学 誠信書房
小玉正博 2002 健康行動と行動変容 島井哲志（編） 健康心理学 現代のエスプリ425 pp.26-36.

I　健康心理学とは

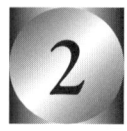

2　健康心理学の基礎理論

1　学習理論

　健康心理学では生活の質の向上をめざす行動変容が一つの重要な目標とされています。健康上のぞましい行動や問題行動がどのように獲得されるかを検討する上で，学習理論は重要な視点となります。

　学習とは「経験によって生じる比較的永続的な行動の変容」と定義されています。学習を成立させる方法は，他律的学習と自律的学習，また，直接経験と代理経験に区分されます。

　直接経験によって他律的に行動が変化する学習の主要なプロセスには，古典的条件づけと，オペラント条件づけがあります。古典的条件づけは，ある刺激に対して生得的・反射的に起こる反応（無条件刺激と無条件反応）に対して中性刺激を対呈示することによって中性刺激が条件刺激となり，条件反応を引き起こします（図1.2.1）。

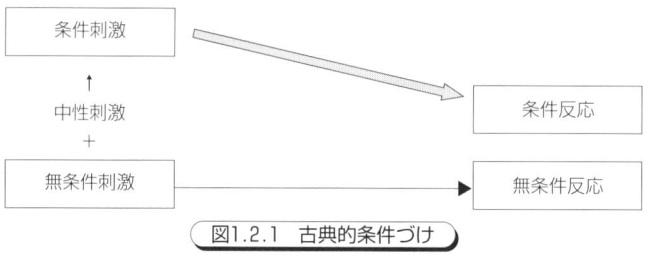

図1.2.1　古典的条件づけ

　これに対してオペラント条件づけは，反応—強化随伴性により成立します。随意的な反応によって起こる結果により，ある行動の起こりやすさが変化する過程といえます。特定の反応の起こりやすさに関与する手続きは強化・罰と言われます。強化・罰は反応の頻度を高めたり低めたりします。行動が増える場合を強化といい，行動が減る場合を罰と言います。強化には正の強化と負の強化があります。強化を行わないことにより反応は消去されます。[1]

　これらの直接経験だけでなく他者の行動の観察などの間接的な代理経験によっても行動の変容がもたらされます。このような学習を観察学習といいます。他者（モデル）がある行為の結果として報酬や罰が与えられるのを見ることだけでも学習できるのです。モデルとの類似性が高いほど大きな影響を受けることが示されています。[2]

▶1　V-8 参照。

▶2　バンデューラ, A.
1995　本明寛・野口京子
（監訳）　1997　激動社会の中の自己効力　金子書房

❷ 発達理論

心身の健康について検討する場合，対象者がどの発達レベルであるかを考慮する必要があります。人間の心身の状態や機能は，加齢に応じて変化し，これに伴って行動にも進化・体制化がみられて変容していきます。方向性をもった発達変化のプロセスを検討し，それを支配する機制や条件などを解明して発達法則を探るのが発達心理学のおもな目的といえます。発達のさまざまな側面に着目した発達理論が構築されています（表1.2.1）。

フロイト（Freud, S.）によれば，人を行動にかりたてるエネルギーは生得的な性的欲動（リビドー）であり，欲動が活発になる部位の推移を発達の指標としました。心理・性的発達を5段階に区分しています。各時期の欲動を充足する特定の対象との行動様式が重視されています。欲求不満や過多などによって初期の段階への固着や退行が生じるとされています。

エリクソン（Erikson, E.H.）の心理・社会的発達論は，フロイトの理論を発展させ，自己（自我）と対人関係的，社会文化的，歴史的なかかわりを重視して構成されています。定められた予定表に沿って発達すると考える漸成原理に基づき，生涯を8段階の発達課題および内包される危機と捉えた図式を示しました。この内的法則は，人々との有意義な相互作用によって発現すると考えられています。

ピアジェ（Piaget, J.）は，知能を生物的順応の特定例と規定し，知能の発達に関する理論を提唱しました。個体は，同化（ものや外界を自己の行動シェマやイメージ，概念にとりいれること）と，調節（ものや外界に応じて自己の行動シェマ

▶3 フロイト, S. 1932 古澤平作（訳）1969 フロイト選集 続精神分析入門 日本教文社

▶4 エリクソン, E.H. 1959 小此木啓吾（訳）1973 自我同一性――アイデンティティとライフサイクル 誠信書房

▶5 ピアジェ, J. 1947 波多野完治・滝沢武久（訳）1960 知能の心理学 みすず書房
▶6 シェマ
情報をとりいれるときに用いられる情報処理の図式。

表1.2.1 発達理論とおもな健康心理学的課題

発達期	フロイト	エリクソン	ピアジェ	健康心理学課題
胎児期				胎教
乳児期	口唇期	基本的信頼 対 不信	感覚運動期	養育者との関係
幼児前期	肛門期	自律性 対 恥・疑惑	前操作期	生活リズムの確立 身辺自立 安全確保
幼児後期	男根期	自主性 対 罪悪感		仲間集団との交流 基本的身体活動 衛生知識獲得
児童期	潜伏期	勤勉性 対 劣等感	具体的操作期	社会的スキル・集団適応 運動能力推進 健康な生活習慣理解
青年期	性器期	同一性 対 同一性拡散	形式的操作期	アイデンティティ確立 危険な性的行動の回避 対人関係の調整
成人期		親密 対 孤立		メンタルヘルス 生活習慣の是正 健康阻害行動の統制
壮年期		世代性 対 停滞性		メンタルヘルス 生活習慣の是正 健康阻害行動の統制 アイデンティティ再確立
老年期		統合性 対 絶望		いきがい 生活管理 体力維持

やイメージ，概念を変えること）の過程をとおして外界との不均衡を調整して均衡（人の心的活動と環境の間の調和のとれたバランス）を図り，知的な能力を進展させると捉えました。知能の発達は4段階に区分して説明されました[7]。発達の要因には，成熟，経験，社会的伝達，均衡化を挙げています。

　これらの理論に対してヴィゴツキー（Vygotsky, L. S.）[8]は，個人が生活する社会文化的文脈の個人の精神発達への影響過程を追究しました。歴史・文化的な人間―対象の世界を，子ども自身が大人との相互交渉を通して能動的に獲得する活動を発達の源泉と捉えました。また，バルテスら（Baltes, P. B. et al.）[9]は，発達は個人的要因，年齢・成熟的要因，世代・文化的要因の3要因に規定されると考え，発達段階説は3要因のうち，年齢・成熟的要因を考慮しており，個人的要因の影響が強まる発達後期の検討には適さないと述べています。

❸ 認知理論

　私たちは，日常的に身のまわりのさまざまな感覚情報をたんに機械的に把握するのではなく，必要な情報を選択し，文脈にあわせて理解したり，これまでの経験によって記憶された事象と照合して解釈したり，多様なイメージに変換して主体的に読み取っています。このように環境からの刺激や情報をキャッチして，能動的に解釈し，意味づける，知覚，思考，概念が関わる精神活動を，認知と呼びます。同じ状況で同じ情報を受けても，個人の認知の仕方により受け止め方の違いが生じ，その後の反応や対応が異なります。情報をポジティブに受け止めるか，ネガティブに受け止めるかは，心身の健康に影響すると考えられています。また，形成された概念は信念となって柔軟な思考や対応を阻害する場合があります。認知行動療法[10]は，心身の症状の根底に，認知構造の問題があると捉え，認知と行動にアプローチする方法です。

❹ 動機づけ理論

　動機づけ理論は，行為が喚起されて方向づけられ，持続すること，つまり行為がなぜ，どのように起き，持続するのかをおもな課題にしています。「馬を水のみ場に連れて行くことはできるが，水をのませることはできない」と言われるように，より質の高い生活に向けた行動変容をもたらすためには，動機づけの検討が必要となります。動機づけは情動と結びついており，情動によって感情的な経験や認知的評価，内的反応が起こり，目標志向的で適応的な行動が引き起こされるといわれています[11]。

　また，バンデューラ（Bandura, A.）は，自己効力感の高低が動機づけを規定すると述べています。自己効力感には，行動が，ある結果をもたらすだろうという結果期待と対処行動をうまく遂行できるだろうという効力期待が含まれます。遂行課題の達成，代理的体験，言語的説得，情動喚起により，自己効力感

▷7　ピアジェによる知能の発達段階
言語が出現する以前の段階で，時空間的に限定された具体的場面において対象物の不変性を獲得する感覚運動期（0〜およそ2歳），経験したことをイメージとして心に思い浮かべられるようになる前操作的思考期（およそ2〜6，7歳），基本的な概念が形成され，具体的な事物に関しては論理的に思考できる具体的操作期（およそ6，7歳〜11，12歳），具体的事物なしに言語や記号による推論が可能になり，仮説演繹的思考ができる形式的操作期（11，12歳〜）と大きく4つに区分されている。感覚運動期はさらに6段階に区分されている。

▷8　ヴィゴツキー，L.S. 1931　柴田義松（訳）1970　精神発達の理論　明治図書

▷9　Baltes, P.B. et al. 1980 Life-span developmental psychology. *Annual Review of Psychology*, **31**, 65-110.

▷10　V-2 参照。

▷11　Franken, R. E. 2007 *Human motivation*. 6th ed. Thompson.

が形成されると考えられています。

期待×価値理論では、ある方向に行動しようとする傾向の強さは、その行動から一定の結果が得られるという期待の強さと、結果に対する個人の価値の高さによって決まると考えられています。動機づけは、期待（主観的成功確率）と価値（誘因となる行動遂行に関わる価値）の積として捉えられます。価値のあることでも、自分にはできないと考える場合や、自分にできそうなことでも、やる価値がないと考えれば、動機づけはゼロになると考えられます。

ドシャーム（DeCharms, R.）による自己原因性の理論では、自分が行動の原因であると知覚する場合は内発的に動機づけられるのに対し、自分は他者から統制されていると捉える場合には外発的に動機づけられると考えられています。また、デシとライアン（Deci, E. L., & Ryan, R. M.）は、自己決定理論において、人間がある活動に内発的に動機づけられていく過程に着目しています。この理論では、心理的な欲求（有能さ、自律性、関係性）が動機づけに影響し、認知的・情動的・行動的な結果をもたらすと考えられています。

5 パーソナリティ理論

環境の要請への対応の仕方や、行動化には、パーソナリティが関与すると考えられます。パーソナリティの理論としては、類型論、特性論、精神分析的力動理論が代表的なものといえます。類型論は、理論に基づいてパーソナリティをいくつかのタイプに分類し、個々の人間を、ある特徴をもつ存在として全体的に理解するという特徴があります。分類の視点によって、クレッチマー（Kretschmer, E.）などが多様な類型論を提唱しています。特性論では、パーソナリティは、一貫性のある各種特性によって構成されていると捉え、各特性の多寡による個人差に着目しています。ギルフォード（Gilford, J. P.）は、因子分析によって特性を抽出しました。精神分析では自我をパーソナリティの中枢と捉えています。「自我」は、本能的な欲求のままに快楽原則で動こうとする意志によるコントロールが困難な「エス」と、親などのしつけが内在化し、自我を監視して規律を守るよう方向づけようとする「超自我」の調整を行い、バランスを保って現実的に適応をはかると考えられています。心的エネルギーが強くそそがれる側面によって個人は特徴づけられると考えられています。

健康に関連の強いパーソナリティとして、フリードマン（Friedman, M.）は、心筋梗塞や狭心症などの冠動脈心疾患の危険因子として、活動性が高く、競争的であり、時間的切迫感が強く、攻撃的な特徴をもつタイプA行動を挙げ、この行動特性をとるタイプAパーソナリティに着目しました。また、これと逆にリラックスしたライフスタイルをとるタイプBパーソナリティや、感情抑制がつよく、がんの発症と関連があると考えられるタイプCパーソナリティが想定されています。

（森　和代）

▷12　I-10参照。

▷13　DeCharms, R. 1976　佐伯胖（訳）1980　やる気を育てる教室——内発的動機づけ理論の実践　金子書房

▷14　**内発的動機づけ**
その活動自体から得られる快や満足のために活動が行われることを指す。これに対して、何らかの報酬をえるために活動が行われることを、外発的動機づけという。

▷15　Deci, E.L., & Ryan, R. M. 1985 *Intrinsic motivation and self-determination in human behavior.* New York : Plenum.

▷16　フリードマン, M. 1996　本明寛・佐々木雄二・野口京子（訳）2001　タイプA行動の診断と治療　金子書房

▷17　I-12参照。

（参考文献）
東洋・繁多進・田島信元（編）1992　発達心理学ハンドブック　福村出版

Ⅰ　健康心理学とは

健康の生理学的基礎

1　生理学の基礎

◯生理学とは

　約100年前にスペインの神経解剖学者カハール（Cajal, R. Y.）は，さまざまな動物の脳や末梢神経の標本を詳細に観察し，脳や脊髄を構成する中枢神経は再生しないとしました。しかしこの10年で状況は大きく変化し，たとえば，記憶と学習に重要な関わりをもつ海馬で細胞の新生が確認されました。また，脳血管障害による脳の損傷の場合も，幹細胞による修復の可能性さえ語られるようになりました。そして，神経細胞（以下ニューロン）の「個性」が遺伝子レベルで明らかとなりつつあります。

　生理学は生体を構成する構造と機能を明らかにする学問です。人体を各要素に分解し，それらの関係を明らかにしていきます。さらに生体システムとしての統合的関係を解明します。

　「健康」を生理学的に定義すれば，測定されたデータが正常値の範囲内にあることです。たとえば，ヒト成人の直腸温は37.5℃を平均値として正規分布します。測定値が一定範囲を超えると異常値となり健康状態とはいえません。健康心理学では，「心の健康」がメインテーマの一つです。そこで，心の健康と関係の深い神経系と脳の生理学を中心に述べます。

◯ホメオスタシス

　細胞が正常な機能を維持するには，生体の内部環境が一定の水準に保たれる必要があります。先に述べた恒温動物の体温維持機能はその一例です。この考え方は19世紀フランスの生理学者ベルナール（Bernard, C.）によって提唱されました。そして，キャノン（Cannon, W. B.）は神経と内分泌に関する実験を行い，個々の細胞や器官の機能が協調・統御されていることを明らかにしてホメオスタシスと名付けました。

　生体の機能は神経系と内分泌系の2つのシステムで調節されています。内分泌とは，分泌細胞からホルモンを血液中に放出し，生体の機能を調節する現象です。ホルモンを分泌する内分泌器官には，脊椎動物の場合，下垂体，松果体，甲状腺，副甲状腺，脾臓，副腎，性腺，消化管があります。なお，外分泌とは唾液腺や汗腺から導管を通じて体液を体外に放出する現象です。神経系では情報伝達が速やかで局所的ですが，内分泌系では血液へ放出されたホルモンによ

るため，情報伝達の範囲が神経系と比べ広汎であり効果もゆっくりです。生体は神経系と内分泌系の異なる情報システムを持つことで，体内および体外での変化に速やかに持続的に適応することができます。

2 神経系

○ニューロン

ニューロンは神経系の基本的な単位です。構造としては神経細胞を基本として，そこから延びる長い軸索と短い樹状突起により構成されています[1]（図1.3.1）。情報伝達はニューロンで発生する活動電位（インパルス）により行われます。細胞膜の内側は外側に対しマイナス電位となっています（静止膜電位）。これはナトリウム（Na）とカリウム（K）の細胞膜透過性の違いによります。ニューロンが興奮すると膜電位は－70mVから＋30mVに急激な変動を示し，速やかにもとの静止膜電位に戻ります。

活動電位の発生には「全か無の法則」と「不応期」というユニークな特性があります。「全か無の法則」とは，閾値より低い刺激（閾下刺激）では活動電位は発生しない現象のことです。また，「不応期」とは，最初の刺激に反応したあと一定期間は活動電位が発生しない現象です。これは電子回路のデジタルスイッチと似ています。神経系はニューロンのネットワークで構成されており，コンピュータネットワークシステムと構造的にも似ています。

○シナプス

ニューロンからニューロンへの情報伝達は，シナプスといわれる接続部分で行われます。シナプスでは神経伝達物質と呼ばれる化学物質が重要な働きをします。神経終末にはシナプス小頭のふくらみがあり，この中に神経伝達物質を膜で包んだシナプス小胞があります。興奮がシナプス小頭に伝わると神経伝達物質が放出され，次のニューロンに情報が伝えられます。神経伝達物質には，ガンマアミノ酪酸（GABA），グルタミン酸などのアミノ酸類，アセチルコリン，セロトニンなどのアミン類，そしてオピオイドペプチドなどの神経ペプチド系があります。シナプスには可塑性があり，記憶や学習の基本を構成する要素となっています。神経系が成熟した後も可塑性はたえず保たれており，記憶や学習などを支える重要な機能です。

○神経系の働き

神経系は中枢神経系と末梢神経系で構成されています。中枢神経系は脳と脊髄により構成されます。末梢神経系は体性神経系と自律神経系の2つの系があります。体性神経系は，皮膚感覚などの情報を大脳新皮質（後述）に伝え（体性感覚系），大脳新皮質の運動野から情報を発し骨格筋を制御して動作や運動を起こします（運動系）。自律神経系は内臓感覚，味覚や嗅覚などの特殊感覚

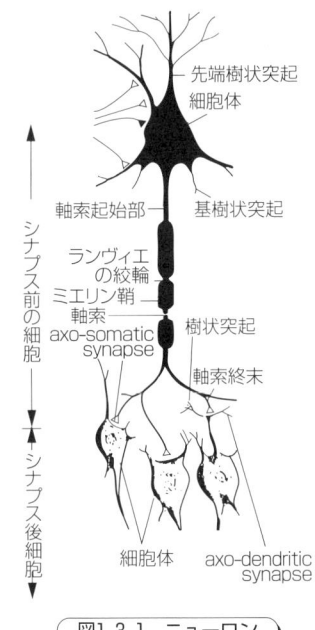

図1.3.1　ニューロン

出所：本郷ほか，1993

▶1　本郷利憲・廣重力・豊田順一・熊田衛（編）1993　標準生理学　第3版　医学書院

に関与し、内臓器官の調整、体温調節、内分泌器の機能を支配しています。自律神経に支配される器官の大部分は、交感神経と副交感神経の二重支配を受けていおり、しかもそれらの効果は正反対です。たとえば、交感神経が活発になると心臓機能は亢進しますが、副交感神経が賦活されると抑制されます。交感神経系の重要な機能は、逃走や闘争など緊急の事態に対応することです。

3 脳

○大　脳

　脳梗塞や脳出血による脳血管障害により、精神機能では知的能力や認知機能の低下、運動機能では病巣反対側の上肢や下肢の感覚や運動のマヒ（片マヒ）が発現します。これらは大脳の機能が障害されたことによります。また、うつ病や統合失調症などの精神障害も、大脳における神経伝達物質の異常が背景にあります。

　大脳の表層部分のニューロン群を大脳新皮質といいます。ニューロンの種類、配列、密度などにより52の領域に区別したのがブロードマン（Brodmann, K.）の脳地図です（図1.3.2）。大脳新皮質は、コラムと呼ばれる幅0.5mm、高さ2－3mmの円柱体の構造をしており、それぞれが超小型コンピュータのような働きをしています。

　大脳新皮質には感覚情報を処理する感覚野、筋肉の制御を支配する運動野、そして高度な精神機能を統御している連合野などがあります。連合野はヒトにおいて特異的に発達した領域であり、思考や創造性そして意志など精神活動の最高中枢です。

　左前頭葉にあるブローカ領野は発語能力に関係する部位、同じく左側頭葉に

▶2　貴邑冨久子・根来英雄　2005　シンプル生理学　改訂第5版　南江堂

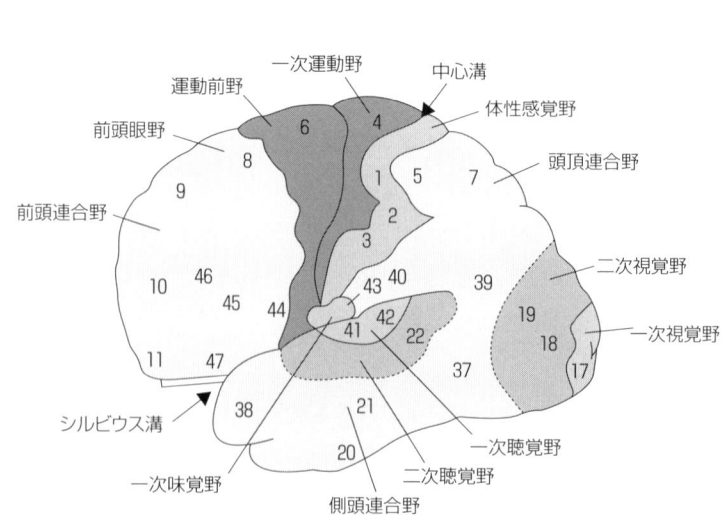

図1.3.2　ブロードマンの脳地図

出所：貴邑・根来, 2005

あるウェルニッケ領野は言語の意味を理解する部位で，これらの領域が損傷すると失語症になります。また，頭頂連合野と側頭連合野を損傷すると失認症状（感覚は正常だが認知ができない）があらわれます。失認には空間失認，視覚失認，聴覚失認，身体失認などがあります。

○記憶と脳

ものを覚えることを「記銘」，覚え続けることを「保持」，そして思い出すことを「想起」といいます。記憶は意欲や学習法などさまざまな心理的要因の影響を受けます。記憶のプロセスを情報処理の視点で置き換えると，記銘はデータのコード化，保持は記録メディアへの保存，そして想起は検索に相当します。

記憶には1秒以内に消失する感覚記憶と，持続的に保持される長期記憶があります。長期記憶は特定の体験や事象と関連した「エピソード記憶」，単語や記号などの意味についての「意味記憶」があり，これらは「陳述記憶」と呼ばれます。また，手順やルールを覚える「手続き記憶」があります。この記憶は通常意識することは少ないのですが，たとえば一度覚えた自転車の乗り方などは生涯保持されます。なお，高齢になると記憶機能の低下が加速しますが，今日では相当の年齢になっても生活に支障をきたす記憶障害は発現しないと考えられています。したがって，かつて「痴呆老人」と呼ばれた人たちの多くはアルツハイマー病や脳血管障害であった可能性があります。

○運動と脳

運動は骨格筋の活動により起こります。その機能は姿勢の維持と運動という要素に分かれます。筋は筋線維群から構成されますが，それを支配するのは脊髄にある運動ニューロンです。ニューロンが支配する筋線維の数（神経支配比）は筋により異なり，指の筋など精細な動作を要する場合は神経支配比が小さく，四肢の大きな筋や体幹の筋では比が大きくなっています。筋の活動はその電気活動を記録した筋電図（EMG：electromyogram）によって測定できます。筋の活動は不安やストレスで高まります。筋緊張性頭痛や，「あがり」などによる筋肉の緊張亢進や振戦などはその例です。

○情動と脳

情動や摂食などの中枢が大脳の深部にある視床下部と辺縁系です。これらの部位は他に性行動，飲水行動，さらに生物時計，下垂体前葉および後葉でのホルモンの分泌調節などにも関わっています。視床下部と辺縁系は，神経系と内分泌系が協調して働くように統合する機能をもっています。人間には喜怒哀楽など特有の感情があり，視床下部と辺縁系の活動が関与しています。これらを統御する最高位の中枢が大脳新皮質です。したがって，精神活動と情動反応は密接な関係があります。

（市原　信）

I 健康心理学とは

健康心理学の歴史

1 健康心理学の源流

1600年代にデカルト（Descartes, R.）が心身二元論を唱えて以来，体から心が排除されたことにより，医学では急速に科学的研究が進歩し，さまざまな疾病の克服に成功してきました。この傾向は現代においても継続しており，遺伝子の操作にまで発展しています。このように医学においては生物医学モデルがゆるぎないものになっています。

一方で19世紀末になり，体の疾患に対して違った見方も現れました。その代表はフロイト（Freud, S.）によるヒステリーの発見です。簡単に言えば抑圧された無意識の願望が体の症状になって現れるというものです。身体的な原因がないにもかかわらず生ずる病気であり，病気にも心の問題が関与することを明らかにしたものです。このことにより医学では1940年代以来心身医学という分野が開かれ，現在も発展しています。

2 健康心理学台頭の背景

◯ホリスティック（全体論的）な見方

フロイトによる，疾病は身体の欠陥のみによって起こるのではなく，精神的なことも関与するという指摘は，疾病観に変革をもたらしました。すなわちホリスティックと言われる見方です。人間はさまざまな側面をもっているのであって，一面的にのみ見てはいけないということです。したがって，病気の場合も人間を身体としてだけではなく，心理的側面も考慮する必要があり，さらに社会的環境も視野に入れねばならないのです。そうすることで病気の全容が理解できるのです。

◯ストレス概念

生物医学モデルでは病気の原因は細菌やビールスのような異物の人体への侵入，あるいはビタミンのような物質の欠乏，あるいは身体組織自体の崩壊といったものが考えられていましたが，現代になりセリエ（Selye, H.）によって環境からのストレスが疾病の原因となりうることが指摘されました。このことも医学の疾病観に変革をもたらしたといえます。

▶1 Selye, H. 1936 A syndrome produced by diverse nocuous agents. *Nature*, **138**, 32.

◯生活習慣

疾病の病態の変化も生物医学モデルに問題をもたらしました。すなわち慢性

病の増加です。高血圧，糖尿病などは医学的原因もさることながら，喫煙，肥満など好ましくない生活習慣の持続によってもたらされることが明らかになってきました。病因として生活習慣があるとするとそれへの対処はもはや医学的介入ではなく，習慣の変容への介入となり，これは心理学の分野となります。

○予　防

医学は発病してからの治療に専念してきましたが，医療費の増大や薬害などの問題が新たに発生してきたため，病気にならないことに関心が移り始めました。医学には予防医学がありますが，生物医学モデルでは適切な方法がなく，最近は行動医学として新しい道を開拓しつつあります。病気の理解が上記のように変わりつつあることから，予防に関する対処は医学であるよりは心理学的介入が適切であるということになりつつあるといえます。

3　健康心理学の発端

心臓病の専門医であったフリードマン（Friedman, M.）とローゼンマン（Rosenman, R. H.）はその著書『タイプA――性格と心臓病』(1974) の中で，興味深いエピソードを語っています。彼ら心臓病の医者は冠状動脈疾患はコレステロール値が高いこと，運動不足，喫煙などを原因として考えていました。あるとき椅子張り職人が，彼らの患者の待合室の椅子を見て，この場所の椅子は前端がとくに傷んでいて不思議だとの指摘をしたのです。そのときは彼らはその言葉の意味が理解できないでいました。その後野球リーグの夫婦について調べたところ，摂取しているものは同じにもかかわらず，夫の方が虚血性心疾患の発病が多いことがわかりました。そして夫人はこの差は栄養ではなく，仕事から来るストレスだと断言したのです。また150人のサラリーマンの人たちに友人で心臓発作を起こした人の病前の特徴は何かを聞いたところ70％が過度の競争と時間的切迫感であると回答し，脂肪の取りすぎと答えた者は5％に過ぎませんでした。そして同じ質問を100人の冠状動脈疾患のインターン生にしたところ大多数が治療した患者の病前の特徴は過度の競争と時間的切迫感だと答えたのです。このような経験からフリードマンとローゼンマンは冠状動脈疾患の原因には医学的な原因のほかに性格的なものが深く関与しているとの結論に至り，その性格特徴にタイプAと名づけました。

4　健康心理学の発展

○心理学的ストレスの概念

健康心理学はさまざまな分野とさまざまな経路を経て発展してきたものですが，その中心となったものはなんといってもストレスの概念でしょう。

ストレスの概念は医学者のセリエによって提唱されたものです。生体にとって有害な環境刺激が持続すると生体に汎適応症候群といって副腎皮質肥大，胸

▷2　フリードマン，M.・ローゼンマン，R.H.　新里里春（訳）1993　タイプA――性格と心臓病　創元社

▷3　これらの患者は時間切迫感，過度の競争性が強いため，名前を呼ばれるとすぐに立ちあがれるようにイスの前の方にすわっていたため，前の方だけすりきれていたのである。

▷4　Ⅰ-12参照。

腺の萎縮，胃潰瘍といった症状が出現します。これは医学的なストレス現象ですが，ストレスとなる原因が物理的な刺激にとどまらず，心理社会的な要因によって起こることが指摘されるようになって以来，ストレスは心理学のテーマになってきました。その中心となったのがラザルス（Lazarus, R. S.）らのストレスに関するトランスアクショナル（相互作用）・モデルです。これはストレスとは環境と生体との間の相互作用の過程において生起するものであって，ストレスだと個体が認知し，それに対処する個体の努力の過程であるとしています。このようなストレスの心理学的な解釈が，疾病と心理との因果関係を密接なものにし，その結果，健康心理学の発展を促進したといえます。

○疫学的調査

健康や疾病の問題は医学のみに関わるものではないという認識が広まるにつれて，健康心理学が発展してきたのですが，その心理学的研究も実験的研究からパーソナリティ研究，あるいは社会心理学的研究まで多方面にわたっています。このような状況の中で忘れてはならない功績は，古くに行われていた疫学的調査です。たとえばよく知られている調査にアラメダ郡研究があります。これはアメリカの国立衛生研究所が1962年にカリフォルニア州のアラメダ郡の住民を対象にして，健康とライフスタイルの関係を明らかにしようとした調査研究です。その結果，身体運動，喫煙，飲酒といった生活習慣が健康や死亡率と関係があることが指摘されました。あるいはフラミンガム研究という40歳代から70歳代までの男女約1,600名に及ぶ対象者に対して1949年から8年間をかけて行われた冠動脈心疾患の危険因子の調査をした研究では，危険因子として運動不足，高血圧，肥満，喫煙，糖尿病などが指摘されました。このような地道な研究が健康心理学の必要性を認識させるのに役立ったと言えます。

○心理学の研究

健康や疾病に関する心理学的な研究は従来にない心理学の分野を開拓したことになりました。そのため研究は広範囲に渡ることになったのです。まず研究者は心理学者が主ですが，他の分野，たとえば介護や看護の人たちが心理学的研究を行うようになりました。心療内科の医師も関心を示し，スポーツ関係の研究者も加わってきました。研究内容に関して言うならば，ストレスに関する実験的研究は健康心理学の基礎研究であることはいうまでもなく，パーソナリティと健康に関する研究は健康心理学の起源であり，また健康心理学においてとくに重要と考えられている社会的支援の研究は特筆すべきものでしょう。研究の対象としては疾病を取り上げるのは健康心理学の特徴であることは言うまでもなく，とくにがんの原因の心理学的究明や介入であるサイコオンコロジーは特徴といえます。また予防としてのストレスマネージメントや生活習慣の変容の研究は健康心理学の主流です。また心理学の他の領域ではあまり見られない研究として，健康や疾病に携わる人たち，すなわち看護師や介護者の健康に

▶5　サイコオンコロジーとは心の研究を行なう Psychology とがんの研究を行なう腫瘍学 Oncology を組みあわせた造語である。がん患者と家族の心理・社会・行動的側面を含めた幅広い研究・実践分野である（日本サイコオンコロジー学会ホームページより引用 http://jpos-society.org/about/psycho-oncology.php）。

関わる研究が盛んに行われています。研究の対象者としては，健康がとくに問題になりやすい高齢者に関わる研究が多いことや，女性の健康が問題にされることが多いのも注目されます。健康心理学は疾病の予防を負うべき義務があるとも言えるかもしれませんが，そのために健康教育というのが，健康心理学ならではのテーマとして取り上げられます。さらに介入の方法として，臨床心理学的方法が多く用いられています。それだけでなく健康心理学的介入として，スポーツやボディーワークが問題にされるところが特徴といえます。

5 健康心理学の組織の発展

先にも述べたように，身体の健康や疾病は生物医学モデルのみでは理解と対処が不十分であるというところから健康心理学は始まりました。その歴史はフロイトにさかのぼることができることは述べた通りです。そのことからアメリカでは1943年に医学の分野に心身医学会が誕生しました。雑誌はそれより前の1939年に発刊されましたが，この学会の特徴はフロイトに端を発しているため精神分析的な傾向がありました。日本では1959年に池見酉次郎により日本精神身体医学会が設立され，1975年に日本心身医学会と改称され，『心身医学』が発行されています。池見は人間にとってあるべき医学のモデルは生物・心理・社会・倫理を含んだものであるべきだと主張しました。これは健康心理学のモデルを先取りしたものであったといえます。その後アメリカでは精神分析の衰退とそれにとって代わり勃興してきた行動主義の理論の影響を受け，1970年には行動医学会が設立されました。これにはさまざまな分野の研究者が参加し，心理学者も参加しています。日本でも1992年に荒木俊一や内山喜久雄らによって日本行動医学会が設立され，『行動医学研究』が発行されています。

このような医学会の展開の影響を受けて，アメリカの心理学会でも健康に関わる研究の必要性を考え，1978年にアメリカ心理学会第38部会として健康心理学会が発足しました。初代の会長はマタラゾー（Matarazzo, J. D.）で健康心理学の役割について次のように述べています。①健康の増進と維持（ライフスタイルのプログラム作成や教育），②病気の治療と予防，③健康や疾病の診断（心理学的診断），④ヘルスケアシステムや健康政策の分析と改善であり，これらのために心理学からの貢献を図ることであるとしました。1982年以来 *Health Psychology* という雑誌が刊行されています。

アメリカにおける健康心理学会発足の影響は世界に及び，オランダのライデン大学のマース（Maes, S.）らが主導して，1986年にはヨーロッパ健康心理学会が設立されました。ただし，ヨーロッパ各国には存在していません。わが国においては本明寛によって1988年に日本健康心理学会が設立されました。『健康心理学研究』が刊行されています。現在会員は2,000名を越える数になっていて，心理学諸学会の中でも有数の学会です。　　　　　　　　　（春木 豊）

▶6　日本健康心理学会の特筆すべき活動として，国際的活動を主導したことがある。すなわち1993年に東京で国際健康心理学会議を開催し，その時点で国際健康心理学会を設立し，会長に本明寛が推挙された。1996年に第1回の会議をモントリオールで行い，その後第2回をサンフランシスコ，第3回をライデン，第4回をシンガポール，第5回をソウルで開催している。さらに健康心理学の発展が遅れているアジアの情勢に鑑み，アジア健康心理学会の設立を図り，2000年に東京でアジア健康心理学会議を開催した。この会議は第2回をソウルで行っている。健康心理学の研究・教育機関として，文化女子大学大学院と桜美林大学大学院をはじめとして複数の大学や大学院に健康心理学に関する専門課程が設置されている。

参考文献

日本健康心理学会（編）2002　健康心理学概論　実務教育出版

日本健康心理学会（編）1997　健康心理学辞典　実務教育出版

I 健康心理学とは

健康心理学の動向

1 健康心理学の研究動向

　健康心理学は学際的な学問であるため，取り扱う研究トピックも多種多様です。たとえば，心理学以外の既存の学問である哲学，教育学，社会学，スポーツ科学，生理学，医学，看護学，公衆衛生学，疫学などの専門家との連携により，つねに新しい研究テーマへの挑戦が行われています。また，刻々と変化する現代社会の健康問題に対応するため，積極的に他の学問領域で活用されていた研究手法を導入し，応用してきた経緯から，研究スタイルが柔軟であることも健康心理学の特徴です。

　健康心理学の国際的な研究動向は，アメリカ心理学会健康心理学分科会（American Psychological Association：APA Division 38― Health Psychology）やヨーロッパ健康心理学会（European Health Psychology Society：EHPS）の発行している研究雑誌 *Health Psychology*（APA），*Health & Psychology*（EHPS）に見ることができます。たとえば，これらの雑誌に2005年度から2008年度の間に掲載された研究論文のテーマを概観すると，「ソーシャル・サポート」「身体活動」「エクササイズ」「喫煙・禁煙」「性的・身体的虐待」「うつ病」「HIV/AIDS」「性感染症」「がん」「心臓疾患」「紫外線予防」「生活習慣病」「糖尿病」「飲酒・禁酒」「薬物依存」「睡眠」「ストレス」などが挙げられます。

　とくに，最近の研究動向の特徴として，アメリカにおけるポジティブ心理学（Positive Psychology）への高い関心が挙げられます。セリグマン（Seligman, M.）は，心理学は伝統的に人間や社会のネガティブな側面に関心を寄せて来たが，一方，ポジティブサイコロジーは，人間の楽観的な機能を科学的に検証することを目的としていると言います。ベンシャハー（Ben-Shahar, T.）は，ポジティブ心理学のトピックとして，「幸福」「自尊心」「共感性」「友情」「愛情」「目標達成」「楽観性」「創造性」「音楽」「スピリチュアリティー」「ユーモア」「フロー」などを挙げています。今後，日本の健康心理学においても，広く健常者の健康の維持・増進から難病患者や終末期患者の心理的ケアーまで，ポジティブな側面から研究へのアプローチが行われることが期待されています。

▶ ポジティブ心理学
⇨ Ⅶ-2 参照。

2 健康心理学の研究方法の推移

　現代の急速な社会・文化的な変化に伴い，健康心理学の研究方法も大きく変

化してきました。とくにコンピューターやソフトウェアーの高性能化による演算技術の進歩，疫学や統計学などの導入により，健康心理学における研究環境は飛躍的に発展しています。そのため，健康心理学の研究者は，さまざまな手法を駆使し，基礎研究から応用研究まで，有益な研究成果を社会に還元できるようになりました。

　研究方法の推移を概観するために，1996年と2005年に開催された日本健康心理学会の各大会での研究発表を比較してみます。たとえば，被験者が100名以上の研究は36件から134件，実験的研究は12件から49件，縦断的研究は29件から53件，横断的研究は47件から114件，総発表件数は55件から204件へと推移しています。この10年間における各研究方法での発表件数や総発表件数の変化から，研究者の健康心理学に対する関心の高まりや，エビデンスをベースとした実証的研究，実践的な介入研究，被験者を継続的に追跡調査する研究の増加が示されています。これらの研究方法の推移より，より健康問題に直結した研究実践が盛んになってきていることが推察されます。

3 健康心理学の研究機材と理論の進展

　近年，健康心理学研究の基礎となる測定指標も急速に進歩し，認知・行動・生理の各測定指標も多様化する傾向にあります。たとえば，質問紙を用いた心理検査法では，対象者の属性を詳細に検討し，信頼性や妥当性を兼ね備えた精度の高い指標の開発を行う傾向にあります。また，技術革新に伴い，加速度計が内蔵された歩数計，重心位置やその変化の測定を可能とする重心動揺計などが開発され，行動的指標として活用されています。さらに，生理的指標として，従来から活用されていた心筋や骨格筋の活動電位・心拍数・血圧・血流・脳波などに加え，血中の神経伝達物質・唾液中のホルモンなどを指標とした研究が進められています。

　これらの測定指標が得られ，数量化した分析が可能となり，さまざまな研究上の理論も発展してきました。現在，健康心理学領域の研究の多くで活用されている理論として，「社会的学習理論（Social Learning Theory; Bandura, A.）」「ヘルス・ビリーフ・モデル（Health Belief Model; Rosenstock, I.M.）」「自己決定理論（Self-determination Theory; Deci, E.L. & Ryan, R.M.）」「トランスセオレティカル・モデル（Transtheoretical Model; Prochaska, J.O.）」「計画的行動理論（Theory of Planned Behavior; Aizen, I. & Fishbein, M.）」「トランスアクショナル・モデル（Transactional Model; Lazarus, R. & Folkman, S.）」「HAPA（Health Action Process Approach; Schwarzer, R.）」などが挙げられます。今後，これらの理論を用いた疾病の予防法や健康推進プログラムが検討され，より効果的な健康の維持・増進が図られることが期待されています。

（清水安夫）

参考文献

松本千明　2002　医療・保健スタッフのための健康行動理論の基礎——生活習慣病を中心に　医歯薬出版

Patricia, M.B.・Deborah, R.（編著）　竹中晃二（監訳）　2005　高齢者の運動と行動変容——トランスセオレティカル・モデルを用いた介入　Book House HD

日本健康心理学会大会発表抄録集（1996）（2005）

Psychology & Health 2006 European Health Psychology Society.

I 健康心理学とは

6 健康と保健行政

1 保健行政（衛生行政）の目的

わが国の保健行政（衛生行政）は，基本的人権である「生存権」を規定した憲法25条に基づいています。憲法25条は，「すべて国民は，健康で文化的な最低限度の生活を営む権利を有する。国は，すべての生活部面について，社会福祉，社会保障及び公衆衛生の向上及び増進に努めなければならない。」と定めています。つまり保健行政の目的は「健康で文化的な生活」といえます。

○健康の定義

健康の定義としては，WHO（世界保健機関）憲章の前文が有名です。
「Health is a state of complete physical, mental and social well-being and not merely the absence of disease or infirmity.（健康とは身体的にも精神的にも社会的にも良好な状態であり，単に疾病や虚弱が存在しないことではない。）」

この定義は，目標とすべき理想の健康状態を示したものといえます。よって，住民の実際の健康感と隔たりがあったり，理想の健康の達成が困難だったりすることも事実です。一般住民の健康感を現実的に考慮すると，健康を「より健康な方向へ向かっている状態」，つまり動的な状態（dynamic state）としてとらえることも大切です。

○文化的な生活

文化的な生活の明確な定義はありませんが，QOL（生活の質）[1]が維持された状態と言いかえることができるかもしれません。QOLとは，生存率や疾病治癒率などの単なる量的評価とは異なり，個人が感じる主観的な生活状態を質的に評価するものです。WHOは，QOLを構成する領域として以下の6つの側面を定義しました。①身体面（例：疲労・痛み・休養など），②心理面（例：前向きな気持ち・思考・学習など），③自立の程度（例：移動能力・仕事能力など），④社会的つながり（例：人間関係・利用可能な社会支援など），⑤環境面（例：生活環境・安全・治安・経済状態・医療介護へのかかりやすさなど），⑥個人の信条や心のもち方（例：宗教・生きる意志など）[2]です。保健行政の実施にあたり，これらQOLの構成要素を意識し文化的生活の向上に努めることが大切です。

2 わが国の保健行政（衛生行政）の仕組み

わが国の衛生行政は，憲法25条に基づいて国民の健康保持増進を図るため，

---

[1] QOL（Quality of life：生活の質）
各人の生活状態を主観的に判断したもの。住民や患者の視点に立脚した質的評価指標の一つである。

[2] WHO 佐向隆（訳）WHO ヘルスプロモーション用語集 http://www1.ocn.ne.jp/~sako/glossary.html

国や地方公共団体によって行われる公の活動です。保健医療福祉と労働の所管は厚生労働省, 学校の所管は文部科学省, 環境保全の所管は環境省で, 各省庁に分かれて管理されます (図1.6.1)。

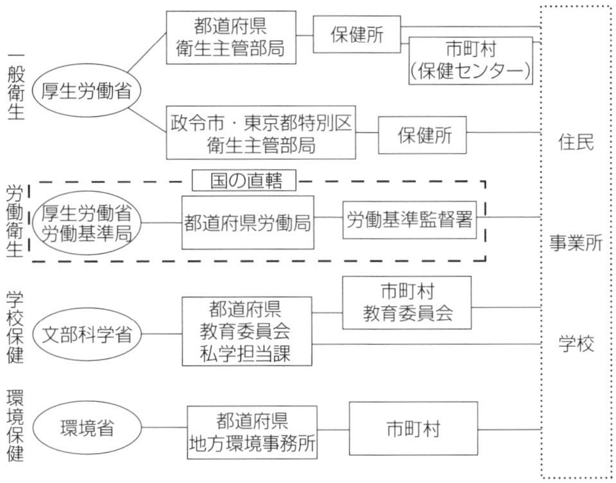

○一般衛生行政（地域保健行政）

地域社会の一般生活を対象とするのが一般衛生行政です。［国 (厚生労働省) ―都道府県 (衛生主管部局) ―保健所 (都道府県, 政令指定都市, 中核市, その他指定された市または特別区が設置) ―市町村 (衛生主管課係・市町村保健センター)］の体系が確立されています。保健所は地域保健推進の広域的な拠点と位置づけられ, 健康増進, 感染症・疾病の予防, 食品・環境衛生, 母子・老人保健, 歯科・精神保健, 医事薬事, 公共医療事業にかかわる事柄など保健活動の中心的機関としての役割を担っています。市町村保健センターは, 地域住民に身近なサービスを総合的に行う拠点であり, 市町村レベルでの健康づくりを進める役割を担っています。行政の規模により, 保健所と市町村保健センターの機能・業務が異なる場合があります。

図1.6.1 衛生行政の仕組み

▶3 厚生統計協会 (編) 2010 国民衛生の動向2010／2011 厚生の指標増刊 厚生統計協会

○労働衛生行政（産業保健行政）

労働者の職業性疾病の予防, 健康の保持増進および快適な職場環境の形成を目的として行われます。厚生労働省労働基準局安全衛生部において所管されます。第一線の業務は, 厚生労働省直轄の都道府県労働局と管内の労働基準監督署で行われています。

現場労働者の健康確保のためには, ①作業の管理, ②作業環境の管理, ③労働者の健康管理の3つが有機的に機能する必要があります。

○学校保健行政

学校保健は, 「学校における保健教育及び保健管理」(文部科学省設置法4条12項) と定義されています。児童生徒に, 心身ともに健康で充実した生活を営む能力を身につけさせるために, 保健教育と保健管理, 保健活動の推進が総合的に行われます。原則として, ［国 (文部科学省) ―都道府県 (教育委員会) ―市町村 (教育委員会) ―学校］という体系で行われます。

▶4 Ⅵ-5 参照。

○環境保健行政

環境要因が健康に及ぼす問題を扱う環境保健行政は, 環境保全対策とあわせて環境省が総合的に推進しています。

○わが国の保健対策

わが国の保健対策として, 健康増進, 生活習慣病対策, 母子保健, 老人保健,

障害児・者対策，精神保健，歯科保健，感染症・HIV・結核などの対策，予防接種，がんや難病などの疾病対策，医療対策などが行われています。

❸ 政策としての健康づくり

○予防の概念

保健医療福祉領域での予防の概念には，①第1次予防，②第2次予防，③第3次予防があります。第1次予防は，おもに健常者を対象に食事・運動など生活習慣の見直しやストレスマネージメントを行ったり，筋力トレーニングなどを行ったりして，疾病や要介護状態にならないようにするものです。予防接種や環境整備，外傷予防なども含まれます。第2次予防は健康診断などで疾病を早期発見し，早期治療につなげることです。第3次予防は疾病の悪化を予防するために適切な治療を行ったり，社会復帰のためのリハビリテーションを行ったりする活動です。わが国の以前の保健行政では，疾病の早期発見のための健康診断を中心とする第2次予防に力が注がれてきましたが，2003年に健康増進法が施行され，第1次予防やヘルスプロモーションにも重点がおかれるようになりました。

○ヘルスプロモーション

1886年にカナダのオタワで開かれた第1回ヘルスプロモーション国際会議で採択された「オタワ憲章」で，「ヘルスプロモーションとは，人々が自らの健康をコントロールし，改善することができるようにするプロセスである。」と定義されました。ヘルスプロモーションが目指すものは「すべての人々があらゆる生活の場面で健康を享受できる公正な社会を作ること」です。「健康は毎日の生活のための資源であって，それ自体が人生の目的ではない。」とも記されています。[5]

また，同憲章では，健康のための基本的条件資源として，平和，住居，教育，食物，経済的収入，安定した生態系，持続可能な生存のための資源，社会的公正と公平性を挙げています。健康のためには，保健医療サービス以前に，これら基礎的前提基盤が大切であることを認識する必要があります。そして，目標実現のための活動方法として，健康な公共政策づくり，健康を支援する環境づくり，コミュニティー活動の強化，個人の能力の開発，疾病治療にとどまらずヘルスプロモーションの方向へ保健医療サービスを見直すことが必要とされます。

オタワ憲章以来，ヘルスプロモーションを取り巻く背景は著しく変化し，不平等の増加，コミュニケーションや消費形態の変化，環境の悪化など，健康に影響を及ぼす重大な要因が生じました。そのため，2005年のバンコク憲章では，グローバル化する世界でのヘルスプロモーション展開のための戦略として，①人権と連帯に基づいた健康の提唱，②健康の決定要因に焦点を当てた持続的な

▶5 佐向隆（訳）ヘルスプロモーションのためのオタワ憲章 http://www1.ocn.ne.jp/~sako/ottawa.htm

政策・活動・社会基盤への投資，③政策展開，リーダーシップ，ヘルスプロモーション実践，知識移転・研究，健康リテラシーを身につけるための能力開発，④すべての人々の健康と福祉のため，有害事象から保護し平等な機会を保障するための規制と法の整備，⑤持続的活動のための組織をこえた連携が求められました。

ヘルスプロモーションには，健康実現のための環境を整えることと，個人やコミュニティのパワーを高めること（エンパワメント）が車の両輪のように大切です。ヘルスプロモーションにおけるエンパワメントとは，健康に影響を及ぼす行為や意志決定を，人々がよりよくコントロールできるようになるプロセスです。個人のエンパワメントとは，個人が意志決定したり，個人の生活をコントロールできるようになる能力を促進することを指します。コミュニティのエンパワメントとは，コミュニティにおける健康の決定因子や生活の質をコントロールし，個人的行動の集積で大きな影響を与えられるように促すことを指し，コミュニティの保健活動の大切なゴールでもあります。このエンパワメントの過程で健康心理学の果たす役割はとても大きいといえます（図1.6.2）。

❹ 今後の課題

昨今わが国でも経済状態に格差が生まれ，国民が受けられる医療サービスにも格差が生じはじめています。また中央と地方の格差も生じ，政策立案者と現場の間の認識にも格差が生じる危険性をはらんでおり，住民や地域社会が主体となる健康施策を実施する必要がますます高まりました。住民や地域社会の抱える問題点をきちんと把握し，可能な限り科学的根拠を重視した保健施策を行うことが大切です。その効果をコストも含めてきちんと評価しフィードバックすることも必要です。

（岡部竜吾）

▶6　日本ヘルスプロモーション学会　ヘルスプロモーションに関するバンコク憲章　http://www.jshp.net/HP_kaisetu/kaisetu_head.html

▶7　エンパワメント
「自らの生活を決定する要因を自己統御する能力を高めること」である。また，「他者と共同で何らかの目的を達成することができる自己能力を高めること」ともいえる。

▶8　科学的根拠の重視
Evidence-based Decision Making（科学的根拠に基づく意思決定）は，より科学的な根拠に基づいて意思決定する方法である。従来から行われていた，特定領域の権威者や先例に基づく意思決定の方法に対して用いられることが多い。

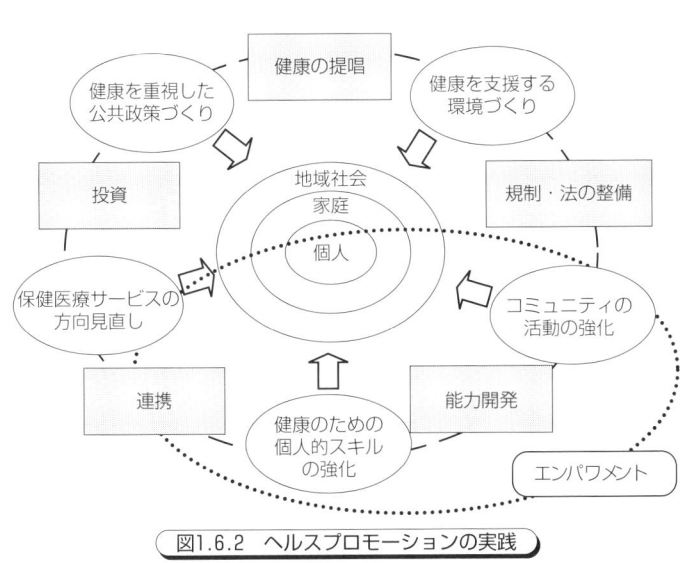

図1.6.2　ヘルスプロモーションの実践

I 健康心理学とは

 健康とストレス

1 ストレスとは

ストレスとは，もともと「圧力」や「圧迫」，「苦悩」などを意味する言葉として，物理学や工学の領域で一般化されたものでした。外からの圧力によって圧力をかけられた物体に歪みが生じることです。このストレスを生じさせる刺激をストレッサー（stressor），ストレッサーによって生じた心身の影響をストレス反応として区別されます。

セリエ（Selye, H.）は，ストレスの概念を医学の分野に取り入れ，「ストレスとは，どんな要求に対しても起こる生体の非特異的反応」と定義し，この定義は，心理学的なもの，身体的なもの，化学的因子まで含む定義となっています。セリエの生理学的なストレス学説では，生体に与えられた有害刺激（ストレッサー）は，副腎皮質の肥大，胸腺やリンパ節の萎縮，胃・十二指腸の出血や潰瘍など，どのようなストレッサーによっても共通の非特異的な生理学的変化が引き起こされます。そしてこのような変化を汎適応症候群（General Adaptation Syndrome：GAS）と呼び，次のような経過をたどります。

第1段階の警告反応期は，ストレッサーに対する身体の防衛機能が働き，どのような刺激に対しても生体を防衛するための一連の反応が起こります。そのまま生体にとって好ましくないストレッサーが続くと，第2段階に移行します。第2段階の抵抗期では，生体はストレッサーに対して積極的に抵抗し続けたり，適応した状態となります。さらにストレッサーが続くと，第3段階である疲弊期に移行し，やがて生体の抵抗能力が消耗しきってしまい，抵抗力を失ってしまいます。その結果，身体疾患を発症したり最悪の場合は死にいたることになってしまいます。

2 生理学的ストレスから心理学的ストレスへ

セリエのストレス理論においては心理的なストレスは非特異的反応の一部であると考えられてきました。それに対しメイソン（Mason, J.W., 1975）は，ストレスが生じるためには有害刺激に気づくという心理的な苦痛体験が必要であると主張しました。有害刺激が加えられることへの気づきの有無によって副腎皮質などの反応に違いが生じることを実験で明らかにしました。またサイミントン（Symington, T., 1975）も事故などで死亡した患者が意識のない昏睡状態のま

▷1 ストレッサー
ストレス反応を引き起こす外部からの刺激をいう。どのようなもの，事態でもストレッサーになりうるため，すべてのものが潜在的ストレッサーといえる。
▷2 Selye, H. 1936 A syndrome produced by diverse nocuous agents. *Nature*, 138, 32.

ま死亡した場合は副腎皮質肥大などの病変が認められないことを示しました。こういった研究からストレス反応が生じるためにはストレスへの気づきという心理的要因が重要ではないかと考えられるようになってきました。

ラザルスとフォルクマン（Lazarus, R. S. & Folkman, S.）は，さらに心理的なストレスの考え方を進め，ストレスの認知的評価モデルを示しました。それは，ストレッサーの客観的なストレス価ではなく，ストレッサーに対する個人の意味づけ・受け止め方や対処（コーピング）の仕方を重要視するものです。たとえば，同じ事柄を体験した場合でも，個人によりその受け止め方はさまざまであり，その出来事がストレスとなるか否かは異なり，そして対処も異なるということです。ある事態に遭遇したとき，その事態が有害か無害かの認知的評価がなされます。これを一次的評価といいます。無害であると評価されればストレスになりませんし，おもしろい挑戦だと評価されればワクワクするといった肯定的な感情が生じるでしょう。

一方，有害・脅威であると評価されると，次に何か対処できるだろうかという対処可能性の評価に移行していきます。これを二次的評価といいます。対処不可能だと評価されるとイライラしたりドキドキしたりというネガティブな感情や身体反応につながります。しかしこのプロセスが一直線に進むのではなくそこにはさまざまな要因が関係しています。ストレスを感じやすいなどのパーソナリティや思い入れがつよい事態なのかというコミットメントの程度，これまでにどのような経験をしてきたのかといったことがストレッサーの認知的評価や対処に影響してきます。

さらにソーシャルサポートという自分を支援してくれる人たちがいるかどうかという要因は，すべてのプロセスに大きく影響するでしょう。そのほかにも状況のコントロール可能性など多くの要因がストレス生起のプロセスには影響

▶3 Lazarus, R. S., & Folkman, S. 1984 *Stress, appraisal, and coping.* New York：Springer.（本明寛・春木豊・織田正美（訳）1991　ストレスの心理学――認知的評価と対処の研究　実務教育出版）

個人の要因	一次的評価	生理化学的変化	身体的健康
価値観：コミットメント 信念：コントロールできるという実感	二次的評価 再評価	感情・情動の変化 　肯定的な方向への変化 　否定的な方向への変化	身体的疾患 モラール （自信・意欲） 社会的機能
環境の要因 　状況がもたらす圧力や強制 　頼るものがない（たとえば，社会的支援関係など） 　漠然とした危険 　差し迫った危険	対処 　問題中心の対処 　情動中心の対処 　社会的支援関係を： 　　探し求める 　　獲得する 　　活用する	遭遇した出来事によってもたらされる体験内容	

（遭遇したストレスフルな出来事を，一つひとつ解決していく）
（調節に関わる変数）

図1.7.1　ストレス，対処と適応に関する理論的枠組み

出所：Lazarus & Folkman, 1984

を与えています。これらの要因や新たな情報を得ることによって認知的評価が変化していき再評価がなされます。一つの事態と人との関係はダイナミックに変動していく相互作用的過程といえます。図1.7.1にそれらの概要を示しました。

3 ストレスと健康との関係

○身体的疾患とのつながり

長期にわたって持続的にあるいは繰り返しストレスにさらされると，抵抗力がなくなり，免疫機能の障害，腎臓や肝臓，心臓血管系などさまざまな側面に重大な影響を及ぼすことが明らかになっています。生体にストレッサーが加わると生体の内部環境を調整しようと，司令塔である視床下部が働きます。視床下部は，大脳皮質，身体の受容器からいろいろな情報を得，自律神経系・内分泌系・免疫系へ指令を送り，生体反応を生じさせます。たとえば，不安，恐怖，怒りなどの感情は視床下部から交感神経，副腎髄質へと伝わり，副腎髄質からカテコールアミンを分泌し，血糖値や血圧の上昇などの影響を及ぼします。

慢性疾患の原因をストレスだけに求めるのは安易で危険ですが，ストレスが発病や，病気からの回復に重要な役割を果たしている場合があることは明らかとなっています。ストレスがその発症や経過などに大きく影響するとされている疾患があります。その概略を表1.7.1に示しました。

○ストレスマネジメント

すべてのことがストレッサーになりうるとすれば，ストレスを全くなくしてしまうことは不可能です。上手にストレスをコントロールしていくことが求められます。そのためには，なにが自分のストレスを引き起こすストレッサーとなるのか，遭遇した出来事をどのようにとらえる傾向があるのか，ストレス状況でどのように対処しているのか，周囲のサポートはどうなっているのか，こ

表1.7.1 ストレスが強く関連する疾患・病態

1.	呼吸器系	気管支喘息，過換気症候群，喉頭けいれんなど
2.	循環器系	本態性高血圧症，起立性低血圧症，冠動脈疾患など
3.	消化器系	胃・十二指腸潰瘍，慢性胃炎，過敏性腸症候群など
4.	内分泌・代謝系	神経性食欲不振症，過食症，愛情遮断性小人症など
5.	神経・筋肉系	筋収縮性頭痛，書痙，自律神経失調症など
6.	皮膚科領域	アトピー性皮膚炎，円形脱毛症，多汗症など
7.	外科領域	腹部手術後愁訴，頻回手術症，形成術後神経症など
8.	整形外科領域	慢性関節リウマチ，全身性筋痛症，腰痛症など
9.	泌尿・生殖器系	夜尿症，神経性頻尿，心因性インポテンスなど
10.	産婦人科領域	更年期障害，機能性子宮出血，月経痛など
11.	眼科領域	原発性緑内障，本態性眼瞼けいれんなど
12.	耳鼻咽喉科領域	メニエール病，アレルギー性鼻炎，慢性副鼻腔炎など
13.	歯科，口腔外科領域	顎関節症，口腔乾燥症，三叉神経痛など

出所：末松弘行（編）1997　心身医学　新版　朝倉書店を一部改変

れまでの経験などがストレスの生起に大いに関係していることを理解することが大切になってきます。環境に働きかけてストレッサーを取り除いたり，ストレスを大きくしないような考え方や対処の方法を工夫したり，ストレッサーによって引き起こされた緊張状態やストレス反応を緩和するといった包括的な働きかけをストレスマネジメントといいます。ストレスマネジメントの目標は上記のようなストレス関連疾患を予防し，健康を維持・増進していくことにあります。現在ストレスマネジメントは多くの職場や学校，地域社会，医療などさまざまな領域で実践されています。今後その必要性がますます高まるものと思われ，効果的なプログラムの開発が必要となるでしょう。

○ **職場のストレスマネジメント**

日本の勤労者の60％近くが仕事や職業生活で強いストレスを抱えており，うつ病だけでなく自殺やさまざまなメンタルヘルスの問題，ストレス関連疾患の発症が問題になっています。そのことによる企業のコストはなんと2.7兆円にものぼるのではないかと推定されています。勤労者のストレスによる健康問題をいかに防止するかは重要な課題と言えます。職場における予防の一般的な考え方が，一次予防，二次予防，三次予防というメンタルヘルス対策です。一次予防とは，健康の阻害要因であるストレッサーの軽減をはかることです。二次予防は早期発見で，勤労者が示したストレス反応に素早く気づき対処することです。ストレス反応には心理的反応，行動的反応，身体的反応がありますが，どのような反応を示すのかは個人差があります。個人の普段の行動を見守ることで，普段と異なる反応に気づけるといえます。三次予防は，職場復帰と再発予防です。ストレスによる深刻化した健康問題を治療した後，その個人がスムーズに職場復帰できるように援助し，再発を防ぐような手立てを考えることが重要です。

○ **個人のストレスマネジメントの介入ポイント**

ストレスマネジメントを行っていく上では，介入のポイントを考えることも大事でしょう。ストレスの原因となるストレッサー，ストレスをどう評価するかという認知的評価，ストレスにどう対処するかというコーピング，それらの結果としてのストレス反応というプロセスにおいて，どの時点でどのような介入を行っていくかによって内容を考えなければなりません。ストレッサーへの介入は，上記の職場のストレスマネジメントは環境調整側からの介入ですが，個人に対しては自分のストレッサーへの気づきを中心とした介入内容となるでしょう。認知的評価では自分の考え方のくせに気づき，変容できるような介入内容となり，コーピングではコーピングのレパートリーを増やしたりスキルを高めるような介入内容が考えられます。ストレス反応では心身のストレスサインに自ら気づき低減を図れるような内容が考えられます。

(井上真弓・清野純子)

▶4 これ以外にも労働安全衛生教育を行うことも一次予防として必要とされている。労働者にメンタルヘルスの問題について正しい知識と対応を学ぶ場が提供されることが重要とされている。

参考文献

クーパー，C.L.・デューイ，P. 大塚泰正・岩崎健二・高橋修・京谷美奈子・鈴木綾子（訳）2006 ストレスの心理学――その歴史と展望　北大路書房

春木豊・森和代・石川利江・鈴木平　2007　健康の心理学――心と身体の健康のために　サイエンス社

日本健康心理学会（編）2002-2003　健康心理学基礎シリーズ①健康心理学概論　実務教育出版

厚生労働統計協会　2010　国民衛生の動向・厚生の指標，**57**，74.

坂野雄二（監修）2004　学校，職場，地域におけるストレスマネジメント実践マニュアル　北大路書房

I 健康心理学とは

 健康とストレスコーピング

1 ストレスコーピングの概念

ストレッサー（ストレスフルな状況）に直面すると，誰でも嫌な気分になります。ストレスフルな状況やその状況によって生じた嫌な気分，イライラなどの不快な情動を認知的・行動的な努力によって軽減しようとする処理過程をストレスコーピングといいます。ストレスコーピングはラザルスとフォルクマン（Lazarus, R. S. & Folkman, S.）によって定義されました。[1]

ラザルスとフォルクマンの心理的ストレスモデルでは，環境からの要求が自己の資源を上回ると評価されると脅威として心理的ストレスとなるが，その要求やそこから生起した情動を上手にコーピングし，コントロールすることができれば，健康上の問題は生じないと考えられています。

▷1 Lazarus, R. S., & Folkman, S. 1984 *Stress, appraisal, and coping.* New York : Springer.（本明寛・春木豊・織田正美（訳）1991 ストレスの心理学――認知的評価と対処の研究 実務教育出版）

2 ストレスコーピングの分類

コーピング方略の分類方法や分類基準としてさまざまな研究報告がなされています。ラザルスとフォルクマンは，ストレスコーピングを問題焦点型（problem-focused form）と情動焦点型（emotion-focused form）に大別しています。

問題焦点型コーピングとは，ストレスフルな状況を解決するために問題に具体的に対処することです。たとえば，問題の所在について明らかにしたり，問題解決のために情報を集めたり，解決策を考えて実行することです。

一方，情動焦点型コーピングとは，問題によって生じた不快な情動を調節することによって対処することです。たとえば，直面する問題から回避したり，気分転換をしたり，静観することです。

一般的に，問題をコーピングすることができると判断された場合には問題焦点型コーピングが多く使われますが，問題をコーピングすることができないと判断された場合には情動焦点型コーピングが使われると言われています。[2]あるいは，情動焦点型コーピングでまずはじめに不快な情動を調節した上で問題焦点型コーピングを用いることで解決が容易になるともいわれます。このように実際には両方を柔軟に使い分けていくことがもっとも効果的と言えます。特定のコーピングに固執することは抑うつ感を高め，不適応につながりやすいといえるでしょう。

▷2 島津明人 2002 心理学的ストレスモデルの概要とその構成要因 小杉正太郎（編著）ストレス心理学――個人差のプロセスとコーピング 川島書店 pp.31-58.

ラザルスとフォルクマンはストレスコーピングを測定するため，コーピング

表1.8.1 ストレスコーピングの8つの方略

種類	内容
対決的対処	ストレス状況に対して積極的に取り組む
距離をおくこと	ストレス状況から離れたり，距離を置く
自己コントロール	自分の感情をコントロールする
ソーシャルサポート希求	問題を解決するために，人にサポートを求める
責任受容	自分に責任があることを受け止める
逃避・回避	問題から逃げたり避けることで，情動を調節する
計画的問題解決	問題を解決するために，計画や解決策を立てる
肯定的な再評価	問題が起きたことを肯定的に捉える

出所：① Lazarus, R.S. 1999 Coping. In R.S. Lazarus. *Stress and emotion : A new synthesis*. Springer Publishing Company.
(本明寛(監訳) 小川浩・野口京子・八尋華那雄(訳) 2004 ストレスと情動の心理学――ナラティブ研究の視点から 実務教育出版 p.140.)
② 加藤司 2006 対人ストレスに対するコーピング 谷口弘一・福岡欣治(編) 対人関係と適応の心理学――ストレス対処の理論と実践 北大路書房 p.20.
上記の文献を筆者が編集

尺度（Ways of Coping Questionnaire : WCQ）を開発し，ストレスコーピングには2つの次元のもとに8つの方略があることを明らかにしました（表1.8.1）。

3 ストレスコーピングと生活習慣病

ストレス反応に関係があると言われているおもな身体的な病気として，ガンや冠状動脈性心疾患，糖尿病などの生活習慣病があげられます。それらの病気になると，ストレッサーにさらされ，ストレッサーをネガティブに評価する傾向が強くなります。そうすることによって，病気が悪化することになります。しかし，適切なストレスコーピングをすることによって，病状を軽くすることができます。

たとえば，乳がん患者がストレスコーピングのスキルを持つことは，心理療法による介入の一般的な目標になっており，心理療法による介入後はコルチゾール数値が低下し免疫機能が回復したことが報告されています。また，668名のガン患者のうち67％は，少なくとも4〜5つのストレスコーピングをしていることがわかりました。

しかし，最近では，ストレスコーピングを多くすればいいのではなく，ストレスコーピングの内容や質が重要であると言われています。つまり，患者の病状に応じて，患者が使いやすいストレスコーピングを使い分けることによって適切なストレスコーピングがなされたと言えます。ストレスコーピングの効果は，ガンだけではなく冠状動脈性心疾患や糖尿病などの他の生活習慣病の患者にも報告されています。

（宮村りさ子）

▷3 冠状動脈性心疾患
動脈が狭くなったり，閉塞することで，心筋が酸素不足になる症状。高血圧症などの生活習慣病が原因で発症するが，おもな生活習慣の要因は脂質の多い食事・運動不足・睡眠不足・過度の飲酒・喫煙・ストレス。

▷4 糖尿病
インスリンの分泌や作用不足による慢性的に血糖が高い代謝異常。Ⅰ型は若年に多く，ウイルス感染やインスリンの欠乏などで脾臓の破壊により発症し，インスリン注射が必須。Ⅱ型は中高齢者に多く，インスリンの分泌や抵抗性の低下により発症し，肥満，過食，運動不足，ストレスなどがおもな原因。

▷5 生活習慣病
喫煙，過度の飲酒，食習慣，運動量などの日常の生活習慣やストレスがおもな原因。おもな生活習慣病は高血圧症，動脈硬化，糖尿病。それらの病気からがん，冠状動脈心疾患，脳血管疾患などの重篤な病気が引き起こされる。

▷6 コルチゾール
副腎皮質から分泌される糖質ステロイドであり，糖代謝・蛋白質代謝・脂質代謝に必要なホルモン。ストレス反応によるコルチゾールの作用は血圧・血糖・心拍出量の上昇。コルチゾールによって免疫機能が低下する。

▷7 Luecken, L. J., & Compas, B.E. 2002 Stress, coping, and immune function in breast cancer. *The Society of Behavioral Medicine*, 24, 336-344.

▷8 Dunkel-Schetter, C., Feinstein, L., Taylor, S.E., & Falke, R. 1992 Patterns of coping with cancer and their correlates. *Health Psychology*, 11, 79-87.

I 健康心理学とは

 健康とソーシャルサポート

1 対人関係と心身の健康

対人関係が良好な者は、そうでない者と比較して心身ともに健康に過ごすことができる。ソーシャルサポートをめぐる諸研究は、このような知見を数多くもたらしてきました。

古くは、バークマンとサイム（Berkman, L. F., & Syme, S. L.）による研究があります。彼女らはカリフォルニア州アラメダ郡の30歳から69歳までの住民4,725名を対象として9年間にわたる縦断調査を実施しました。この研究では、調査対象となった住民を、その対人的なつながりの豊かさの程度によって4群に分けました。この分類の基準は①結婚しているか、②親しい友人や親戚とどれくらい接触しているか、③教会のメンバーかどうか、④その他公式・非公式のグループのメンバーかどうか、というものでした。それぞれの群の人びとの9年間での死亡率を比較した結果、もっとも豊かな対人的つながりをもつ者ともっとも乏しいつながりしかもたない者とを比較すると、後者の死亡率は前者のそれのおよそ2倍にもなることが明らかになりました。

もっとも、このバークマンらの研究では、調査対象者の健康状態や病歴、生活習慣などの剰余変数の交絡が十分に統制されていないため、この研究結果の評価には慎重であるべきです。これに対して、エングら（Eng, P.M., Rimm, E. B., Fitzmaurice, G., & Kawachi, I.）はアメリカで医療関連の専門職に就いている2万8000名以上の男性を対象とした縦断調査を行い、きわめて多くの剰余変数の交絡を統制した分析を行っています。この研究でも調査対象者の対人的なつながりの豊かさについてはバークマンとサイムと同様の観点から4分類されました。詳細な分析の結果、社会的つながりがもっとも豊かな群とそれのもっとも乏しい群とを比較すると、後者の死亡リスクは前者の1.19倍であることが示されました。

対人的なつながりと特定の病気との関連も検討されています。上記のエングらの研究でも、心臓血管系の病気やがん、事故や自殺などでの死亡リスクが検討されています。このうち心臓血管系の病気について見ると、もっともつながりの豊かな群と比較してもっともつながりの乏しい群の死亡リスクは1.37倍であることが報告されています。

この心臓血管系の病気に関しては、さらにその危険因子と対人的なつながり

▶1 Berkman, L. F., & Syme, S. L. 1979 Social networks, host resistance, and mortality : A nine-year follow-up study of Alameda County residents. *American Journal of Epidemiology*, 109, 186-204.

▶2 縦断調査
同じ対象者から一定の期間をおいて複数回データを収集するという調査法。この調査法によって、一定期間内での変化を調べることや、変数間の因果の方向性を考慮した分析が可能になる。

▶3 剰余変数
独立変数以外に従属変数に影響を及ぼす変数のこと。ここで紹介している研究を例に説明すると、これらの研究では、対人的なつながりの豊かさ（独立変数）が人の健康や生死（従属変数）に影響することを明らかにしようとしている。しかし、たとえばもともと病弱な人は、そのために健康な人よりも対人的なつながりが広がりにくく、同時に死亡リスクも高いと考えることができる。このようなとき、対人的なつながりの豊かさが死亡リスクに及ぼす影響に対して、人のもともとの健康度の影響が交絡しているという。このような交絡が生じているとすれば、対人的なつながりの乏しさが死亡リスクを高めたのではなく、人のもともとの健康度が対人的なつながりと死亡リスク

の関連も検討されています。フォードら（Ford, E. S., Loucks, E. B., & Berkman, L. F.）は，アメリカに住む20歳以上の男女およそ1万5000名を対象として，社会的なつながりとC反応性タンパク（CRP）との関連を調べました。CRPは炎症マーカーの一つで，心臓血管系の病気と関連することが知られています。この研究でも，バークマンらに準じた方法で社会的つながりの水準を指標化し，分析対象者を4群に分類しました。多様な剰余変数の交絡を統制した上で分析を行った結果，60歳以上の男性に限られるものの，社会的なつながりとCRPとの間に関連のあることが見いだされました。ここでもやはり，最少のつながりしかもたない者は，もっとも強いつながりをもつ者よりも高いCRP濃度をもつ傾向を示したのです。

　これらの研究は，対人関係の持続的な特質の影響を明らかにしたものですが，一時的な受容と拒否もまた，人の健康を左右する原因になることを示した研究も行われてきました。体系的な検討を行ったものとしては，バウマイスターら（Baumeister, R. F., DeWall, C. N., Ciarocco, N. J., & Twenge, J. M.）の研究があります。彼らは，実験的に社会的な排斥状況を作り出し，その状況下で人がどのような反応を示すのかを多面的に検討しました。結果は，社会的に排斥されたり，あるいは将来の排斥を予期したりした場合，人は健康によい行動をとらず，不健康になりがちな行動をとるようになることを明らかにしています。

　以上の研究結果は，それらが日常的なものであれ一時的なものであれ，他者からの孤立や排斥は人の身体的な健康を損ない，逆に受容や良好な対人関係は人の健康を維持・促進する原因になる可能性を示唆しています。これらに加えて，精神的な健康を指標とした研究も数多くなされています。因果関係の方向性を長期にわたって丹念に追ったものとしては，ノーランら（Nolan, S. A., Flynn, C., & Garber, J.）のものをあげることができます。この研究では，公立の小学校に通う6年生の児童240名を対象として，周囲の人びとからの拒否や排斥が，子どもの抑うつを高めることを明らかにしました。この研究では，子どもがどれくらい周囲の人びとから拒否され排斥されているのかの程度を，子ども自身の報告，母親からの報告，教師からの報告という3つの視点で捉え，さらに子どもの抑うつの程度についても，母親と子どもに対する面接，子ども自身による報告，母親からの報告の3つの視点から捉えました。これらの指標は，3年間にわたって同様に測定され，他者からの拒否と抑うつとの間にどのような関連があるのかが検討されました。結果は，1年目における他者からの拒否が2年目の抑うつを高め，さらに2年目における拒否が3年目における抑うつを高めることを示していました。

❷ 対人関係の健康維持・促進メカニズム

　このように，対人的なつながりと人の心身の健康との間には密接な関連があ

同時に規定しているという代替説明が可能となる。この可能性を否定するためには，調査対象となった人びとの健康度をあらかじめ調査しておき，分析の際にその影響力を統計的に取り除く必要がある。このようなことを剰余変数の交絡の統制という。

▶4　Eng, P. M., Rimm, E. B., Fitzmaurice, G., & Kawachi, I. 2002 Social ties and change in social ties in relation to subsequent total and cause-specific mortality and coronary heart disease incidence in men. *American Journal of Epidemiology,* **155,** 700-709.

▶5　Ford, E. S., Loucks, E. B., & Berkman, L. F. 2006 Social integration and concentrations of C-Reactive Protein among US adults. *Annals of Epidemiology,* **16,** 78-84.

▶6　**炎症マーカー**
炎症の診断に用いられる，血液などの検体の総称。

▶7　Baumeister, R. F., DeWall, C. N., Ciarocco, N. J., & Twenge, J. M. 2005 Social exclusion impairs self-regulation. *Journal of Personality and Social Psychology,* **88,** 589-604.

▶8　Nolan, S. A., Flynn, C., & Garber, J. 2003 Prospective relations between rejection and depression in young adolescents. *Journal of Personality and Social Psychology,* **85,** 745-755.

ることは明らかなようです。とするならば，次に問わなければならないことは，それはなぜなのだろうかということでしょう。なぜ対人的なつながりの豊かさが人の心身の健康を高め，その希薄さや周囲の人びとからの排斥が人の心身の健康を損なうのでしょうか。

　この問いへの答えには多くのものがあります。おそらくもっとも活発に関連研究が行われてきたものとしては，ソーシャルサポートのストレス緩和仮説と直接仮説をあげることができます。▷9 まず前者は，個人の経験するストレスの程度によって対人的なつながりの良好さの影響が異なることを主張するものです。具体的には，人がさほど大きなストレスを経験していない状況では，対人関係が良好であるかどうかによって心身の健康に差は生じないと考えます。しかし，人がストレスを強く感じるようになると，対人関係の良し悪しによって健康に差が出てきます。ふだんから良好な対人関係をもつ者はそうでない者と比較して，ストレスの悪影響を受けにくいというわけです。一方，後者，すなわちソーシャルサポートの直接仮説では，個人の経験するストレスの程度にかかわらず，対人的なつながりが豊かなものはそうでないものと比較して，心身ともに健康であると考えます。▷10

　これら2つの説明原理のうち，より興味深いのは後者，つまり直接仮説です。なぜ人は多くの友人・知人に恵まれると健康に過ごすことができ，逆にそれらに恵まれないと健康を損なってしまうのでしょうか。一見，答えは簡単なもののように思えるかもしれません。友人・知人が多いほど，いざというときに適切なサポートを受けられる可能性が高いからであるという答えです。しかし，上記のように，直接仮説はストレスの程度にかかわらず認められます。つまり，いざということがなくても，多くの友人・知人に恵まれている人はそうでない人よりも健康であり，それらに恵まれていない人は恵まれている人と比べて不健康であるということです。それはなぜなのでしょうか。

❸ 所属欲求と排斥の痛み

　一つの説明として，人には所属欲求という基本的な欲求があるからだというものがあります。つまり，他者と良好な関係を築こうとしたり，何らかの関係性や集団に所属しようとしたりすることは，人間の根源的な欲求の一つであるということです。▷11 豊かな対人的つながりをもつ人はこの基本的欲求が満たされているわけですから，生活に対する満足感そのものが高くなります。このことは心身の健康にプラスに働くでしょう。逆に，対人的なつながりが希薄であったり，他者から拒否されたりすることで，この基本的欲求が脅かされると不満が高まり，そのことに対する警告反応として心身に種々の兆候が現れると考えられます。

　実際，他者からの排斥が人の心に痛みをもたらすことを脳機能上の反応とし

▷9 Cohen, S., & Wills, T. A. 1985 Stress, social support, and the buffering hypothesis. *Psychological Bulletin*, **98**, 310-357.

▷10 これらのメカニズムについて，より詳しくは，以下の文献などを参照のこと
　浦光博　1992　支えあう人と人——ソーシャル・サポートの社会心理学　サイエンス社
　松井豊・浦光博　1998　人を支える心の科学　誠信書房
　西川正之（編著）　2000　援助とサポートの社会心理学——助けあう人間の心と行動　北大路書房
　橋本剛　2005　ストレスと対人関係　ナカニシヤ出版

▷11 Leary, M. R., & Baumeister, R. F. 2000 The nature and function of self-esteem : Sociometer theory. In M. P. Zanna (Ed.), *Advances in Experimental Social Psychology*, **32**, 1-62.

て確かめた研究があります。アイゼンバーガーら（Eisenberger, N. I., Lieberman, M. D., & Williams, K. D.）は，人が他者から排斥されたときの脳内の反応を機能的MRIで調べました。結果は，排斥された場合には，排斥されていない場合と比較して背側前部帯状回と右腹側前頭前野での血流量が増大していることが示されました。じつはこの2つの部位は，人が身体的な痛みを感じたときにも同じように活性化されることがわかっています。つまり，社会的な排斥による痛みと身体的な痛みとが脳機能的にはきわめて高い類似性を示すことが明らかにされたということです。

このアイゼンバーガーらの研究ではさらに，排斥された場合に人が感じる主観的な苦痛の程度と2つの部位の活性化の程度との相関が求められました。その結果，主観的な苦痛と背側前部帯状回の活性化との間には正相関，右腹側前頭前野の活性化との間には負相関がそれぞれ認められました。これらの結果から，アイゼンバーガーらは背側前部帯状回の活性が，感じる痛みの強さを反映しているのに対して，右腹側前頭前野の活性化は痛みの抑制を反映していると推測しています。

さらには，この排斥による心の痛みが，人が日常的に得ているサポートの程度によって変化することも確かめられています。アイゼンバーガーら（Eisenberger, N. I., Taylor, S. E., Gable, S. L., Hilmert, C. J., & Lieberman, M. D.）は，周囲の人びとから日常的に多くのサポートを得ている人はそうでない人と比較して，実験室で他者から排斥された場合の背側前部帯状回の反応が抑制されることを示しました。上述のように，背側前部帯状回の反応は感じる痛みの強さを反映したものと考えられます。とするならば，この結果は，周囲の人びとから日常的に多くのサポートを受けている者は，一時的な排斥によって被る心理的・生理的なダメージが少なくてすむことを示しているといえます。

❹ 対人関係と健康との関連の研究

以上のように，周囲の人びととの関係性の良し悪しは人の心身の健康と密接に関連しています。さらには，対人関係の特質は個人のパーソナリティや個人を取り囲む社会・文化的環境のあり方と切り離して考えられるものではありません。したがって，対人関係と健康との関連の正確な理解のためには，多様な研究領域からの学際的なアプローチが不可欠です。ここで紹介した諸研究の領域をあげるならば，バークマンらやエングらの研究は社会疫学領域の研究，バウマイスターらやノーランらの研究は社会心理学，アイゼンバーガーらの研究は脳科学の研究にそれぞれ位置づけられます。健康心理学の研究は，このような学際的な視点で行われることでより豊かな成果につながるといえるでしょう。

（浦　光博）

▷12 Eisenberger, N. I., Lieberman, M. D., & Williams, K. D. 2003 Does rejection hurt?: An fMRI study of social exclusion. *Science*, **302**, 290-292.

▷13　**機能的 MRI**
MRI とは磁気共鳴画像法（magnetic resonance imaging）のこと。これは，高い磁場の力を用いて身体の断面図を撮影する方法である。この MRI を使った機能（とくに脳の機能）についての研究法を機能的 MRI という。

▷14 Eisenberger, N. I., Taylor, S. E., Gable, S. L., Hilmert, C. J., & Lieberman, M. D. 2007 Neural pathways link social support to attenuated neuroendocrine stress responses. *NeuroImage*, **35**, 1601-1612.

I　健康心理学とは

10　健康と自己効力感

1　自己効力感（セルフ・エフィカシー）とは

　自己効力感（self-efficacy）は，社会学習理論（social learning theory）を提唱したバンデューラ（Bandura, A.）によって提案された概念です。彼は，人々が行動を変えようとする（行動変容）際に，重要な役割を果たすと考え，介入効果の認知的変数を測定する指標の一つとして，自己効力感を捉えてきました。その後の数多くの研究から，自己効力理論が重要視され，人がある出来事に対してどのような結果を引き起こすかを予測し，その出来事をやり遂げられると思って努力することが，行動変容に大きく影響を及ぼし症状の改善につながることが明らかになりました。

　バンデューラによると，個人がある行動を起こす前にその行動を成し遂げるという行動を決定する予期機能（認知的変数），つまり，努力すれば自分はここまでできるという考え方や，それをどのように身につけていけるかについての考え方が，行動に大きく影響を及ぼすと言われています。バンデューラの自己効力理論では，個人の行動を変える先行要因として，ある行動がどのような結果を生み出すのかという結果予期（efficacy-beliefs）に加え，結果を生み出すため，実際に必要な行動をどの程度うまく行うことができるのかという効力予期（outcome expectancies）があるとされています。社会学習理論ではとくに効力予期が重視され，自分が立てた目標をどの程度まで達成できるかを予測する自己効力のレベル（magnitude），どの程度まで確実にできるかという自己効力の強さ（strength），ある状況での自己効力感が特定の状況や場面以外でもどのくらいできるかという一般性（generality）といった3つの次元から理解されています。一般性次元については，坂野らによる，何らかの出来事に対して遂行できるかどうかという予期の一般的な傾向を測定する「一般性セルフ・エフィカシー」尺度が開発されています。

2　どのように自己効力感を高め，評価するか

　多くの人は健康に関する問題が起こったとき，その状況を乗り越えるために前向きに対処しようと努力します。そして，自分の努力によって症状が改善し良い結果が得られる（成功体験）と，その問題を改善しようとする意欲（自信）が一層高まります。自己効力理論では，自信が高くなると，自らの努力ととも

▷1　**社会学習理論（social learning theory）**
バンデューラらにより提唱された理論で，モデルを観察することによってある反応を習得するモデリング（modeling）のメカニズムで学習を説明する理論である。
　Bandura, A. & Walters, R. 1963 *Social learning and personality development.* New York: Holt, Rinehart & Winston.
▷2　Bandura, A. 1977 Self-efficacy : Toward a unifying theory of behavioral change. *Psychological Review*, **84**(2), 191-215.
▷3　Bandura, A. 1997 Theoretical perspectives. In A. Bandura, *Self-efficacy : The exercise of control.* New York, NY : WH freeman and Company. pp. 1-35.

▷4　坂野雄二・東條光彦 1986　一般性セルフ・エフィカシー尺度作成の試み　行動療法研究，**12**，73-82.

に改善した行動が継続していく可能性が高いと考えています。そのような状況をくり返し体験することで，次に起こりえる出来事や気分を予測しやすくなり，新しい対処法を生み出し，効果的に対処できることを心がけるようになっていきます。

さて，バンデューラは，努力すれば自分もここまでできるという自信や意欲（自己効力感）は，4つの情報源（達成体験，代理的体験，言語的説得，情動的喚起）を通し生み出されるものであると考えられています。これらの情報源を基に，生活習慣を望ましい方向に変容するにあたって，どの情報源がどのようにその個人の自己効力感の形成に影響を及ぼしているのかを観察し，より効果が得られる情報源を中心に取り入れ，積極的に働きかけを行うことが重要です。そして，自己効力感が低下する要因にも目を向け対応することで，より一層の効果を得られます（表1.10.1）。したがって，効果的に自己効力感を向上させるためには，その人のセルフケア（self-care）能力や状況に合わせた情報源を取り入れ，介入方法を工夫していくことが重要になります。

次に，健康行動に対する自己管理を維持するためには，適切な介入が必要になります。健康行動のどのような点に対する自己効力感が低いか，あるいは高

▷5　Bandura, 1997 前掲書

▷6　Bandura, 1997 前掲書

▷7　コンプライアンス
患者が医療者の指示を守る（遵守する）ことである。たとえば服薬や生活習慣などを指示通り実行することである。

表1.10.1　自己効力感の変化に影響を及ぼす情報源の活用

情報源	自己効力感を向上させる働きかけ	自己効力感を低下させる働きかけ
遂行行動の達成（成功体験による達成感）	少し努力すれば達成できる目標を設定し，目標が遂行できたときの達成感（自信）をくり返し体験させる。コンプライアンスが高い患者への積極的な介入に用いられると，より自己効力感が向上しやすくなる。	無理な目標や努力したのに良い結果が得られない，途中で挫折するなどの失敗体験から，あきらめ，無関心，リバウンドが生じやすくなる。この場合には，言語的説得をしたり生理的，情動的状態をポジティブに捉えるように働きかける。
代理的経験（他人の行動をモデリングする）	できるだけ，自分と同じ状況にいる相手を観察し，自分もできそうだという自信を高め，実行する。負けず嫌いで競争心が強い人や心配，不安傾向がある人に上手に用いられるとより効果的である。	理想的なモデルに目標設定をし，ハードすぎて自信をなくし，マイナス思考（やはり自分は無理）に向いてしまい，継続することが困難になる。人の失敗によって自信を失うこともある。
言語的説得（他人からの評価や説得）	上手くできたときに家族に励まされる，前向きな気持ちになるように周囲からほめられる，他人から高く評価してもらうなど，上手にほめてやる気を起こす。また，自分はできるという自己教示をくり返す。頑張る気にならない人や，不安な気持ちの人に用いられると効果的である。	周囲からも認めてもらえなかったり，期待するような評価をもらえなかったりするときや，他人の目を意識しすぎるタイプにはうまくいかない場合もある。受け入れる相手の状況や特性を見極め，タイミング良く対応するように心がける。
情動的喚起（ある行動に附随して起こる情動的状態）	課題遂行時の充実感，うれしい気持ちなど行動を起こす直前・後に情動的に気持ちが高まってきたときの心身の変化を知覚し，情動的な喚起状態を感じる。	気分の落ち込みや怪我，不安などの心身の変化によって，二次的な不眠，食欲不振などの症状が伴い，その影響で自信を失うこともある。

出所：金・嶋田・坂野，1996

表1.10.2 健康行動に対するセルフ・エフィカシー（自己効力感）

Ⅰ．疾患に対する対処行動の積極性
1. 病気に必要な検査は続けて行うことができる
2. 規則正しい生活をおくることができる
3. 医者や看護師などの言ったことを守ることができる
4. 毎日，自分の体の症状と検査の結果を記録することができる
5. 健康のためなら，喫煙，飲酒，コーヒーはやめることができる
6. 適正な運動を計画通りに続けることができる
7. 現在の主治医を信頼できる
8. 薬を指示通りに飲むことができる
9. 病気の再発を防ぐために定期的に治療をうけることができる
10. 病気に関する測定（血圧・体重など）を自分でできる
11. 食事の制限について自己管理ができる
12. 自分の体に気を配ることができる
13. 病気についてわからないことがあれば，気軽に主治医に尋ねることができる
14. 適度な体重を維持することができる

Ⅱ．健康に対する統制感
1. 自分の病気についてくよくよしないでいることができる
2. 自分の感情のコントロールができる
3. 自分を客観的に見つめることができる
4. いやな気持ちになってもすぐ立ち直れる
5. 自分の病気に関することはすべて受け入れることができる
6. 自分は病気に負けないで，前向きに生活していくことができる
7. 体調がよくなくても落ち込まずにいることができる
8. 自分の精神力で病気を克服できる
9. 薬に頼りきりでなく，自分の健康を保とうと自分で努力できる
10. 自分の病気は必ずよくなると信じることができる

出所：金・嶋田・坂野，1996

▶8 金外淑・嶋田洋徳・坂野雄二 1996 慢性疾患患者の健康行動に対するセルフ・エフィカシーと心理的ストレス反応との関連 日本心身医学会誌，36(6)，499-505.

▶9 **心理教育的介入**
患者（あるいは，クライエント）の心と身体に起こっている症状を正確に把握し，問題とされる行動や症状に対する心理教育的働きかけを行い，症状の軽減と治療への意欲を高めていく教育的アプローチである。

▶10 金・嶋田・坂野，1996 前掲書

いかをタイミング良く見極めて働きかけることです。また，健康行動に対する自己効力感の強度や，介入前後の自己効力感に対する考えの変化を，ある一定の時期にくり返して測定し評価することで，介入の有効性だけではなく，その効果を確認することも可能になると考えられます。このように，個人の健康行動を改善，あるいは健康行動を獲得しようとする際，そのことができるかどうかという自らの自信につながる考え方の高低を測定するために，金らによって，慢性疾患患者を対象とした「健康行動に対するセルフ・エフィカシー」尺度が開発されています。この尺度は，幅広い視点から自己評価を行えるよう促し，自己効力感の向上につながるような項目を加えて作成されたものです（表1.10.2）。これらの尺度に基づき，生活習慣病患者を対象として心理教育的介入を行った結果，介入の進行に伴って，治療に対する動機が高い群はより自己効力感が高くなる傾向にあり，同時に適切なセルフコントロールを積極的に行い，さらに他者からサポートを受けなくても対処行動の積極性が向上すると報告されています。また，その個人の自己効力感を高めることによってストレス反応がより低下することもわかりました。このように，健康に良くないとされる行動が望ましい方向に変わっていく過程で，自己効力感が高ければ高いほど，生活習慣を改善する動機づけが高く，積極的に自己管理を維持できる可能性が高いと言えます。

3 健康行動に対する自己効力感

　先に述べたように，人々が行動を変えるかどうかは，置かれている状況に対する考え方やそのことについてどのぐらい自信をもっているかによって大きく変わってきます。病気などの合併症で自分の生活習慣を変えざるを得ない状況に置かれている場合もあるし，自ら努力し病気を予防する場合もあります。どちらの状況でも，行動を変えるきっかけにつながりますが，その後，改善した行動を継続していくためには，個人の意欲などの動機づけをどのように作りだすかという働きかけが重要になります。

　健康行動は個人の考え方や物事の受け止め方，ライフスタイル（life-style）などの日常の生活環境の中で，さまざまな経験（学習）を通して作られます。何十年も続けてきた生活様式を変えるのは難しく，努力しても期待する結果が得られない場合もあります。さらに，期待通りにうまくいかなかったり，どのようにすれば良いのかその見通しが見えなければ，治療途中で挫折したり，続けて治療する意欲が湧いてこなくなったりします。また，同じ状況でもうまく乗り越える人と，そうでない人もいます。ほめられて頑張る人もいれば，叱られて頑張る人がいることも事実です。この差はいったいどこから（どのように）生まれるのでしょう。それには，健康に良くないとされる行動が望ましい方向に変わっていく（行動変容が生じる）過程で，人々のやる気や自信に変化をもたらす自己効力感が決定的な影響を及ぼすとも言われています。すなわち，ある状況におかれているときに生まれてくるその人の考え方が，行動を変える重要な役割を果たしています。

　このように，病気の治療過程で自己効力感が患者の健康行動形成に影響する内面的なエネルギー源の一つとしてみなされ，数多くの実践研究が報告されています。たとえば，慢性疾患患者への患者教育に，自己効力の理論を取り入れ，心理教育などの積極的な介入・指導を行い，継続治療・自己管理への意欲を高めるのに役立っている取り組みがあります。そこでは，自己効力感は自分が行われている行動がどのような結果を生み出すことができるか，求められる行動をどのぐらいうまく遂行できるかという動機づけにより，自信につながる可能性が高いことが明らかになっています。したがって，健康行動に対する自己効力感を効果的に高めるためには，その人の考え方や行動の変化を起こさせる介入・教育・指導や，その人が置かれている状況を新しい視点から見極める努力も同時に行う必要があると考えられます。

〔金　外淑〕

▷11　金外淑・坂野雄二　1996　慢性疾患患者に対する認知行動的介入　心身医学，**36**(1)，28-32.

I 健康心理学とは

11 健康とソーシャルスキル

1 ソーシャルスキルとは

　ソーシャルスキルとは，社会的スキルとも呼ばれ，人間関係を円滑に営むための技術（スキル）のことを指します。つまり，人間関係が上手くいくためには，「明るくなることが必要である」といった「性格」のようなおおまかな捉え方ではなく，「相手の話をうなずきながら聞く」，「相手からの不当な要求をうまく断る」などのように具体的な振る舞い方（行動）の積み重ねが必要であると考えるのです。逆に言えば，人間関係が上手くいかないときには，性格をすべて変えなくても，個々のソーシャルスキルを身につけることによって，直面している問題を解決できる可能性が高まります。

　ソーシャルスキルには多くの定義がありますが，コムズとスレイビー（Combs, M.L., & Slaby, D.A.）による[1]「社会的に受け入れられているか，あるいは社会的に価値があるとされているやり方で，社会的場面において，本人にも相手にも互いに利益になるように相互作用する能力」という定義が比較的広く受け入れられています。これには，自分も相手も心地よく感じる方法で，互いにコミュニケーションをとることができるという意味合いがあります。これまでの心理的ストレスに関する研究では，発達段階（年齢層）にかかわらず，人間関係に起因するストレッサー（ストレス源）の経験頻度が高く，インパクトも大きいことが明らかにされています[2]。したがって，日常の心理的ストレスを軽減し，心身の健康を維持，増進するためには，ソーシャルスキルを身につけることによって，人間関係に起因するストレッサーを乗り越えることが必要であると言えます。代表的なソーシャルスキルの区分は，表1.11.1に示す通りです。

2 ソーシャルスキルの特徴

　このソーシャルスキルの特徴は，大きく3つあげられます。まず，第1の特徴は，ソーシャルスキルは「学習」によって獲得されるということです。つまり，人間関係を円滑に営むことができないことは，それまでの成育歴の中で，適切な交流の方法を学習して（身につけて）こなかったか，あるいは不適切な方法を学習してきてしまった結果であると考えます。したがって，人間関係の不適切さを改善するためには，改めてソーシャルスキルを学習させれば（身に

[1] Combs, M. L., & Slaby, D. A. 1977 Social skills training with children. In B. B. Lahey & A. E. Kazdin (Eds.), *Advances in clinical child psychology*, Vol. 1. New York: Plenum Press.

[2] 嶋田洋徳　1998　小中学生の心理的ストレスと学校不適応に関する研究　風間書房

表1.11.1 代表的なソーシャルスキルの区分

①基本的コミュニケーションに関するもの
　人にあいさつをする，相手を賞賛する，相手に承認の気持ちや共感を示す，など
②主張性（アサーション）に関するもの
　自分の感情や意見を率直に表現する，相手からの不合理な要求を断る，など
③社会的問題解決に関するもの
　トラブルを解決するための方法を見つける，うまくいかなかったときに別の解決策を実行する，など

出所：佐藤・佐藤，2006を一部改変

つけさせれば）よいということになります。

　第2の特徴は，ソーシャルスキルは「働きかけ」と「応答」を基本として構成されると考えることです。相手への好意的な「働きかけ」は，相手に対して関心や好意をもっていることを伝える機能をもっており，相手からの働きかけに対する好意的な「応答」は，相手に対して関心を示していることを伝えると同時に，相手からの働きかけの頻度を高める機能をもっています。つまり，「働きかけ」と「応答」のソーシャルスキルの効果的な循環こそが，人間関係を円滑に営むための基本であると考えるのです。

　さらに，第3の特徴は，ソーシャルスキルは相手からの社会的強化（賞賛や承認など）を最大に引き出すものであるということです。つまり，そのスキルを用いて相手に対して適切な働きかけを行えば，それに応じた心地よく感じる反応が返ってくるものということになります。そのためには，スキルを用いる側の人が，その状況（社会的文脈）から「今ここで何をすれば，相手から心地よい反応が返ってくるのか」を読み取る能力も必要です。したがって，この能力が不十分であると，その状況に不適切な行動を取りやすくなり，相手からも心地よく感じる応答が戻ってくる確率が下がってしまうこともあります。

3　ソーシャルスキルトレーニング（Social Skills Training：SST）

　ソーシャルスキルはこのような特徴を有するために，スキルに介入することは，心身の健康に大きな影響を及ぼす人間関係の在り方に対して，直接的に働きかけることのできる有力な具体的方法になります。このような方法は，ソーシャルスキルトレーニング（訓練），あるいは「SST」と呼ばれています。このSSTによって，人間関係に対する適応水準を高めて，そこから派生する多くの諸問題の解決や予防に役立てることができます。とくに，子どものソーシャルスキルが欠如している場合の影響は大きく，学校などでストレスが増大する機会が増えるばかりでなく，学校やクラスへの適応状態，認知発達，学業成績などに至るまで，かなりの広範囲，長期間に渡ってさまざまな悪影響を被りやすくなることが知られています。したがって，子どもに対するSSTの果たす役割は非常に重要であり，その効果の期待も大きくなっています。

▶3　Gresham, F. M. 1981 Assessment of children's social skills. *Journal of School Psychology*, **19**, 120-133.

I 健康心理学とは

表1.11.2 ソーシャルスキル欠如の問題の分類

	獲得欠如	実行欠如
妨害要因なし	ソーシャルスキル欠如	社会的実行欠如
妨害要因あり	自己コントロールスキル欠如	自己コントロール実行欠如

出所：Gresham, 1988

▶4 佐藤正二・佐藤容子（編）2006 学校におけるSST実践ガイド 金剛出版

　子どもだけに限らず，SSTの対象となる人は多岐に渡り，治療的視点，予防的視点，発達促進的視点といった異なる介入のレベルがあります。治療的視点では，重度のスキルの欠如を治療し，再適応を図ることが目的とされており，さまざまな発達障害の症状や適応上の問題，統合失調症などの精神障害の症状に対して，人間関係の改善の具体的な方法を学ぶことを通して，治療的アプローチが行われます。また，予防的視点では，スキルの欠けている人を早期に発見して，適切な介入を試みることが目的とされており，具体的には，引っ込み思案行動，攻撃・妨害行動，不注意・多動行動，非主張的行動の改善や，周囲からの社会的受容の促進などがターゲットとされることが多くなっています。さらに，発達促進的視点では，広く一般の子どもを対象として，全般的なソーシャルスキルのレベルを高めることが目的とされており，学校のクラス単位などで実施されることが多くなっています。したがって，この視点の介入レベルのSSTは，問題を起こした，あるいは起こす可能性の高い特定の人や小グループだけを対象としているわけではないことから，人間関係の問題への対症療法というよりは，むしろ「健康教育」としての意味合いが大きいと考えられます。また最近は，この発達促進的視点からの実践が非常に増えています。

▶5 Gresham, F. M. 1988 *Social skills : Handbook of behavior therapy in education.* New York : Plenum Press.

　また，SSTを実施する際には，対象者のソーシャルスキルの欠如の状態像を適切に把握する必要がありますが，そのようなスキル欠如の原因は，人によってじつにさまざまです。グレシャム（Gresham, F.M.）は，このようなスキル欠如の個人差を整理して，表1.11.2のようにまとめています。これに従うと，人のスキル欠如の問題については，2つの視点を考慮する必要があります。その視点の第1は，SSTの対象者が，スキルをその人自身の行動レパートリーの中にすでに「獲得しているかどうか」という点です。第2は，対象者がスキルを獲得したり，実行したりするのを「妨害する要因」がその人自身の中にあるかどうかという点です。そして，これらの2つの視点を組み合わせて，スキル欠如の状態像は4つのタイプに分類されることになります。

　その第1のタイプは，「獲得欠如―妨害要因なし」という「ソーシャルスキル欠如」です。このタイプの人は，これまでの経験の中で必要なスキルをいまだ学習して（身につけて）おらず，スキルをどのような手順で実行したらよいのかを理解していないという特徴があります。つまり，友人とやりとりがしたくても，友人のグループに加わったり，協調的に行動したり，コミュニケーションをはかったりする方法そのものを知らないのです。このことから，社会

的な場面では，非主張的で，仲間に従順であるという行動をとることが多いという特徴があります。したがって，このタイプの対象者へのSSTは，具体的なソーシャルスキルの獲得などが主眼となります。

　第2のタイプは，「実行欠如—妨害要因なし」という「社会的実行欠如」です。このタイプの人は，必要なソーシャルスキルはすでに行動レパートリーの中にもっているものの，スキルを実行しなければならない場面でそれを実行しないという特徴があります。つまり，適切なスキルを使用してもそれが強化される環境が整っていなかったり，スキルを使用する本人の動機づけが乏しかったりするのです。また，このタイプの人は，比較的周囲から否定的な評価を受けやすいという特徴があることから，SSTの実施の際には，ソーシャルスキル使用の動機づけを高めること（奨励する），スキルの使用が適切に強化される（認められる）ような環境調整（周囲の協力など）などが主眼となります。

　第3のタイプは，「実行欠如—妨害要因あり」という「自己コントロール実行欠如」です。このタイプの人は，必要なソーシャルスキルはすでに行動レパートリーの中にもっていながらも，その実行の際に強い不安感や緊張感，衝動性などを自分でコントロールできずにいるという特徴があります。つまり，不安感などを感じない人の前ではうまく振る舞えるが，否定的な感情が誘発される人の前では思うように行動できなくなってしまうのです。したがって，このタイプの対象者へのSSTは，不安を低減するリラクセーションの獲得や，予期不安や怒り感情が生起する状況に対する「とらえ方」や「受け止め方」の変容（認知的介入）などが主眼となります。

　最後に第4のタイプは，「獲得欠如—妨害要因あり」という「自己コントロールスキル欠如」です。このタイプの人は，ソーシャルスキルの欠如とともに，強い不安感や緊張感，攻撃的行動などをあわせもっているという特徴があります。つまり，否定的な感情や行動が顕著であるためにソーシャルスキルの獲得が阻害されてしまっているか，逆にスキルが欠如しているために否定的な感情が誘発されてしまっていることが多くなっています。したがって，このタイプの対象者へのSSTは，具体的なソーシャルスキルの獲得と同時に，リラクセーショントレーニングや，認知的介入などの否定的な感情をコントロールする方法を並行してトレーニングすることなどが主眼となります。

　この他にも，最近はソーシャルスキルの自己評価と他者評価のズレ（周囲からは適切にスキルを使用できていると評価されているのに，自分自身ではできていないと捉えている，あるいはその逆）に問題がある人がいることも明らかにされています。このように，個人の実情に応じたソーシャルスキルを高める介入（SST）を行うことによって，いっそうの健康の維持・増進が期待できるのです。

（嶋田洋徳）

▶6　人間関係のアセスメントの方法はⅡ-5を参照のこと。
▶7　ソーシャルスキルの測定尺度としてよく用いられるのは，次のようなものである。菊池のソーシャルスキル尺度（KISS-18）は菊池（1988）により作成された18項目の尺度で3下位尺度得点が算出できる。Encoding-Decoding尺度（ENDE2）は堀毛（1994）により作成された15項目の尺度で3つの基本スキル因子得点が算出可能である。

I　健康心理学とは

12　健康とパーソナリティ

1　パーソナリティとは何か

　パーソナリティ（personality：人格）は「人間の（振る舞い方・言葉や感情の表現の仕方・考え方など広範に含む）行動に一貫性を与えているもの」と定義され，具体的には時間の経過や環境の変化に比較的左右されない特徴や個人差を表す用語です。

　似た用語に「気質（temperament）」と「性格（character）」を挙げることができます。気質とは生まれながらにして存在する特徴のことで，実際に生後すぐから刺激への反応の強さや身体運動の活発さなどに個人差があることが明らかになっています。一方，性格は気質の影響を受けながらおもに幼い頃の環境や体験によって形成される特徴を指す用語です。パーソナリティはこうした気質や性格に加え，日々の生活で身につけた行動習慣の特徴（態度）や自分の役割に応じた行動パターンの特徴（役割行動）をすべて含んだものとして考えます。

　パーソナリティは1920年代頃より心理学の研究対象として扱われるようになり，多様な測定法が開発されて現代に至るまで心理学の重要な研究領域の一つとなっています。

　健康心理学においてもパーソナリティは重視されています。心身の健康には生活習慣や行動習慣が大きく関係していますが，パーソナリティはその習慣を規定する要因の一つです。したがって，パーソナリティは健康の促進や妨害と大変密接な関係にあり，「どのようなパーソナリティが健康を促進するのか，妨害するのか」，「健康なパーソナリティとは何か」といったテーマが健康心理学の領域で精力的に研究されています。

2　病気と関連するパーソナリティ

　日本では1960年代以降，それまで死因の多くを占めていた感染症が減少し，代わりにがん・心疾患・脳血管疾患が増加して三大死因と呼ばれるようになりました。これらは生活習慣（食・運動・休養・飲酒・喫煙）が発症・進行に関与する病気であり，生活習慣病と呼ばれています。このような生活習慣病をはじめとした病気を誘発する，もしくは悪化させる以下のような疾病誘発パーソナリティ（disease-prone personality）が存在することが指摘されています。

○タイプA行動パターン

まず虚血性心疾患（Isemic Heart Disease：以下 IHD）にかかりやすいとされているタイプA行動パターン（TypeA behavior pattern：以下タイプA）を挙げることができます。当時アメリカで主要な死因の一つとして問題視されていた IHD について研究していた心臓病学者のフリードマン（Friedman, M.）とローゼンマン（Rosenman, R.H.）が，1959年に IHD になりやすい行動，性格パターンが存在することを発見し，タイプA行動パターンと命名しました。タイプAは，①些細なことで怒り，敵意が強い，②いつも時間に追われ，短気で性急に物事をこなそうとする，③競争心や達成欲が強い，などの特徴から構成されており，これらと対照的な行動パターンをタイプB行動パターン（TypeB behavior pattern：以下タイプB）と言います。以後1960〜1970年代にかけて数千人規模で行われた西部共同研究，フラミンガム研究などによってタイプA者がタイプB者の2倍の確率で IHD に罹りやすいことが示されました。タイプA者はストレス下で競争心・敵意・時間に追われる感覚が強く生じて交感神経の働きや副腎皮質ホルモンの分泌が過剰になり，心臓発作や動脈硬化が促進されると考えられます。実際にタイプA者はタイプB者より血圧が高まりやすいことが指摘されています。

日本では1970年代にタイプAの概念が紹介されて研究されるようになり，その結果日本におけるタイプAは欧米と比較して敵意・競争意識が弱く，むしろワーカホリック・過剰適応といった特徴が強いことがわかってきました。

近年ではタイプAと IHD の関連を否定する見解が登場し，タイプAの構成要素の一部である怒り・敵意・攻撃性（Anger・Hostility・Aggression：以下AHA）が IHD との関連が強いことが示されています。

○タイプC行動パターン

これはテモショック（Temoshok, L.）が1987年に提唱した，がんにかかりやすいとされる性格パターンをタイプA・Bと対比させて指す用語です。タイプCは，①自分自身よりも他人を気遣って，怒り・不安などの不快感情を表出せずに持続的に自分を抑制する，②自己主張をせず穏やかな態度を示す，③葛藤や緊張状態に適切に対処できない，などの特徴から構成されており，これらの傾向が免疫の働きを抑制すると考えられています。タイプCは比較的新しい概念であることから，今後さらに検討していく必要があるといえるでしょう。

○心身症

消化性潰瘍や過敏性腸症候群などの心身症には心理社会的要因が発症や症状の経過に関係しており，心理的要因の一つとしてパーソナリティを挙げることができます。シフネオス（Sifneos, P.E.）は自身の臨床経験に基づいて1973年に心身症患者に特有な性格傾向としてアレキシサイミア（Alexithymia）という概念を提唱しました。アレキシサイミアは，①想像力が乏しく心の葛藤をうまく

▶1 Friedman, M., & Rosenman, R.H. 1959 Association of specific overt behavior pattern with blood and cardiovascular findings. *Journal of the American Medical Association*, **169**, 1286-1296.

▶2 テモショック, L.・ドレイア, H. 大野裕・岩坂彰・本郷豊子（訳）1997 がん性格――タイプC症候群 創元社

▶3 Sifneos, P.E. 1973 The prevalence of 'alexithymic' characteristics in psychosomatic patients. *Psychotherapy and Psychosomatics*, **22**, 255-262.

言葉にできない，②自分の感情を認識し表現することが難しい，などの特徴から構成されており，アレキシサイミア傾向が強い者ほど否定的感情を経験しやすく，ストレスに対する脆弱性があることが明らかになっています。

＊

パーソナリティの構成要素として社会性や対人関係と関連する「外向性―内向性」と情動の安定性に関連する「神経症傾向」を提唱したアイゼンク（Eysenck, H.J.）は，内向性と神経症傾向が強いとがんの発症率が高くなり，外向性と神経症傾向が強いとIHDの発症率が高くなることを指摘しています。

一方，ノルウェーのトルガーセン（Torgersen, S.）らは，アイゼンクの3因子の得点をもとに高低で分けて8つの組みあわせでタイプわけをして，リスク行動との関連を調べました。彼は，一元的なパーソナリティではなく，パーソナリティ特性の組み合わせによってこそ，喫煙，過度な飲酒，ギャンブルといったリスク行動との関連が明らかになると考えたのです。今後はこのような多面的なパーソナリティと健康との関連の検討が必要になってくるでしょう。

3 健康を促進するパーソナリティ

○ハーディネス（Hardiness）

管理職のストレス調査を行っていたコバサ（Kobasa, S.C.）は，強度のストレッサーにさらされても大丈夫な人たちが存在することを発見し，そのようなストレッサーに対して頑健なパーソナリティをハーディネスと命名しました。

ハーディネスは，①コントロール（出来事のコントロール能力に関する自信），②コミットメント（人生の目標を明確にしてさまざまなことに関与する），③チャレンジ（人生の難事にも積極的に挑戦する）の3つの特徴から成る概念です。

ハーディネスが実際どのようにストレス緩和に効果を及ぼすかについては議論が分かれており，またその効果には男女差が指摘されていることなど不明な点も多々あります。

○楽観主義（Optimism）

「物事がうまく進み，きっとよいことがおきるにちがいないという信念を持つ傾向」とシャイアー（Scheier, M.F.）とカーヴァー（Carver, C.S.）が定義した概念です。逆の傾向を悲観主義（Pessimism）といいます。セリグマン（Seligman, M.E.P.）は楽天主義の傾向が高い者は否定的な事態を「一時的なことでチャレンジすべき機会」と捉え，すぐに立ち直り健康な心身の状態を保つことができると指摘しています。また，病気に対しての取り組み方にも影響し，楽観主義の傾向が高い者は悲観主義の傾向が高い者と比較して入院生活に適応しリハビリに励み退院が早いことが指摘されています。

○セルフエフィカシー（Self-efficacy：自己効力感）

バンデューラ（Bandura, A.）が1977年に提唱した概念で，「ある結果を生み

▷4 Eysenck, H. J. 1967 *The biological basis of personality*. Springfield, IL : harles C.Thomas.

▷5 Vollrath, M., & Torgersen, S. 2002 Who takes health risk? *Personality and Individual Differences*, **32**, 1185-1197.

▷6 江藤（2010）は，トルガーセンの理論をもとにリスク行動をとりやすいパーソナリティタイプの日本語版の作成を試みている。

江藤佑 2010 人格特性とリスクテイキングの関連について 桜美林大学大学院修士論文（未発表）

出すために必要な行動をどの程度自分がうまく行うことができるかという個人の確信」と定義されます。このセルフエフィカシーは特定場面や状況に対して抱くものですが、その程度や強さには各個人で一定の傾向が存在することが明らかになっています。つまり、セルフエフィカシーを抱きやすい人もいれば、抱きにくい人もいるということです。このように個人が場面や状況に関係なくセルフエフィカシーを抱く程度を一般性セルフエフィカシー（Generalized Self-Efficacy）といいます。一般性セルフエフィカシーが高い者ほど抑うつ感が低く、積極的に行動できる、精神的健康を保つことができることが示されています。

*

また、先述のアイゼンクは外向性が高く神経症傾向が低いという傾向が健康を促進すると指摘しています。

❹ パーソナリティの変容

先述の疾病誘発パーソナリティを見直すことは予防の点から欠かせないことで、実際に修正することが可能であることが明らかになってきています。

そのためにはまず自分のパーソナリティについて正確に知る必要があります。後述のように（Ⅱ-7）さまざまなアセスメント法が開発されていますが、必ず信頼性と妥当性が十分に検証されたものを用いる必要があります。

アセスメントによってパーソナリティの特徴を把握した後に、それを見直すためには認知行動療法が有効であることが示されています。生活習慣の見直しにはセルフモニタリングなどの行動的技法が有効です。また、タイプAやタイプCの背景には極端に自尊心が低いなど偏った認知が存在することが指摘されており、偏った認知を自己教示訓練や非機能的思考記録といった認知的技法を用いて修正する必要があります。さらに、このような方法によってセルフエフィカシーや、外向性が高く神経症傾向が低い傾向といった健康を促進するパーソナリティを高めることも可能になります。

しかし、ただ短所や修正すべき点にばかり目を向けてはいけません。すべてのパーソナリティは場面に応じて長所にも成り得るのです。たとえば、競争心や達成欲が強いというタイプAの特徴は場面によっては向上心がある、意欲的であるという長所にもなります。このようにすべてのパーソナリティの要素には長所も短所も存在します。短所や偏った傾向を見直して修正することももちろん大切ですが、このような長所やポジティブな資質に気づき引き出すことも心身の健康を目指す上では大変重要なことと言えます。

（佐瀬竜一）

▷7 Bandura, A. 1977 Self-efficacy：Toward a unifying theory of behavioral change. *Psychological Review*, **84**, 191-215.

▷8 坂野雄二・前田基成 2002 セルフ・エフィカシーの臨床心理学 北大路書房

▷9 **信頼性・妥当性**
⇨Ⅱ-2 参照。

▷10 フリードマン, M. 本明寛・佐々木雄二・野口京子（訳）1996 タイプA行動の診断と治療 金子書房

I 健康心理学とは

13 疾病に対する反応と健康

1 疾病への罹患による心身の反応

自分自身が疾病や障害に罹患することは、入院や行動制限などによる物理的ストレッサー、代謝の異常や薬物の影響などによる化学的ストレッサー、病原体の侵入や炎症反応、抗原抗体反応などによる生物的ストレッサー、さらには人間関係の変化や精神的苦痛、不安や緊張、禁煙などの精神的ストレッサーなど、さまざまのストレッサーとなります。社会的再適応評定尺度（SRRS）では自分自身が疾病や障害に罹患することのLCU（Life Change Unit）得点は53で6番目に高くなっています。

医療の現場では治療に先立ち、医師が治療の必要性や選択肢、内容、効果や副作用、予後などについて患者に十分に説明し、理解と同意を得るインフォームド・コンセントが、医師と患者間の対等・平等な関係を支持する法的概念として広く実施されるようになっています。医学の発達による疾病の予後についてのエビデンスの蓄積や、さまざまな治療法の開発による選択肢の広がりは一方では新たなストレッサーになっている側面もあるのです。

疾病に罹患した際にも、①情動的反応、②認知的反応、③行動的反応、④生理的反応などさまざまなストレス反応がみられることが少なくありません。これらの反応は、性格や対処能力などの個人的要因や職場環境や対人関係、家族などの環境要因により修飾されるため、個人により大きく異なります。

○情動的反応

重大な疾病を告知された際などには、不安や恐怖、怒り、焦燥、抑うつなどの情動的反応がよくみられます。末期であることを告知された患者が死を受容していく心の過程については、キューブラー-ロス（Kübler-Ross, E.）が実証し、『死ぬ瞬間』を著しています。これによると、①否認と隔離、②怒り、③取引、④抑うつ、の過程を経て、⑤受容にいたることが示されています。また、アルフォンス・デーケン（Deeken, A.）は、身近な人との死別体験でみられる悲嘆のプロセス（表1.13.1）を分析していますが、このような悲嘆のプロセスは、重大な傷病への罹患などの健康の喪失体験の際にもしばしばみられます。

隔離あるいは精神的打撃と麻痺状態は、生死に関わる深刻な病状を告知された場合に生じることが多く、一時的に現実感覚が麻痺状態に陥り「頭の中が真っ白になった」などと表現されます。また、否定もよくみられ、たとえば重

▷1 社会的再適応評定尺度
⇨ Ⅱ-3 参照。

▷2 Kübler-Ross, E. 1969 *On death and dying.* New York：Macmillan.（川口正吉（訳）1971 死ぬ瞬間──死にゆく人々との対話 読売新聞社；鈴木晶（訳）2001 死ぬ瞬間──死とその過程について 中公文庫）

▷3 デーケン, A. 1996 死とどう向き合うか 日本放送出版協会

表1.13.1 悲嘆のプロセス（アルフォンス・デーケン）

1. 精神的打撃と麻痺状態
2. 否認
3. パニック
4. 怒りと不当感
5. 敵意とルサンチマン（うらみ）
6. 罪意識
7. 空想形成、幻想
8. 孤独感と抑うつ
9. 精神的混乱とアパシー（無関心）
10. あきらめ──受容
11. 新しい希望──ユーモアと笑いの再発見
12. 立ち直りの段階──新しいアイデンティティの誕生

出所：デーケン, 1996より作成

症糖尿病の人が，自分はそんな病気ではないと言い張り，重症度を否定したりします。このような一時的な情報遮断状態や否定はショックや不安の軽減に役立つ防衛機制と考えられています。主観的健康感を悪化させないなどの好影響もありますが，疾病の否定により適切な治療を受けなかったり，治療を中断したりして状態を悪化させてしまう弊害を生じることも少なくありません。

怒りの情動は，傷害では加害者に対しとくに強くみられます。また，医師や看護師などの医療従事者に向かったり，罪責感というかたちで自分自身に向かったりします。神仏のような絶対的なものにすがる「取引」の情動もしばしば生じ，宗教的行動につながっていくこともあります。抑うつ状態は，深刻な疾病でなくとも療養が長期にわたると生じることが少なくありません。

〇 認知的反応

集中力低下や記憶障害，知覚障害，身体症状などの認知的反応がみられることも少なくありません。身体表現性障害をきたすこともあります。身体表現性障害とは1980年に精神科診断統計マニュアル（DSM）にはじめてとり上げられた疾患概念で，著しい苦痛や社会的，職業的，またはほかの領域における機能障害を生じているにもかかわらず，その症状が器質的な身体疾患や薬物の直接的な影響，あるいはほかの精神疾患によって説明できない病態です。疾病の診断・告知によるストレス反応として生じた認知的反応は，それが疾病によるものか，ストレス反応によるものなのかを区別するのが困難なことも少なくありません。

〇 行動的反応

飲酒や喫煙，不登校，常習欠勤などの行動様式の異常としてみられる反応を行動的反応といいます。自分自身の健康や安全を脅かす不適切行為（自虐）や，何も対処しなかったり怠慢な行為をとること（自己放任）も少なくありません。

ミュンヒハウゼン症候群を引き起こすきっかけとなる場合もあります。ミュンヒハウゼン症候群とは，虚偽性障害の中で身体的症状が優勢で，慢性的で重篤な症状のものをいいます。患者は病気と偽ったり，持病を殊更に重症であるように誇張し，多種多様既往歴，症状を訴え病院に通院・入院したりします。また，自らの診断と病院の診断が異なった場合，病院をすぐに変える病院めぐりを繰り返し，検査や手術などを繰り返します。このミュンヒハウゼン症候群に罹患するきっかけは小児期の手術の経験であることが多く，そのときの記憶から相手の同情や気を引くために手術や入院を要する病気を作り出す行為を繰り返す例が報告されています。

〇 生理的反応

ストレッサーに直面した際には，さまざまな生理機能に変化がみられます。これらの生理的反応は，ストレッサーを軽減したり，逃避行動をとるための準備状態を整えたり，防衛能力を高めるなどして恒常性の維持をはかるための反応と考えられています。

▶4 よくみられる身体表現性障害として，身体化障害（器質的異常がないのに数年にわたり，痛みや吐き気，生理の異常などのさまざまの体の不調が続く），転換性障害（器質的な原因がないのに運動障害や感覚障害が生じる），心気症（実際には罹っていないがんやエイズなどの重病でないかという不安が続く状態），身体醜形障害（自分の顔や身体が醜いと思いこみ，外出できなくなるなどの問題が起きる），疼痛障害（特定部位にかなり強い痛みが長い期間持続する）がある。

▶5 代理ミュンヒハウゼン症候群
ミュンヒハウゼン症候群のうち，自分以外の身近な人を病人に仕立てるものを，代理ミュンヒハウゼン症候群という。子どもが犠牲となることが多く，入院中の自分の子の点滴に汚水を混ぜ感染症で死亡させた母親が逮捕された事件などがある。一般に親はよい親役を演じているので，周囲が疑わない限り発見が難しい。理屈に合わない症状や病態を示す子どもを診た場合は，常に本症を念頭に置く必要がある。なお，ミュンヒハウゼンは「ほら吹き男爵の冒険」という小説の主人公にもなった実在の人物名に由来している。

I 健康心理学とは

積極的な防御反応と考えられる変化では、おもに交感神経系および副腎髄質系の賦活化があげられます。血中ノルアドレナリンやアドレナリンが上昇し、心拍数の増加や不整脈発生閾値の低下、血小板粘着性・凝集性の増加、脂肪代謝の亢進、レニン分泌の亢進、グルカゴンの分泌増加とインスリンの分泌低下などがみられます。このような状態が長期間続くと、動脈硬化症や高血圧症等の生活習慣病の発症や悪化など更なる病態の発生にもつながります。

消極的な防御反応と考えられる変化では、視床下部―下垂体―副腎皮質系の賦活化がみられます。血中の副腎皮質刺激ホルモン（ACTH）やコルチコステロイド（副腎皮質ホルモンの総称）が増加し、血糖の上昇、細動脈のカテコールアミン感受性亢進、水利尿亢進、Na貯蔵増加などがみられます。またとくに血中グルココルチコイド（コルチゾールなど）の増加は免疫反応や粘膜防御機能も抑制してしまいます。これらの変化も長期間続くと、糖尿病や脱毛、消化性潰瘍や易感染性などの更なる病態を引き起こす原因となります。

ストレス反応により身体表現性障害のように自覚的な症状のみにとどまらず、器質的あるいは機能的な障害を引き起こす病態を心身症といいます。日本心身医学会は1991年に心身症の定義として「身体疾患の中で、その発症や経過に心理社会的因子が密接に関与し、器質的ないし機能的障害が認められる病態をいう。ただし、神経症やうつ病など、他の精神障害に伴う身体症状は除外する」という見解を発表しています。[46]

十二指腸潰瘍や胃潰瘍などの消化性潰瘍は心身症の代表的なもので、とくに回避―回避型葛藤状態[47]（たとえば、がんが発見された際に、どちらも侵襲の強い摘出手術か化学療法かどちらを選ばなければならない場合など）にある場合などに生じやすいことが知られています。傷病の罹患により心身症をきたすこともあるのです。

❷ 疾病への罹患に対する対処行動

ストレッサーを処理するために意識的に行われる行動および思考をストレス対処（ストレスコーピング）といいます。疾病への罹患の際にとられる対処行動としては、自己服薬などの自己治療や祈願などの自助行動のほか、自分たちの力だけでは対処できないと感じた場合などには、受診・受療行動や呪術を受けたり巡拝するなどの求助行動がみられます。受療行動のモチベーションには、疾病に対する知識や認識のほか、自覚症状の有無、通常の生活や活動ができなくなることへの恐れや不安、自分たちだけでは対処できないという無力感などが関係します。

❸ 健康行動

日常生活でみられるさまざまな健康行動も疾病に対する反応の一つといえま

▷6 器質的病態が強いものとしては、消化性潰瘍や潰瘍性大腸炎、メニエール病、気管支喘息、虚血性心疾患、アトピー性皮膚炎、円形脱毛症などがあげられる。機能的病態が強いものとしては、摂食障害、自律神経失調症、心因性インポテンス、偏頭痛、過敏性腸症候群、白衣性高血圧などがあげられる。

▷7 葛藤（コンフリクト）
同時に存在する2つ以上の欲求あるいは要求のいずれを選択するか迷う状態をいう。レヴィン（Lewin, K.）は、葛藤を、接近―接近型（複数の欲求をいずれも満足させたいが、同時にはかなえることができない状況）、回避―回避型（複数の要求をいずれも避けたいが、それができない状況）、接近―回避型（魅力的なものと避けたいものが同時に存在している状態。欲求の対象が、正と負の誘因性を同時に持つ場合や、あるいは負の領域を通過しなければ、正の領域に到達できない場合など）の3つの型に分類した。

す。健康行動とは，心身の健康を維持・増進したり，疾病の予防や治療のために行う行動全てのことです。

○心身の健康を維持・増進するための行動

1998年の国民生活基礎調査結果から20歳以上の人（入院者，1ヶ月以上の就床者を除く）が日ごろ健康のために実行している事柄をみると，もっとも多いのは，規則正しい食事（59.1%）でした。次いで，睡眠を十分にとっている（46.8%），食べ過ぎない（45.5%），タバコを吸わない（45.0%），バランスのとれた食事（42.3%），お酒を飲み過ぎない（41.3%），運動等をしている（38.7%）の順となっています。いずれの項目も年齢が高くなるにつれ実行している人の割合が多くなっており，健康不安の度合を反映しているとも考えられます。

○疾病や障害の罹患を予防するための行動

多くの疾病について危険因子の解明が進み，予防のための行動指針が策定されています。国立がんセンターが2005年6月に発表した「科学的根拠に基づくがん予防」では，禁煙およびたばこの煙の回避，適度な飲酒，日に400g以上の野菜や果物の摂取，減塩，定期的な運動，適正体重の維持，熱い飲食物の回避，肝炎ウイルス感染の治療や予防が強調されています。高齢者では，虚弱や転倒，認知症などを予防するための健康行動が注目されています。

○疾病の早期発見のための行動

2007年の国民生活基礎調査結果から20歳以上の人（入院者は除く）の過去1年間の健診や人間ドックの受診状況をみると，受けた人は61.4%となっています。受診率は無職者（48.6%）と有職者（69.4%）で大きな差がみられます。また，非受診者の理由では，心配なときはいつでも医療機関を受診できるから（30.8%），時間がとれなかったから（24.8%）などが多くなっています。受診機会の保障や法制度などが受診行動に大きく影響しているようです。

○疾病の治療や管理のための行動

疾病の治療・管理状況は疾病によっても異なります。平成14年度糖尿病実態調査報告によると，糖尿病が強く疑われる人で「現在治療を受けている」と答えた人は，50.6%と半数程度しかありません。疾病の重要性の認識，受療機会を保証するしくみなども受療状況に大きな影響を及ぼしているようです。

○社会的不利を予防するための行動

社会的な不利を予防するための行動にはさまざまなリハビリテーションが含まれます。しかし，社会的不利を防ぐためには疾病や障害を抱える本人だけの行動ではなく，環境整備や偏見の解消などによるさまざまなバリアの撤廃が必要であり，身近な人々や，患者の暮らす地域の協力によって総合的に改善されるべきものといえます。

（渡辺修一郎）

参考文献

Holmes, T.H., & Rahe, R. H. 1967 The Social Readjustment Rating Scale. *Journal of Psychosomatic Research*, 11, 213-218.

デーケン，A. 2011 死とどう向き合うか 新版（NHKライブラリー） 日本放送出版協会

コラム1

健康と仲間

1　仲間との関係の意義

　集団生活を送る人間にとって，対人関係，中でも各個人の主体的な意志によって関係が構築される仲間関係は，生活の質を左右する重要な要因といえます。仲間関係は，発達過程によってその様相や意義が異なります。

　2歳くらいになると他児の存在の影響を受けるようになり，模倣行動が見られるようになります。幼児期は，遊びによって仲間との関係が展開します。遊びの中の相互交渉により，楽しさの共有や，欲求のぶつかりあいによる葛藤が生まれ，自己主張や自己抑制の力が育ちます。

　児童期になると，学校という集団活動の場の比重が増し，社会的経験を積む中で，社会的スキルが強化されます。仲間関係は，特定な対象との友人関係へと深化していきます。小学校の中学年から高学年にかけての時期は，急速に仲間意識が発達し，同年齢の児童と閉鎖的な小集団を形成する傾向があります。小集団の活動におけるやりとりを通して，仲間への同一視や相互批判を経験し，各自の自己意識が高まります。

　青年期には，仲間関係は発達課題である自我同一性の確立に関与するとともに，存在意義が生活全般におよびます。

　青年期の友人関係の発達的変化の研究では[1]，中学生から大学生を対象に友人との活動の中で抱く感情を調査したところ，友人とのすべての活動に，友人への「信頼・安定」の感情が関連しており，信頼感を背景に交友していることが示されました。また，親密確認活動のような同質性を特徴とする行動や，類似の趣味で友人関係を保つことの背景には不安感があることが示唆されました。

　成人期以降，仲間の中でもとくに親友や恋人などの重要な他者との信頼関係が，自尊心や孤独感，人生の満足度などと深く関連することが示唆されています。

2　大学生の仲間意識の特徴

　青年期の集団所属欲求には，防衛的＝適応的機能があり，同性の友人との仲間関係の形成ができるかどうかが適応と関連することが示されています[2]。

　大学生の時期は仲間意識が深化します。周囲の友人関係が進展していないと学生生活への満足度が低くなることが示唆されています。

　一方では，現代の大学生の友人関係の特徴として，自分の内面を開示することを避け，お互いに傷つけたり傷ついたりすることを恐れて，形だけの円滑な関係を求める傾向がみられます。また，「心を打ち明ける一人の友人との関係を大切にする」特徴もあり[3]，自分が友人といるときに，他の知り合いに邪魔をされたくない傾向も示されています。仲間関係の深化や拡大を回避する傾向は，対人関係の伸展を妨げるだけでなく，生活の質を低下させる可能性が推測されます。

　対人関係が健康に及ぼす影響を検討した理論に，ソーシャルサポート理論があります[4]。豊かな対人関係は健康と関連し，ストレスの緩和に有効であることが示唆されています。ソーシャルサポートの視点によれ

ば，大学生の時期は，重要な情緒的なサポート源として友人があげられています[15]。友人関係が希薄で，情緒面のサポートが十分でない場合，大学への不適応や精神的な健康の低下などが起こる可能性が示唆されています。不登校や留年，退学にまで発展するケースも想定されます。

学生相談室などの相談現場でも，学業に無関心なスチューデントアパシーや，触れ合い恐怖，就職・卒業恐怖，不登校などの症状を示す相談が増加しており，その背後には対人関係の未熟さと不安の存在が示唆されています[16]。とくに新入生は，環境の急激な変化に適応できず，周囲の学生に気後れし，下宿での引きこもりなど，勉強にはまったく手をつけなくなる生活を送ってしまうケースもみられます。

青年期の健康を考える上で，友人や仲間との関わりは重視されています。

3　仲間からのサポート

大学生が友人から得られるサポートを"友人の肯定的存在""友人の否定的存在""友人からの援助期待""友人からの負の介入"に分類して調査を行った研究では，大学生にとって友人からサポートを得ることは，大学生活の不安に関連しているという研究結果があります[17]。とくに大学内の友人からサポートを得ることは大学生活における不安の低さと関連がありますが，大学外の友人からのサポートは大学生活における不安の高さと関連することが示唆されています。

また，友人のサポートを愛着スタイルとの関連で検討した研究では，愛着スタイルが安定的な群は，回避的およびアンビバレントな群と比較して友人サポート得点が有意に高いことが示されました[18]。このことから対人的な構えによってサポート希求が異なることが示唆されています。

サポートに関する研究では，近年，個人をサポートの受け手としてだけではなく同時に送り手として扱う視点も注目されるようになりました。大学生を対象に友人間で相互的に助け合う関係を検討した研究では，サポートの受け手と送り手では，自己評価との関連が異なり，受け手の立場では，サポートを求めることが受け取ることよりも自己の否定的評価に関連することが示されました[19]。サポート要請からサポート行動までの文脈を考慮する必要があることを示しています。

4　仲間と健康的な生活を送るために

仲間や友人などの他者とのつながりは，不安や孤独感を軽減することが報告されています。大学生にとって，仲間や友人・恋人といった親密な他者の存在は，心身の健康に重要な役割を果たします。希薄化した関係性をどのように改善するかは，検討すべき課題ということができます。

（中田亮太）

▶1　榎本淳子　2003　青年期の友人関係の発達的変化　風間書房
▶2　岡村達也・加藤美智子・八巻甲一（編）　1995　思春期の心理臨床——学校現場に学ぶ「居場所」づくり　日本評論社
▶3　岡田努　1995　現代大学生の友人関係と自己像・友人像に関する考察　教育心理学研究，43（4），354-363.
▶4　I-9 参照。
▶5　福岡欣治・橋本宰　1997　大学生と成人における家族と友人の知覚されたソーシャル・サポートとそのストレスの緩衝効果　心理学研究，68(5)，403-409.
▶6　藤井義久　1998　大学生活不安尺度の作成および信頼性・妥当性の検証　心理学研究，68(6)，441-448.
▶7　中田亮太・森和代　2003　大学生のソーシャルサポートと大学生活不安との関連に関する検討　日本健康心理学会第16回大会発表論文集　pp.298-299.
▶8　堀匡・小林丈真　2010　大学生の愛着スタイルとソーシャルスキルおよび心理・社会的適応との関連　学校メンタルヘルス，13，41-48.
▶9　森久美子　2005　自己評価との関連から見た大学生の友人間におけるサポートの授受関係について——「求め」「受け取り」「求められ」「提供」の4側面からの検討　九州大学心理学研究，6，207-216.

コラム2

健康と身体感覚

1　「身体感覚」の定義

　「身体感覚」という用語は，春木豊編著『身体心理学』（2002，川島書店）に，「ヴント（Wundt, W.）は意識（心）の根源は感覚であるとした。視覚，聴覚，嗅覚，味覚，触覚である。すでに述べたように感覚にはこのほかに内臓の感覚と動きの感覚がある。これらを含めて身体感覚という。」と定義されています。「頭が重い」「胃が重い」「足が重い」など身体感覚が働くのは不調なときのように思われます。しかし，『身体心理学』では「心の活動が生き生きとしているという感覚は，基盤となっている身体感覚が覚醒してこそ成り立つものであろう」と続いています。つまり，健康な方向への道と身体感覚の覚醒に関係があるといっているのです。

2　文化を考えるキーワード「身体感覚」

　哲学者の湯浅泰雄は『身体論』（1990，講談社学術文庫）で和辻哲郎の著作『日本古代文化』を論ずる中で「身体感覚」という言葉を使っています。また，かつては医師の養成課程に必修科目として哲学があり，そこで湯浅の『身体論』を学んだ医学生がいました。医師となって哲学を学んだか学んでいないかで医療に対する態度が大きく異なるという現場の声もあります。また，演劇でも身体感覚は大切です。身体感覚を磨くために竹内敏晴は野口体操を取り入れました。文字通り「物言うからだ」になっていないと観客に伝わる演技はできないのです。この流れの中で紹介したいのはベストセラー『声に出して読みたい日本語』の齋藤孝著『身体感覚を取り戻す』（2000，NHKブックス）です。"声に出して読みたい"ということ自体に著者の身体感覚が感じ取れますが，日本の文化を"腰肚文化"と"息の文化"という観点から見つめ直し，これからの身体文化のあり方を提唱しています。

3　「身体感覚」を覚醒させる

　『身体心理学』が述べているように「身体感覚」を覚醒する，あるいは育てていくことが健康への方向であり，その具体的な方法がボディーワークだと思います。『身体心理学』には第10章にその概念・歴史そして具体的なボディーワークの紹介が丁寧にされていますのでぜひ参考にしてください。ここで紹介したいのは野口体操の野口三千三と野口整体（この名称は通称ですが，一般的に通っているので使います）の野口晴哉です。野口三千三は『野口体操・からだに貞く』（2002，春秋社）のあとがきで「自分自身の体の動きを手がかりにして，人間とは何かを探求する営みを体操という」と述べています。体育の教師であった野口が自分のからだと向き合い対話をして聞いた"からだ"からのメッセージが平易な，しかし，深い言葉でつづられています。一方の野口晴哉は治療家というか，人の病を治してしまうことに天才的な力をもっていたと言われています。関東大震災後の混乱の中，次々に病に苦しむ人を救ったのは12歳のとき。しかし，治してあげることに疑問を感じ，人間にもともとある自然治癒力を引き出すための活元運動を考え，その普及を体育としてと

らえていた時期がありました。2人の野口の人間，あるいは"からだ"についての考え方には健康を考える上で示唆を得られることが多いと思います。また，ボディーワークはなんと言っても自分で体験してみることが一番です。グラバア俊子は自分のボディーワークの体験（ロルフィング）を『新・ボディーワークのすすめ』（2000, 春秋社）にまとめました。その体験記も貴重なものですが，この著書には具体的なボディーワークの紹介とそれらをどこで体験できるかを調べて載せてあるので参考になります。

　ここで，シュタイナー（Steiner, R.）[2]が提唱した運動芸術であるオイリュトミーを紹介します。「見える音楽」とも「見える言葉」とも言われていますが，教育・芸術そして治療オイリュトミーがあります。筆者はウェグマン（Wegman, I.）により考案された健康オイリュトミーを用いた実験を行いました。おもに5つの母音と子音のLをオイリュトミー療法士の指導で被験者に動いてもらいました。その結果，講師の発する母音や子音がからだに深く作用すること，皮膚感覚（内と外の境）が敏感になること，身体の感じ方が敏感になること，自分の中心が明確になることなどが感想としてあげられ，血圧，脈拍にも変化が見られました。また，足圧分布では左右差が少なくなる傾向が得られました。人智学ではいわゆる科学的な研究を行わない傾向があり，なかなか学会に知られる機会が少ないのですが，健康と身体感覚を考える上で注目すべきモノがあると感じます。[3]

4　12感覚論：感覚はいくつあるか

　12感覚論というのを聞いたことがあるでしょうか。シュタイナー教育の創始者であるシュタイナーが提唱した人間の捉え方の一つです。身体心理学では感覚として五感のほかに内臓の感覚と動きの感覚を加えていましたが，12感覚論ではさらに7つが加わります。熱感覚・運動感覚・平衡感覚・生命感覚・言語感覚・概念感覚そして自我感覚[4]です。人間を理解していく上でこれらの感覚を考える必要があるといっているのです。12感覚論について詳しく述べることはできませんが，「身体感覚」についてより深く考える上での示唆が与えられます。

5　「健康」と「身体感覚」

　このように考えてくると人間の「健康」を扱う健康心理学のジャンルで「身体感覚」という概念がとても大切であることが見えてきます。2人の野口や齋藤孝らが言っているように，生活環境・様式の変化が私たちの身体感覚を大きく変えてしまいました。小・中学校の体育では少しずつですがこの変化に対応するようなからだ育ての内容が取り入れられ始めています。しかし，この分野の研究は心理学ではあまり進んでいないのではないでしょうか。春木らが提唱している身体心理学には先駆的な研究があります。それらを参考に身体感覚に関する研究が深められることが，健康心理学の発展に必要だと思われます。

（工藤幸子）

▷1　「気の医学会」メンバーとの談話による。
▷2　**シュタイナー（Steiner, R.）（1861-1925）**
ドイツの思想家。独自の世界観「人智学」を唱え，医療・建築・教育・治療教育など広範な精神運動を創始した。芸術重視の「自由バルドルフ学校（シュタイナー学校）」の創設者。
▷3　髙橋巖（監修）1986　オイリュトミー──新しい人間創造のための言語音楽芸術　泰流社
　工藤幸子　2004　ボディーワークとしてのオイリュトミーの研究　桜美林大学大学院修士論文
▷4　**自我感覚**
相手に自我があることを感じる感覚で触覚（境界に気づく感覚）と対極の関係にある。

参考文献
竹内敏晴　1983　ドラマとしての授業　評論社
野口晴哉　1976　野口晴哉・整体入門　講談社
（野口晴哉　2002　整体入門　ちくま文庫）
ズスマン，A.　石井秀治（訳）2006　魂の扉・十二感覚　耕文舎
生田久美子他　1987　岩波講座「教育の方法」8　からだと教育　岩波書店

コラム3

健康日本21

1　21世紀における国民健康づくり運動の基本理念

　厚生労働省は2000年から2010年まで,「21世紀における国民健康づくり運動(健康日本21)」を展開しています。当初は2010年度を目途とした目標が提示されておりましたが,2007年4月の「健康日本21中間評価報告」をへて,2011年10月に最終評価が公表されました。

　健康であるためには各個人の努力が必要ですが,健康に関する情報が氾濫する現代では,健康であることに社会環境が大きく影響します。健康日本21は各個人の健康実現への努力を社会全体が一丸となって支援する環境をつくり,健康の実現に向かって総合的に推進してくための方針として掲げられたのです。

　健康日本21の基本趣旨は,全国民が健康で心身豊かに生活できる社会とするため,壮年期死亡の減少と健康寿命の延伸およびQOLの向上と実現をはかることです。たんなる長生きや病気の早期発見と治療にとどまらず,QOLの向上を実現するための健康づくりを目指したのです。

2　健康日本21の背景
──日本における健康の現状

　戦後,公衆衛生の改善や医学の進歩によって日本の平均寿命は1984年から世界一を示しています。

　平均寿命が延びた結果,高齢化が進行し,わが国は超高齢社会になることが予想されます。超高齢社会になると,認知症や寝たきりになる人の数が増えることが予測されます。また,人口の高齢化に伴って疾病全体に占める生活習慣病の割合も増加しております。「がん」「心臓病」「脳卒中」「糖尿病」といった生活習慣病は死因の6割以上を占める上に,死亡には至らなかったとしても寝たきりの原因を作り,健康寿命の延伸およびQOLの向上も望めなくなります。

　これらの疾患による患者の増加は,医療保険や介護保険にかかる国民の経済的・人的負担の増加をまねくことが予想されます。少子化の進む日本において国民の負担はますます増加し,国民全体のQOLが低下するという悪循環を招くといえます。国民全員が健康であり続けるためには,各個人が健康な生活習慣を実践し,疾病の早期予防と生活の向上をはからなければなりません。そのため,生活習慣病の予防をはじめとした健康に関する正しい知識と実践の普及,啓蒙活動と保健事業の推進が必要となります。

　これまでも政府は第1次国民健康づくり対策(1978年度から),第2次国民健康づくり対策(1988年度から)と,老人健康診査体制の確立,市町村保健センター等々の基盤整備を行ってきました。これらの過去の対策の成果も踏まえつつ,上記に挙げてきた現代の日本の健康を取り巻く状況を背景として健康日本21が掲げられたのです。

●健康日本21の目標

　健康日本21では生活習慣の改善をはじめとした9分野70目標値からなる具体的な目標設定がなされました。これらの目標設定は,健康寿命の延伸と健康増進,疾病予防とQOLの向上を実現するために必要な分野に

表C3.1 「健康日本21」目標値・直近実績値の例

「健康日本21」目標値の例		目標値	策定時のベースライン値	直近実績値
栄養・食生活	脂肪エネルギー比率：1日当たりの平均摂取比率　20-40歳代	25%以下	27.1%	27.1%
	適正体重を維持している人の増加（肥満者等の割合）			
	20歳代女性のやせの者	15%以下	23.3%	22.3%
	20-60歳代男性の肥満者	15%以下	24.3%	31.7%
	40-60歳代女性の肥満者	20%以下	25.2%	21.8%
	朝食を欠食する人の減少　中学，高校生	0%	6.0%	7.2%
身体活動・運動	運動習慣者の増加			
	男性	39%以上	28.6%	32.2%
	女性	35%以上	24.6%	27.0%
	日常生活における歩数の増加			
	男性	9,200歩以上	8,202歩	7,243歩
	女性	8,300歩以上	7,282歩	6,431歩
休養・こころの健康づくり	ストレスを感じた人の減少	49%以下	54.6%	61.3%
	睡眠による休養を十分にとれていない人の減少	21%以下	23.1%	18.4%
	自殺者の減少	22,000人以下	31,755人	29,554人
アルコール	多量に飲酒する人の減少			
	男性	3.2%以下	4.1%	4.8%
	女性	0.2%以下	0.3%	0.4%
	未成年の飲酒をなくす			
	男性（高校3年）	0%	53.1%	21.0%
	女性（高校3年）	0%	36.1%	18.5%
がん	がん検診の受診者の増加			
	胃がん	2,100万人以上	1,401万人	2,159万人
	肺がん	1,540万人以上	1,023万人	1,832万人
	大腸がん	1,850万人以上	1,231万人	1,844万人

出所：厚生労働省，2011より作成

対して行われたのです。

9分野は，①栄養・食生活，②身体活動・運動，③休養・こころの健康づくり，④たばこ，⑤アルコール，⑥歯の健康，⑦糖尿病，⑧循環器病，⑨がん，から構成され，おもな目標値は表C3.1のように設定されました。到達可能と考えられる目標値を設定したという点で画期的でありましたが，実際は社会状況の変化等もあり，2007年の中間値がベースラインより悪化した項目もみられました。2011年10月に公表された最終評価では，59項目の目標のうち改善がみられたのは約6割にとどまりました。

○ 健康日本21と健康心理学

これまでの健康政策は，施設などの基盤整備や知識の普及等々，行政主導の取り組みでしたが，知識の獲得と環境の整備だけでは個人の健康な生活習慣への行動変容をはかることはできません。健康日本21は健康づくりに対する意識の向上と個人の主体的な取り組みを促そうとするものです。各個人が自身の健康状態にみあった健康行動を実践する際，健康心理学の理論と学術的成果を積極的に活用しなければならないと考えられます。

（土橋祐巳子）

参考文献

厚生労働省　2011　「健康日本21」最終評価の公表　http://www.mhlw.go.jp/stf/houdou/2r9852000001r5gc.html

小西正光・小西ルツコ（編）　2001　「健康日本21」を指標とした健康調査と保健支援活動　ライフ・サイエンス・センター

日本健康心理学会（編）　2003　健康教育概論　実務教育出版

多田羅浩三（編）　2001　健康日本21推進ガイドライン　ぎょうせい

Ⅱ 健康心理アセスメント

1 健康心理アセスメント

① 健康心理アセスメントとは

　アセスメントは査定や評価と訳されますが，対象となる個人や集団の状態をできる限り正確に把握し評価することです。対象となる個人や集団の現状，その資質や環境条件などについてまったく情報がなければ，何らかのアプローチが必要かどうかさえわかりませんし，特定のアプローチが有効に働いているかもわからないでしょう。健康心理学は科学的学問分野の一つとして，客観的で信頼性のあるアセスメントを行う必要があります。

② 健康心理アセスメントの対象

　人を対象とするアセスメントの方法は，とくに臨床心理学の領域でさまざまな方法が開発されましたが，その方法が健康心理アセスメントとしても多く活用されています。しかし，臨床心理学と健康心理学におけるアセスメントには異なる点として次のような点があります。臨床心理学におけるアセスメントでは，何らかの心理的問題を抱えた人を対象としているため，障害や疾病の重篤度や原因，治療の可能性について評価することが重視されています。一方，健康心理学では心理的問題をもっている人に限定されずに健康な人も対象となります。それらの対象者のライフスタイルやウェルビーイング（well-being）などの肯定的な状態も含めた「その人のより良い生き方の可能性」を多面的，総合的に評価しようとします。したがって，健康心理アセスメントには健康を阻害する原因ばかりでなく，健康の維持・増進に影響する要因も明らかにすることが含まれるのです。欧米の健康心理学会における研究報告の過半数が健康な人々が対象としており，疾病の予防や心身の健康の維持・増進に関連する要因が評価されています。

▶1　日本健康心理学会（編）　2002　健康心理アセスメント概論　実務教育出版

③ 健康心理アセスメントの分類

　健康心理アセスメントの対象が心理的問題に限定されずに心身の健康に関するあらゆる側面を含むため，その内容はきわめて多岐にわたりその全てを評価することは不可能です。対象にどのような視点でアプローチするかによって，アセスメント内容は異なってくるでしょう。次のような3つの観点からアセスメント内容を概観してみましょう。

○アセスメントの分析レベル

近年さまざまな高度な解析装置が開発され，対象を遺伝子情報などのミクロレベルまで評価可能となっています。ミクロレベルの分析を行うためには，測定する装置の使用可能性，結果を解釈する知識の有無なども考慮する必要性があるでしょう。分析レベルとしては，社会・環境レベル，行動・心理レベル，器官系レベル，細胞レベル，分子レベルなどに大別されていますが，対象をどのレベルで評価しようとするのか明らかにする必要があります。たとえば，ストレスについて検討する場合を考えてみますと，社会・環境レベルには地域特性や環境ハザード，ストレスフルなライフイベントやデイリーハッスル，ソーシャルサポートなどの指標があるでしょう。行動・心理レベルではストレスコーピング，喫煙や飲酒行動，情動的ストレス反応などが指標とされるでしょう。器官系レベルでは血圧，心拍などの心臓血管系反応やコルチゾール，インシュリンなどの内分泌系反応などの指標の測定が考えられます。レセプター数や感度を評価する細胞レベルやDNA構造など分子レベルにおける指標も考えられます。健康心理アセスメントとしてこれら全てが一般に使用されることは困難でしょうが，これら全てのレベルが病気の発生過程と健康の維持・回復・増進に関与しており，それらを総合的に理解することが大切になります。

○生涯発達的アセスメント

生涯発達的観点に基づいてのアセスメントに際しては，各年齢層の特徴や特有の健康問題を考慮することが大切になります。たとえば幼年期の心身の健康の改善・維持・増進を図ろうとするならば，幼児自身の評価だけでなく母親など養育者や家庭環境などに関する評価を行うことが必須となります。また幼児は言語的表現も未熟であることから，評価方法についても考える必要があるでしょう。一方，壮年期における個人の健康を評価しようとする場合は，壮年期の個人のパーソナリティや心理的，行動的側面については当然対象者に答えてもらうことができますし，家族や家庭環境に関しても家族に対してアセスメントしなくても，その個人がどのように捉えているのかを評価することで理解することもできるでしょう。アセスメントしようとする年代の特徴を十分把握し，アセスメント方法やターゲットを考えていくことが大切です。

○社会生活場面におけるアセスメント

健康心理アセスメントを学校，職場，福祉，医療，地域社会などの社会生活場面の観点からも分類できます。それぞれの場面において心身の健康の現状や問題点，予防や改善可能なものは何か，どういった健康教育プログラムが有効かなどの情報を収集することがアセスメントの目的とされるでしょう。

健康心理学における研究活動や臨床実践活動はアセスメントなしにはありえません。個人や集団を対象とし，その取り巻く環境までもアセスメントの対象となります。

(石川利江)

▷2 アンソニー，J.C. 外山紀子（訳）2006 健康心理学入門 新曜社

▷3 Ⅱ-3 参照。

▷4 レセプター
レセプター（受容体）とは，外部環境や内部からの刺激を受け入れる細胞または器官のこと。たとえばあるウイルスは特定のレセプターしか結合できない。それは鍵穴と鍵のような関係にたとえられている。

▷5 Passmore, J. 2008 *Psychometrics in coaching.* Kogan Page.

II 健康心理アセスメント

健康心理アセスメントの方法

健康心理アセスメントの方法には，観察法，面接法，心理検査法，精神生理学的測定法，調査法，医学的データ，ヘルスケア実施者の記録などがあり，おもに心理測定法や社会調査法を基礎とした方法が用いられています。それらの方法論的な前提である妥当性，信頼性，弁別性，客観性などの基準が達成された方法を用いる必要があります。各方法の長所・短所などの特徴を十分理解し，目的に応じて使用することが重要になります。

1 観察法

観察法は，人間や動物の行動を自然な状況や実験的な状況で観察，記録，分析し，その行動の質的・量的特徴や法則性を明らかにする方法です。自然観察法は人為的な操作を加えずに自然に発生する行動を観察し，実験的観察法は観察しようとする行動が起こるような状況を設定した中で観察します。参加観察法は，観察者がその存在を明示して交流をしながら観察する方法です。

観察法は，言語的能力が十分でない子どもや認知症患者なども対象にでき，対象者に対して制約が少なく自然な行動を観察できる点や質的な評価ができる点に特徴があります。反面，観察目的となる行動が生起するまで待たなくてはならないこと，ビデオ録画を用いない場合には重要な部分の見逃しの可能性，主観的な判断が生じやすい問題があります。

2 面接法

面接法は対象者と直接顔を合わせて情報を得る方法です。面接法では行動だけでなく感情や価値観など内面の理解を目的としているため，話の内容だけでなく，話し方や表情，身振り，姿勢，視線など非言語的な側面にも注意を払うことで対象者を深く理解することが可能になります。

面接の内容と方法により面接法は，構造化面接，半構造化面接，非構造化面接の3通りに分けることができます。

面接法の留意すべきこととして，面接者と対象者との関わりの影響が大きく主観的解釈の入り込む余地が大きい点が上げられます。面接者と対象者の間に自然で温かな交流が可能となる雰囲気作りが必要です。対象者が率直に回答できるよう配慮し，プライバシーの侵害にならないように十分注意することが大事になります。

▶1　妥当性
評価しようとする目的と結果が合致しているかを示すものである。妥当性には，基準関連妥当性，構成概念妥当性，内容的妥当性がある。

▶2　信頼性
実施者や状況によってアセスメント結果が変わらないことを示す指標である。信頼性の指標として安定性，等質性，内的整合性，実施者間の一致などが評価される。

▶3　観察内容の記録・分析方法には，生起した出来事や行動について自由に記述する日誌法や逸話記録法，記録する行動事象を決めておき関連する要因や生起過程について記録する事象見本法，一定の時間間隔の中で特定の行動の生起頻度や持続時間を記録する時間見本法，特定の行動を一定時間観察しその印象を評定する評定尺度法がある。

▶4　構造化面接では，面接で取り上げられる質問内容だけでなく，質問の順序や所要時間まで決めておく。半構造化面接は，あらかじめ決めておいた一定の質問にしたがって面接を進めながらも，対象者の状況や回答に応じて，質問の表現や内容などを変えたり，追加

3 生物学的・精神生理学的測定法

生物学的・精神生理学的アセスメントとして用いられるのは，心拍数，血圧，体温など自律神経の指標，脳波検査，筋電図検査，血液・体液などの生化学的検査などがあります。使用に際しては専門的知識と器材が必要とされます。健康心理学の実践として，生物学的・精神生理学的アセスメントの実施は困難かもしれませんが，それらの測定結果を理解できることが望まれます。

4 心理検査法

これまでに開発されている心理検査として，発達検査，知能検査，適性検査，人格検査などがあります。使用に関しては検査マニュアルに基づき施行することが大切です。健康心理学でキャリア支援のための適性検査や自己理解を深めるための人格検査などがよく用いられています。

5 調査法

調査法には，面接調査法と質問紙調査法があります。実施方法としては集団で実施する集団調査法，調査質問紙を郵送して行う郵送調査法，管理者などに調査質問紙回収箱設置を依頼し後日まとめて回収する留め置き法，保護者への調査質問紙を生徒を通じて配布して行うなどの託送調査法などがあります。回答形式は，自由な回答を求める自由回答法とあらかじめ決められた回答形式に従って回答を求める制限回答法に分けられます。制限回答の形式には，二者択一式法，選択肢法，チェックリスト法，順位法などがあります。

6 多用されている健康心理アセスメントの方法

これまで健康心理アセスメントとして多く用いられてきたものとして，疾患関連パーソナリティを測定するタイプA行動パターン尺度とタイプC行動パターン尺度がありますが，近年ヨーロッパにおいては，心疾患関連尺度としてタイプA尺度よりもタイプD行動パターン尺度のほうが多用されています。また，より肯定的，積極的な側面を評価するために，主観的健康感・健康観，QOL（生活の質），生きがい感や幸福感の尺度，強み尺度などが使用されています。ストレスは健康心理学における主たる対象領域であるためアセスメント内容も多くの種類が開発されています（Ⅱ-3 参照）。主観的体験とされる痛みのアセスメントも健康心理学では重要視されます。生活習慣のアセスメントとしては，喫煙や飲酒，食行動，身体的活動性，睡眠などの個々の生活習慣やライフスタイル全般が評価されています。さらにリスク行動，ソーシャルサポート，ソーシャルスキルなどの社会的関係についても多くの尺度が開発されています。ここ Ⅱ では健康心理アセスメントの代表的なものを示します。　　　（石川利江）

の質問を行ったりすることもある。一定の方向性をもちつつも柔軟に対象者に対応することで多様な情報が得られる可能性がある。非構造化面接は，あらかじめ質問などは準備せずに自由な発言を重んじる方法である。アセスメントとしてだけでなくカウンセリング的対応も含んだアセスメントと言える。

▷5　最近ではインターネットを活用したホームページでのweb調査法やメールでの回答を求める調査法も多く活用されている。

▷6　タイプA行動パターン，タイプC行動パターン
⇨ Ⅰ-12 参照。

▷7　タイプD行動パターン
長年心疾患患者を観察してきた経験に基づき，デノレットら（Denollet, J. et al., 1995）は心疾患と大いに関連する特徴的行動パターンがあるとしてタイプD尺度を開発した。この尺度は，14項目で社会的抑制とネガティブ感情の2因子で構成されている。社会的抑制因子は，ちょっとした社会的やり取りが苦手と感じたり感情を抑えたりする傾向であり，ネガティブ感情因子は不快な感情が持続する傾向について問うものである。現在著者らは日本語版を作成中であるが，日本においては心疾患よりはむしろがんとの関連が高い可能性が示されている。

Denollet, J. et al. 1995 Personality and mortality after myocardial infraction. *Psychsomatic Medicine*, **57**, 582-591.

▷8　竹中晃二 1998 健康スポーツの心理学　大修館書店

▷9　ヘルスアセスメント検討委員会（監修）2002 ヘルスアセスメントマニュアル　厚生科学研究所

II 健康心理アセスメント

3 ストレスのアセスメント

心理的ストレス度を心理学的に測定する場合，ストレスを引き起こす原因となるストレッサー（stressor）をどのように考えるかで2つの大きな測定法の流れがあります。

1 生活出来事（ライフイベント：life events）による測定

ホームズとラーエ（Holmes, T.H., & Rahe, R.H.）は，生活上の大きな変化をもたらす出来事がストレスを引き起こす原因であるストレッサーとして重要であると考え，ライフイベントを単位として得点化し，その得点（Life Change Unit：LCU）を測る尺度「社会的再適応評価尺度（SRRS）」（表2.3.1）を開発しました。

この尺度ではLCUの合計得点が高いほど将来健康を害する危険性が高いとしています。日本ではホームズらの尺度を参考にして白石らが「大学生におけるストレス評価法（第2版）」を，夏目が「勤労者のストレス評価法（第2版）」を作成するなどしました。

▶1 Holmes, T. H., & Rahe, R. H. 1967 The Social Readjustment Rating Scale. *Journal of Psychosomatic Research*, 11, 213-218.

▶2 白石純三・夏目誠・大江米次郎他 1993 大学生におけるストレス評価法 第2版 大阪大学健康体育部紀要, 7, 25-35.

▶3 夏目誠 2000 勤労者のストレス評価法 第2版 産業衛生学雑誌, 42, 107-118.

▶4 Lazarus, R. S., & Folkman, S. 1984 *Stress, appraisal, and coping.* New York：Springer Publishing Company.（本明寛・春木豊・織田正美（監訳）1991 ストレスの心理学——認知的評価と対処の研究 実務教育出版）

▶5 尾関友佳子 1993 大学生用ストレス自己評価尺度の改定——トランスアクショナルな分析に向けて 久留米大学大学院比較文化研究科紀要年報, 1, 95-114.

▶6 嶋田洋徳 1998 小学生の心理的ストレスと学校不適応に関する研究 風間書房

表2.3.1 社会的再適応評価尺度（SRRS）

出来事	LCU	出来事	LCU
1. 配偶者の死	100	23. 息子・娘が家を離れる	29
2. 離婚	73	24. 義理の親族とのトラブル	29
3. 夫婦の別居	65	25. 個人的な成功	28
4. 刑務所入り	63	26. 妻の就職または離職	26
5. 近親者の死	63	27. 就学または卒業（退学）	26
6. ケガや病気	53	28. 生活条件の変化	25
7. 結婚	50	29. 個人的な習慣の変化	24
8. 解雇	47	30. 上司とのトラブル	23
9. 夫婦の和解	45	31. 仕事の時間や条件の変化	20
10. 退職	45	32. 転居	20
11. 家族の健康上の変化	44	33. 転校	20
12. 妊娠	40	34. レクレーションの変化	19
13. 性的困難さ	39	35. 教会活動の変化	19
14. 新家族メンバーの増加	39	36. 社会活動の変化	18
15. 職業上の再適応	39	37. 一万ドル以下の借金	17
16. 経済状態の変化	38	38. 睡眠習慣の変化	16
17. 親友の死	37	39. 団らんする家族数の変化	15
18. 転勤・配置換え	36	40. 食事習慣の変化	15
19. 夫婦の口論回数の変化	35	41. （長期）休暇	13
20. 一万ドル以上の借金	31	42. クリスマス	12
21. 抵当・ローンの損失	30	43. ささいな法律違反	11
22. 仕事上の責任の変化	29		

出所：Holmes & Rahe, 1967

2　日常的混乱（デイリーハッスルズ：daily hassles）への着目と心理的ストレスモデルに基づく測定

　一方，ラザルスとフォルクマン（Lazarus, R.S., & Folkman, S.）[4]は，日常的に数多く遭遇するささいな混乱（いらだち事）（hassle）がストレッサーとなって人の適応や健康に及ぼす影響を強調しています。ストレッサーによって起こるストレス反応には個人差があり，個人の性格や信念，とらえ方（認知）やそれへの対処方法（コーピング）によって影響を受けると考え，ストレスは図2.3.1のような心理的プロセスで起こるとし，この一連の流れを心理的ストレスモデルと考えました。

　この心理的ストレスモデルのプロセスに基づき，ストレスをアセスメントする尺度として，「ストレッサー尺度」や「ストレス反応尺度」の他に「認知的評価尺度」「ストレス・コーピング（対処行動）尺度」やストレス反応を低減することに影響があるとされる「ソーシャルサポート（社会的支援）尺度」などが内外で多く開発されてきました。

　日本ではラザルスらの考えをもとに尾関が大学生を対象にストレッサー，ストレス反応，コーピング，ソーシャルサポートなどをまとめて測定できる「大学生用ストレス自己評価尺度」[5]を早い時期に開発しました。岡安らは小学生用の学校ストレッサー尺度[6]，ストレス反応尺度[7]，ソーシャルサポート尺度[8]をまとめて測れる「児童用メンタルヘルス・チェックリスト」[9]を作成しました。同様に中学生用の学校ストレッサー尺度[10]，ストレス反応尺度[11]，ソーシャルサポート尺度[12]をまとめて「中学生用メンタルヘルス・チェックリスト」[13]も作成されました。また成人勤労者を対象に小杉は[14]「職場メンタルヘルススケール」を作成し，職場ストレッサー，コーピング，ストレス反応，ソーシャルサポートを総合的に測定できる尺度を作成しました。

　上記のストレス状態を総合的に測定する尺度以外にストレッサー，ストレス反応，認知的評価，コーピング，ソーシャルサポートなどを個別に測定できる尺度が小中学生，高校生，大学生，成人勤労者，一般成人や高齢者を対象に作成されています。それぞれの対象者や目的に合わせてもっとも適した尺度を選択してアセスメントを実行するのが望ましいでしょう。

（山口豊子）

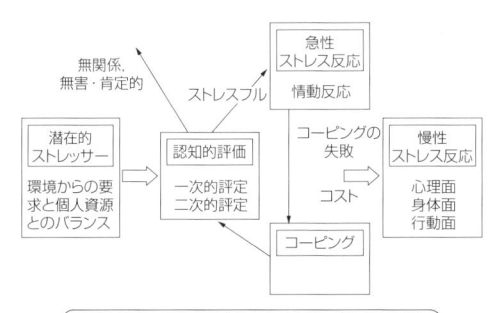

図2.3.1　心理的ストレスモデルの概要

▷7　嶋田洋徳・戸ヶ崎素子・坂野雄二　1994　小学生用ストレス尺度の開発　健康心理学研究, **7**(2), 46-58.
▷8　嶋田洋徳・岡安孝弘・坂野雄二　1993　小学生用ソーシャルサポート尺度短縮版作成の試み　ストレス科学研究, **8**, 1-12.
▷9　岡安孝弘・由地多恵子・高山巌　1998　児童用メンタルヘルス・チェックリストの作成とその実践的利用　宮崎教育大学教育学部教育実践研究指導センター研究紀要, **5**, 27-41.
▷10　岡安孝弘・嶋田洋徳・丹羽洋子他　1992　中学生の学校ストレッサーの評価とストレス反応との関係　心理学研究, **63**, 310-318.
▷11　岡安孝弘・嶋田洋徳・坂野雄二　1992　中学生用ストレス反応尺度作成の試み　早稲田大学人間科学研究, **5**, 23-29.
▷12　岡安孝弘・嶋田洋徳・坂野雄二　1993　中学生におけるソーシャルサポートの学校ストレス軽減効果　教育心理学研究, **41**, 302-312.
▷13　岡安孝弘・高山巌　1999　中学生用メンタルヘルス・チェックリストの作成　宮崎大学教育学部教育実践研究指導センター研究紀要, **6**, 73-83.
▷14　小杉正太郎　1997　ジョブストレスの心理学研究——職場メンタルヘルススケール解説書　パブリックヘルスリサーチセンター

参考文献

小杉正太郎・福川康之・島津明人・田中美由紀・林弥生・山崎健二・大塚泰正　2002　ストレス心理学　川島書店

II 健康心理アセスメント

4 QOLのアセスメント

▶1 QOL（Quality of Life）
第2次世界大戦後に人々は物質的に豊かになったが，その豊かさの中に精神的満足感や充足感を求めて，「量」的から「質」的視点へと価値の概念が移行した。現在QOLは社会的・経済的・政治的・医療的な分野で用いられている。

▶2 WHOの定義
WHOではQOLを「個人が生活する文化や価値観の中で，目標や期待，基準また関心に関連した自分自身の人生の状況に関する認識」とした。

1 QOLとは

QOL（Quality of Life）は一般に，生活の質，生命の質，人生の質，生存の質と訳され，また生きがい，生きる価値，生活満足，幸福感などと表現されることもあります。英単語のLifeは，①生活・暮らし，②生命・命，③生涯・人生，④寿命・生物，⑤活気，などの意味を持っています。そして質（Quality）という言葉は各個人の感覚や価値観に関連しているため，あいまいな側面をもっています。QOLについてはWHOによる定義がありますが，厳密には定義や概念は確立していません。

2 QOLのアセスメントの意義

QOLのアセスメントは，従来の研究では日常生活上の何らかの問題や不便さに対しての主観を測定しており，対象者のQOLを向上させるために心身ともに充実した状態を目指して実施されるものです。アセスメントではまず，QOLを測定して対象者がどの程度充実感や満足感をもちつつ生活しているのかを明らかにします。次に，得られた結果を基にQOLの各領域のレベルを把握して，予測や想像ではなく，対象者の個別性を踏まえた期待や価値観，問題を理解したもっとも望ましい計画や援助を行います。表2.4.1に代表的な健康関連のQOL尺度の領域構成を示します。

3 QOL尺度

現在QOLをアセスメントするために，さまざまな尺度が開発されています。ここでは健康関連のQOL尺度の一部を紹介します。近年はとくに医療や福祉分野で用いられており，尺度は個人を包括的な視点から捉えようとするものと，ある特定の疾患や障害をもつ人を対象として捉えようとするものがあります。

表2.4.1 WHO／QOL-100とMOS Short-Form36の領域

QOL-100	身体的側面	心理的側面	自立のレベル	社会的関係	生活環境	精神性/宗教/信念	—	—
SF-36	身体機能	心の健康	日常役割機能/身体	日常役割機能/精神	社会生活機能	活力	体の痛み	全体的健康感

○代表となる包括的尺度

WHO/QOL100, QOL26は世界保健機関・精神保健と薬物乱用予防部によって作成され，日本では田崎と中根が1997年に標準化を行った尺度です。1995年にQOL100, 翌年QOL26が発表されました。この尺度は世界中のどのような人に対しても使用可能で，包括的に個人のQOLを測定しようとしています。尺度は表2.4.1のように6領域から構成され合計100項目，また短縮版のQOL26は4領域からなるものです。

この他に，MOS SF-36 (Medical Outcome Study 36-Item Short-Form Health Survey) があり，国際QOL評価プロジェクトによって作成され，日本では福原らによって2001年に日本語版が作成されました。SF-36はすべての人への測定を可能とし，全体として身体的側面の測定が中心にありますが表2.4.1に示すように8つの健康概念を測定することから，包括的尺度とされています。

さらに最近は，これらの8つの健康概念をわずか8項目の質問だけで測定するSF-8が開発され，回答者の負担の軽減がはかられています。

○疾患特異的尺度

包括的尺度以外に疾患別などのQOL尺度があります。例としては，①白内障手術を受ける患者，②人工透析を受ける患者，③糖尿病患者，④心筋梗塞患者，⑤冠動脈バイパス患者，⑥がん患者，⑦高血圧治療をうける患者，⑧地下鉄サリン事件被害者，⑨介護保険受給者，⑩精神科（うつ，睡眠）患者等があります。

*

以上のようなアセスメントの後には，測定者と測定される側とのギャップの有無を確認し，結果を基に計画立案や援助がなされて，実施後にどれだけQOL向上に貢献できるのかが重要となります。

4 QOLの今後の展開

ここでは健康関連のQOLについて取り上げ，主観的QOLについて記しました。人々のQOLはその国の時代や経済，そこに生活する人々の状況によって違いはあるものの，より高い状態であることが望ましいことです。健康心理学においては，疾病の予防や予後の支援を通して健康行動の維持・増進を図りつつ，研究と実践をしています。QOLについては定義や概念，QOLを主観と客観の視座から測定する研究の取り組みも報告され，研究が継続されているところです。大木は対象の行動の「選択」の視点の導入，「重要度」や「満足度」について，QOL分野での課題であろうと述べています。健康心理学の課題として，それらの研究に取り組むことが望まれます。

（島田今日子）

▶3 福原俊一・鈴鴨よしみ 2005 健康関連QOL尺度──SF-8とSF-36 医学の歩み，213, 133-136.

▶4 大木桃代 2002 健康心理学的観点から見た健康関連アセスメントの課題と今後の展望──ポジティブ心理学の提言 生活科学研究，24, 11-17.

（参考文献）

日野原重明（監修）2003 看護に生かすQOL評価 中山書店

萬代隆（監修）2001 QOL評価法マニュアル インターメディカ

日本健康心理学会（編）2002 健康心理アセスメント概論 実務教育出版 6章

フェイヤーズ，P.M.・マッキン，D. 福原俊一・数間恵子（監訳）2005 QOL評価 中山書店

山田冨美雄（監修）2002 医療行動科学のためのカレント・トピックス 北大路書房 3章

II 健康心理アセスメント

5 対人関係のアセスメント

対人関係にはさまざまな種類があります。親子関係，友人関係，上司と部下の関係，教師と生徒の関係などです。それぞれの対人関係のあり方は，その人の心身の健康に大きな影響を及ぼしています。対人関係は，うまくいっていればストレスを軽減し，サポートとなりますが，その反面こじれたりすると，それ自体が大きなストレスになってしまいます。そのため，心身の健康に及ぼす影響は非常に大きく，そのためのアセスメントはとても重要なものだといえます。

対人関係のアセスメントには，大きく4つの方法があります。

1 行動観察法

対人関係のあり方を，客観的な立場から観察して把握する方法です。代表的な方法としては，時間見本法（時間を区切って，その間に生起した行動を記録する），事象見本法（ある特定の行動に焦点をあて，その生起や経過の状況を記録する），参加観察法（観察者自身が観察対象の一員となり，そこに生起する行動を記録する）などがあります。この方法によって，たとえば対人不安の人の行動の特徴や，親子の関わりにおける心理的問題などを捉えることができます。

2 質問紙法

この方法は，対人関係のあり方やそれに影響を及ぼす心理的な特性を，質問項目に回答することで把握する方法です。そのためには，標準化された心理尺度を用いること，すなわち測定したい概念を定義して，妥当性と信頼性のある尺度であることを確認しておく必要があります。たとえば，他者のパーソナリティの特性を認知する際に用いる特性形容詞尺度[1]や，対人的な信頼感を測定する信頼感尺度[2]，人と話すときの不安や恐怖を測定する対人恐怖症状尺度[3]などがあります。

3 実験法

この方法は，実験という手法を用いて，検討したい要因間の因果関係を，統制群などを含む複数の条件を比較することによって，客観的に証明する方法です。たとえばペネベーカーとビオール（Pennebaker, J.W., & Beall, S.K.）は[4]，どのような内容のトラウマを開示することが身体的健康を増進させるか，という

▷1 林文俊 1978 対人認知構造の基本次元についての一考察 名古屋大学教育学部紀要（教育心理学科），**25**, 233-247.
▷2 天貝由美子 1995 高校生の自我同一性に及ぼす信頼感の影響 教育心理学研究，**43**, 364-371.
▷3 毛利伊吹 1997 対人不安——その状況因と認知過程 東京大学大学院総合文化研究科修士論文
▷4 Pennebaker, J.W., & Beall, S.K. 1986 Confronting a traumatic event: Toward an understanding of inhibition and disease. *Journal of Abnormal Psychology*, **95**, 274-281.

実験を行いました。被験者は1日15分間，4日連続で筆記することを求められ，次の4つの群のいずれかに，振り分けられました。①統制群：日常の些細な事柄を詳細に記述する，②トラウマ感情群：人生の中でもっともトラウマティックな出来事について，感情を筆記する，③トラウマ事実群：同じくトラウマティックな出来事について，客観的な事実のみを記述する，④トラウマ連合群：同じくトラウマティックな出来事について，感情と事実の両方を記述する，というものでした。するとトラウマ連合群のみが，実験前から実験後にかけて，健康センターへの訪問回数が減っていました。この実験から，感情と事実の両方を開示することが，身体的健康を高めることがわかりました。

❹ ソシオメトリー法

モレノ（Moreno, J.L.）が体系化した方法で，グループ内のダイナミックスについて直接測定する方法です。あるグループ内の成員について，選択・排斥・無関心という感情の流れを測定して，その結果から，成員の地位や，集団の凝集性を捉えることができます。つまり，好意関係にあるのは誰と誰か，人気者は誰か，あるいは嫌われ者，孤立者などについての情報が得られます。測定の仕方は，質問紙法，面接で直接聞く方法や，行動観察などの方法で行います。得られた関係を線図で示したものをソシオグラムといい，グループ内のダイナミックスの様子が一目でわかります（図2.5.1参照）。これによって，孤立者や嫌われ者について早期に発見し，適切な対応をすることができます。

（山口　創）

▶5　Moreno, J.L. 1953 *Who shall survive?: A new approach to the problem of human interrelations.* Beacom House.

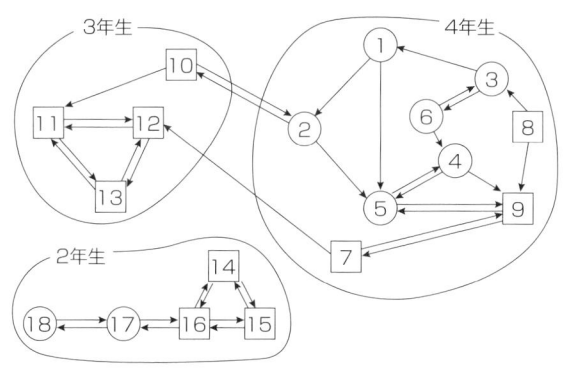

図2.5.1　ある心理ゼミ学生のソシオグラムの例

出所：対人行動学研究会（編）1986　対人行動の心理学　誠信書房

参考文献

高橋惠子は高齢者や幼児に対しても実施可能で，重要な他者との関係を測定できる図版形式のテスト，絵画愛情関係テスト（Picture Affective Relationship Test：PART）を作成している。愛情の欲求を向ける相手は誰か，どのようなことを求めているか，強度はどのくらいかを評価できるとしており，多くの研究が報告されてきた。言語的に問題がなければ，12項目の質問紙である愛情の関係スケール（Affective Relationship Scale：ARS）でも容易に評価できるとしている。

Ⅱ 健康心理アセスメント

6 生活習慣のアセスメント

1 生活習慣と健康

現在，日本における主たる死亡原因は，感染症から生活習慣病へと変化し，全死亡の約56％を3大生活習慣病とされる悪性新生物，心疾患，脳血管疾患が占めています。生活習慣病は，発症すると完治が困難なことも多く，後遺症や長期に渡る治療等によるQOLの低下につながります。また，不規則な生活や喫煙，運動不足，食生活の悪さなどは，ストレス関連疾患の発症にも関与しています。したがって，こうした疾患の予防や改善，健康の維持・増進を考える上では，不適切な生活習慣をより望ましいものへと改善していくことが必要です。

2 生活習慣変容支援とアセスメント

生活習慣の変容やその支援には，まず現在の習慣の状態を把握することによって問題行動を特定し，次に，望ましくない習慣がどのように起こり，維持されているか（刺激ー反応）を明らかにし，習慣変化を起こすための心理的な準備性を考慮した取り組みを行っていくことが必要です。生活習慣のアセスメントは，必要な介入を正確に把握し，実施した介入の効果を検討する目的で，セルフレポート，観察，記録，生理学的測定等の方法を用いて行われます。また，アセスメントにより，現在の状態と改善された点に気づくという効果も期待できます。

3 アセスメントの方法

○セルフレポート（自己報告）

生活習慣の状態や心理的準備性のアセスメントでは，比較的簡便に多くの情報を収集できることから，質問紙（自記式評価）や面接を通して本人の回答を求めるセルフレポートがよく用いられます。ブレスロー生活習慣調査票は，生活習慣を全般的に捉えることのできる代表的な質問紙です。これは，ブレスロー（Breslow, L.）らが，心身の健康度や死亡率との関連を明らかにした7つの生活行動項目（適正な睡眠，喫煙しない，適正体重の維持，適正飲酒，定期的な運動，朝食の摂取，間食しない）について回答を求める質問紙です。日本では，星と森本が抽出した日本人の健康を規定する8つの習慣（喫煙しない，適正飲酒，朝食摂取，適正睡眠，労働9時間以下，定期的な運動，栄養バランスを考慮した食事，自覚的ストレス度が少ない）について問う調査票もよく使用されています。この

▶1　**生活習慣病**
「食習慣，運動習慣，休養，喫煙，飲酒等の生活習慣が，その発症・進行に関与する疾患群」（厚生省保健医療局疾病対策課　1996　生活習慣に着目した疾病対策の基本的方向性について（公衆衛生審議会意見具申））。
▶2　厚生労働省大臣官房統計情報部　2011　平成22年（2010）人口動態統計（確定数）の概況
http://www.mhlw.go.jp/toukei/saikin/hw/jinkou/kakutei10/

▶3　Belloc, N. B., & Breslow, L. 1972 Relationship of physical health status and health practices. *Preventive Medicine*, 1, 409-421.
▶4　星旦二・森本兼曩　1986　日常生活習慣と身体的健康度との関連性　日本公衆衛生誌，33，72.

ほか，食事，運動，睡眠，飲酒，喫煙，歯磨き，日焼け予防，性行動，交通安全行動など，介入の目的に応じ，それぞれの習慣行動に特化して詳細をたずねる質問紙が用いられています。

習慣行動を変えるには，本人の「変えよう」という意欲ややる気が重要です。プロチャスカ（Prochaska, J. O.）らの多理論統合理論（Transthoretical Theory）[5]に基づく行動変容ステージ尺度では，ある習慣行動をすでに実践しているか，また，それを始めようと考えているかを質問することにより，行動変容に対する準備性の段階（5段階：前熟考期～維持期）[6]を明らかにしています。また，行動を変えることに伴う利得と損害の程度を明らかにする意思決定バランス尺度，困難な状況でもその行動を実践できる自信を問う自信尺度，その行動を実践するために行っている工夫について問う変容プロセス尺度などを同時に用い，心理的準備性と必要とされる介入を把握しています。また，足達らは，具体的な行動について，習慣の現状と実行可能性を「（既に）できている」「（頑張れば）できそう」「できない」で自己評価し，「できそう」と判断した行動の中から改善目標を選択する方式の生活習慣質問票を用い，介入効果をあげています。[7]

カウンセリングや電話でのインタビューを通して，本人にこうした質問を直接確認していく面接法も用いられています。過去7日間の経験について思い出して解答してもらう7 day recall という方法を用いた国際標準化身体活動質問表（IPAQ）[8]には，構造化面接用質問紙と自記式質問紙が用意されています。

○観察法

子どもや高齢者など質問票にうまく答えられない人の生活習慣や，睡眠中の活動，無意識に行っている習慣の客観的なアセスメントに適した方法です。

○記録（セルフモニタリング）

対象となる行動を日誌や記録表に記録する他，歩数計や加速度計（モーションセンサーやアクチグラフ）などの機器を用いて，活動量や睡眠・覚醒リズムを連続して測定，記録するというより客観的で直接的な方法も用いられています。

○生理学的測定

身体活動量や睡眠などのセルフレポートには，主観的判断に基づくバイアスの問題が伴います。そこで，より客観的な測定を可能にする指標として，体温，心拍，血圧，脳波，眼球運動，筋電図，心電図，呼気炭酸ガス濃度，酸素飽和度等の測定が用いられています。二重標識水法[9]，睡眠ポリグラフ検査[10]などは，正確性が高く，優れた測定法ですが，特殊な測定設備を必要とする，測定時間が長い，測定費用が高額など，実用性の点で劣ります。

生活習慣のアセスメントにおいては，他のアセスメントと同様，何のために，どのような情報を得たいのかを明確にし，目的に即した検査法を選択し，現実原則にかなったバッテリーを組むことが大切です。

（伊藤桜子）

▶5 プロチャスカ, J. O.・ノークロス, J.C.・ディクレメンテ, C.C. 中村正和（監訳）2005 チェンジング・フォー・グッド 法研

▶6 多理論統合モデルと行動変容ステージについては，▶5に挙げたプロチャスカ他（2005）内の「多理論統合理論（療法）」を参照のこと。

▶7 足達淑子 2006 ライフスタイル療法Ⅱ——肥満の行動療法 医歯薬出版

▶8 村瀬訓生・勝村俊仁・上田千穂子・井上茂・下光輝一 2002 身体活動量の国際標準化——IPAQ日本語版の信頼性, 妥当性の評価 厚生の指標, 49(11), 1-9.

▶9 二重標識水法（doubly labeled water method：DLW）
エネルギー代謝の測定法。既知量の水素と酸素のアイソトープを投与し，1～3週間後に尿中のアイソトープを測定し，その減少率をもとにエネルギー消費量を算出する（サリス・オーウェン，2000）。

サリス, J.F.・オーウェン, N. 竹中晃二（監訳）2000 身体活動と行動医学——アクティブ・ライフスタイルをめざして 北大路書房

▶10 睡眠ポリグラフ検査
センサーを装着し，睡眠の状態（深度，持続時間），呼吸状態，血中酸素，心拍，睡眠中の姿勢，下肢の動きなど体の動き等，複数の生理機能を同時に測定・記録する検査。

Ⅱ 健康心理アセスメント

7 パーソナリティのアセスメント

1 パーソナリティのアセスメントの意義

　人々のパーソナリティへの関心の歴史は古く，古代ギリシャの時代にさかのぼります。現代においても，自分の心や他人の心に気づくための本など，書店に多く並べられており，人々のパーソナリティへの関心は変わりなく続いています。心理学の分野でもパーソナリティの研究は多く行われています。パーソナリティとは直接観察できるものではないため，行動に着目し，信頼性や妥当性を高く認められたアセスメント方法を用いた形で測定する必要があります。健康心理学におけるパーソナリティのアセスメントはどのようなものでしょうか。パーソナリティが人間関係などのストレスに対する対処，健康や病気に対する態度を方向付け，その結果疾病の予防や促進に影響を与えていると考えられます。健康心理学におけるパーソナリティのアセスメントは，人々と健康を検討するためのツールとなっています。

2 パーソナリティのアセスメント方法

　健康心理学におけるパーソナリティのアセスメントとして代表的なものは，タイプA行動，タイプC行動，そしてタイプD行動など疾患関連パーソナリティや，リスク行動と関連するトルウガーセンパーソナリティタイプ，肯定的なパーソナリティとして楽観性やリジリエンスなどがあります。パーソナリティをアセスメントすることによって，個人の行動傾向を予測することが可能になります。遠藤は健康心理学の中でよく用いられる検査について質問紙法，投影法，作業検査法の中から，YG性格検査，MPI，MMPI，TAT，ロールシャッハ・テスト，P-Fスタディ，SCT，バウムテスト，内田クレペリン検査など11のアセスメント方法を挙げています。中でも質問紙法は投影法などのような熟練されたスキルが必要なく，一度に多くのデータをとることができるため，健康心理学の研究では多く使用されている方法です。

3 タイプAパーソナリティ

　タイプAパーソナリティは，フリードマン（Friedman, M.）とローゼンマン（Rosenman, R. M.）の研究によって1959年に報告されました。タイプA行動パターンは疾患の危険因子であるとしてさまざまな研究がなされました。タイプ

▷1　遠藤公久　2002　「パーソナリティ」のアセスメントの種類と活用　日本健康心理学会（編）健康心理アセスメント概論　実務教育出版　pp.89-95.

▷2　Ⅰ-12 参照。

Aパーソナリティの特徴としては時間的切迫感や競争心の強さ，せっかち，攻撃性などがあげられています。物事への動機づけは高く，短い時間で多くのことを成し遂げようとする傾向があります。また現在の状態に満足することがなく，些細なことで他者より優位に立ちたいと思う傾向があります。鷲見らはタイプA傾向が心身の健康と関連が強いとされるソーシャルサポートの数を低下させていることを指摘しています。タイプAパーソナリティに対する臨床場面での介入技法は，大芦によれば，リラクセーションを中心とした古典的な行動療法や，論理療法で用いるような認知過程のゆがみの修正，またそれらを組み合わせた方法とされています。1970年代に日本においてもその概念が知られましたが，その後，虚血性心疾患との関連を否定する結果なども多く報告され，現在はタイプAへの関心は，その特徴の一部である怒りや敵意，ストレス耐性の低さなどへと移ってきています。

タイプAパーソナリティの判定法には構造化面接によるもの，質問紙による判定法が，欧米で開発され，さらに日本でも作成されています。構造化面接による判定は，声の調子や答える早さなどを観察し記録することによるものです。判定者は訓練を要し，テープに記録する必要があります。アメリカではジェンキンスら（Jenkins, C. D. et al., 1967）の「Jenkins Activity survey」などが使用されています。日本では瀬戸らによって開発された「日本的タイプA行動評定尺度」は日本人の集団に対する帰属意識を反映させており，日本人向けのアセスメントツールとして活用されています。

❹ タイプCパーソナリティ

第2次世界大戦後，それまで死亡者の多くを占めていた感染症が，衛生環境向上によって減少し，かわって生活習慣病での死亡率が増加を続けています。とくにがんでの死亡数は多く，現在では約3人に1人ががんで死亡しています。がんの危険因子としては喫煙や食習慣などが明らかにされていますが，その一つにタイプCパーソナリティも検討されるようになりました。タイプCパーソナリティは，がんの発症や進行と関係が深いとされているパーソナリティで，怒りなどの不快な感情を抑制し社会同調性が高いのが特徴とされています。自己主張をせず周囲に調和し自分の感情を長期にわたって抑え続けることが免疫機能を低下させるとされています。

タイプCパーソナリティのアセスメントには，グロサース-マティセック（Grossarth-Maticek, R.）とアイゼンク（Eysenck, H. J.）が開発した「SIRI : short interpersonal reactions inventory」やテモショック（Temoshok, L.）が開発した「The type C connection, Random House Inc」が使用されています。日本においては熊野らによってSIRIの日本語版が作成されています。

（池澤沙知）

▷3 鷲見克典・神田幸治 2001 タイプA行動パターンとソーシャルサポートの因果関係における性差の検討 教育医学，47(2)，186-193.
▷4 大芦治 2003 パターン変容に関する心理学研究の動向 カウンセリング研究，36(2)，61-72.

▷5 瀬戸正弘・長谷川尚子・坂野雄二 1997 「日本的タイプA行動評定尺度（CTS）」開発の試み カウンセリング研究，30(3)，199-206.
▷6 Ⅰ-12 参照。
▷7 熊野宏昭・久保木富房・織井優貴子 2001 Short Interpersonal Reactions Inventory 日本語短縮版（SIRI33）によるタイプC測定に関する弁別的妥当性の検討 心身医学，41(8)，593-599.

参考文献

楽観性は一般に健康に好ましい影響を与えるという研究結果は多いが，小出典子の研究では，危機意識の低い楽観的パーソナリティが糖尿病患者に多いと指摘している。これは病前性格なのかあるいは病気を発症することで生じたのか明らかでないが興味深い。

小出典子 2006 看護師が捉えている糖尿病患者の特徴について 桜美林大学大学院人間科学専攻修士論文

コラム4

虐 待

1 児童虐待の定義

2000（平成12）年5月に制定された「児童虐待の防止等に関する法律（児童虐待防止法）」は，2004（平成16）年4月に改正されました。この法律の第二条に，児童虐待が定義されています。児童虐待とは，保護者（親権を行う者，未成年後見人その他の者で，児童を現に監護する者）が監護する児童に対して行う次のような行為を指します。虐待の行為は，外傷を生じさせるような暴行を行う身体的虐待，わいせつな行為をするまたはさせる性的虐待，減食や長時間の放置など育児の怠慢や拒否を示すネグレクト，暴言や拒絶的な対応，家庭内暴力を見聞きすることなど児童に著しい心的外傷を与える心理的虐待に分類されます。

2 児童虐待の通告件数

児童相談所が受け付けた児童虐待相談件数と相談への対応件数は，2007（平成19）年度に4万件を突破して2009（平成21）年度には1990（平成2）年度の40倍になりました（図C4.1）。しかし，このスピードで児童虐待の発生件数が増加しているということではなく，社会の認識が高まったことにより，児童虐待の発見が進み，通告件数が増加しているものと考えられます。

3 児童虐待が子どもにおよぼす心理的な影響

◯愛着障害

米国精神医学会の診断基準であるDSM-5には「反応性アタッチメント障害/反応性愛着障害」という診

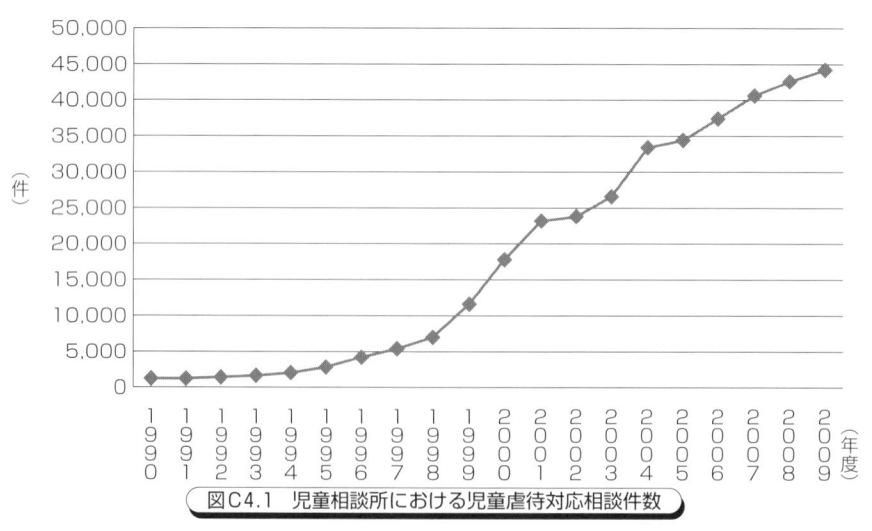

図C4.1 児童相談所における児童虐待対応相談件数

出所：厚生労働省 2009 児童虐待相談対応件数等及び児童虐待等要保護事例の検証結果（第6次報告概要）
http://www.mhlw.go.jp/stf/houdou/2r9852000000g6nl.html

断カテゴリーがありますが，これは以前の「抑制型愛着障害」を指し，以前の「脱抑制型」は現在，「脱抑制型対人交流障害」と呼ばれます。

反応性愛着障害の診断基準を満たすほどではない程度の愛着障害には種々のものがあり，現在盛んに研究が進められている分野です。

◯心的外傷後ストレス障害（PTSD：Posttraumatic Stress Disorder）

DSM-5に記された心的外傷後ストレス障害（PTSD）の診断基準は，おもに単回帰のトラウマ（心的外傷）によって引き起こされるPTSDに関するものです。しかし，児童虐待のように繰り返し慢性的に起こるトラウマの場合は単回性（単純性）PTSDとは症状が異なるため，ハーマン（Herman, J.L.）[3]は，複雑性心的外傷後ストレス障害（Complex PTSD）という概念を提唱しています。またヴァン・デア・コルク（Van der Kolk, B.A. et al.）[4]は，被虐待時のように慢性的で極度のストレスを受けている人の症状に対して，他に特定されない極度のストレス障害（DESNOS）という概念を提唱しています。

◯注意欠陥/多動性障害（AD/HD：Attention-Deficit/Hyperactivity Disorder）様症状

被虐待児が不注意・多動性・衝動性というAD/HDの3徴候を示すことがあり，虐待によらない生物学的AD/HDとの鑑別を要します。さらに，生物学的AD/HDの子どもが親や周りの人たちに障害を理解されず，虐待を受けることもあるので，AD/HD様症状を呈する子どもの理解には注意が必要です。

4 児童虐待への対応が困難を極める理由

◯子どもを守るべき親が加害者であるということ

児童虐待の場合，加害者と被害者が同じ家庭の中にいます。そのうえ，本来子どもを守るべき親が加害者であるため，被害者を救済しようとする行為は，何らかの形で加害者の人権（親権）を侵害することとなります。

児童虐待防止法施行後も，援助者が親との良好な関係の維持にとらわれているうちに子どもが命を落とすという事件が後を絶ちません。

◯多機関・多職種が連携しなくてはならないこと

児童虐待事例に係る援助者たちはいろいろな職種にまたがり，それぞれが異なる専門性と方法論を有するため，援助の内容や方法がバラバラになりがちです。関係するすべての援助者が「子どもの福祉（ウェルビーイング：well-being）を最優先に」という基本理念を共有して，共通の枠組みでケースマネジメントすることが重要となります。

医療・保健・警察・福祉・教育・司法，少なくともこれら6職種が連携しないと被虐待時のウェルビーイングを保証できないという点が児童虐待問題をよけいに複雑にしているのです。

（山田不二子）

▶1 児童虐待の防止等に関する法律（平成12年5月24日法律第82号）
附則（平成16年4月14日法律第30号）
▶2 American Psychiatric Association 髙橋三郎・大野裕（監訳）2014 DSM-5 精神疾患の分類と診断の手引 医学書院
▶3 ハーマン，J.L. 中井久夫（訳）1999 心的外傷と回復 増補版 みすず書房
▶4 ヴァン・デア・コルク，B.A.・マクファーレン，A.C. 西澤哲（訳）2001 トラウマティック・ストレス――PTSDおよびトラウマ反応の臨床と研究のすべて 誠信書房

コラム5

健康と口腔衛生

1　顎口腔系のストレス関連疾患

　日常生活において物理的，心理・社会的ストレスが激烈であったり持続したりすると，さまざまなストレス性の障害，すなわちストレス関連疾患が生じやすくなります。

　歯，歯周組織，顎骨，顎関節，顎筋群，舌，口腔粘膜，口唇などから構成されている顎口腔系のストレス関連疾患として，舌痛症，口臭ノイローゼ，歯槽膿漏，虫歯，顎関節症などがあげられます。もちろん，これらの顎口腔系の疾患は口腔衛生，口腔ケアの問題が原因で生じることが多いのですが，心理・社会的なストレス反応としての怒り，悲しみ，抑うつ，不安などの情緒的体験持続や過剰によってももたらされます。

　たとえば，精神的に緊張すると，人は無意識のうちに上下の歯を噛みしめます。それが長く，また頻繁に生じると，顎筋は緊張状態が続き慢性の筋疲労，筋代謝障害に陥り，下顎運動時の疼痛や障害，反復性頭痛，肩こりなどの症状が生じ顎関節症となります。その治療法としては，薬物療法（筋弛緩剤，精神安定剤など）や理学療法（筋マッサージ，針など）によって筋のリラクセーションを図る，心理療法，行動療法，ストレス対処法によってストレスの自覚と解決を図るなどがあります。

　また，近年，虫歯，歯槽膿漏などの歯周疾患も，日常生活のさまざまな不養生が原因で生じる慢性疾患，すなわち生活習慣病であると考えられています。日常生活における歯周疾患のリスクファクターとしては，心理社会的なストレス，喫煙，食生活などがあげられています。口腔衛生の維持と疾患の予防には，定期検診・疾患の治療・メンテナンス・指導など，歯科専門家によるプロフェッショナルケアと，歯ブラシによる適切なブラッシングなど，日常生活におけるセルフケアが必要です。その他のセルフケアとして，健康行動の実践によるストレスの回避や低減，心身のリラクセーションなども大切です。

2　咀嚼と心身の健康

　顎口腔系の重要な機能である咀嚼（噛むこと）は人が生きていく上で大きな意義をもっています。生理学的には，咀嚼することで，食べ物は噛み砕かれ，唾液と混ざり合い，嚥下しやすくなります。また，咀嚼することで食べ物を味わうことができ，消化液の分泌が促進され消化吸収を助けます。すなわち，咀嚼は栄養をからだに取り込む第一歩なのです。

　厚生労働省は80歳まで20本の歯を保とうという「八〇二〇運動」キャンペーンをしています。咀嚼力を保つことは老化を防止する上で大切です。沖縄県の65歳以上の住民を対象とした調査結果として，よく噛めるグループはよく噛めないグループに比べ，老化や体力の指標である開眼片足立ち時間や握力の成績がよい，また，栄養調査をしたところ，噛めないグループではたんぱく質やカルシウムの摂取が少ないことが報告されています。すなわち，咀嚼力の維持は体力の維持と栄養素の良好な摂取をもたらすことが明らかになっています。

咀嚼には他にも意義があります。噛むことによって脳が刺激され，脳の血流量が増加し，脳の活動が活性化する可能性が高いのです。さらに，咀嚼の心理学的意義として，人にとって「噛むこと」自体が一つの大きな欲求です。宇宙食を例にとれば，宇宙飛行士にとってチューブ入り食品や丸薬のような食物では心理的に不満足であったため，自然食に近い噛める食べ物に改良されてきています。噛むことによる食物摂取ができないと，人は強い欲求不満に陥るわけで，噛むことは心理学的に非常に重要な活動であるといえます。テーブルを囲む，同じ釜の飯を食うなどの表現にもあるように，私たちの食行動，食生活は心理・社会的にも非常に重要なADL（日常生活動作）と言えます。その基本となるのが咀嚼力であり，その咀嚼力の維持増進を図るための健康行動として，口腔衛生，口腔ケアがあります。以上のように，口腔衛生，口腔ケアは私たちのウェルネス，ウェルビーイングにとって基本的に大切な健康行動です。

3　歯磨きがもたらす心身のリラクセーション効果

歯磨き（歯ブラシによるブラッシング）には，たんに歯垢を取り除くだけではなく，歯肉をマッサージする働きがあり，歯肉を積極的にマッサージすることで歯周疾患を予防する効果があると言われています。マッサージによって歯肉の毛細血管と毛細リンパ管を中心とした歯肉の微小循環機能が促進され（血液の流れが促進され），それが歯周疾患の改善や予防につながるためです。

筆者は歯磨きという口腔ケアに着目し，それがたんに歯や歯肉などの口腔組織への効果だけではなく，心身全体に及ぶリラクセーション効果があるのではないかと考え，実験的に検証を試みました。その背景には，歯磨きは歯肉などの口腔組織に対するマッサージであるという考え方があります。

実験では，歯磨きによるリラクセーション効果を，身体面では手指の指先皮膚温を，心理面では気分評価をそれぞれ測定指標として健常な大学生40名（歯磨き群20名，統制群20名）を対象として測定しました。実験の結果，両群においてクレペリン加算作業後に指先皮膚温の明らかな低下が認められました。その後，椅子に座って静かに待機した統制群とは異なり，歯磨きを行った実験群においては，指先皮膚温の明らかな上昇が認められました。これは，歯磨きによる歯や歯肉への刺激（マッサージ）により，交感神経系が抑制され，副交感神経系が優位に働くようになり，その結果，指先の末梢血流量が増加し，皮膚温の上昇がもたらされたと考えられます。さらに，気分評価においては，緊張―不安，抑うつ―落ち込み，怒り―敵意，疲労，混乱の5つの気分評価が歯磨き群のみにおいて明らかに改善されました。活気も歯磨き群のみにおいて明らかに向上しました。皮膚温の場合と同様に，歯磨きのリラクセーション効果により落ち着いた気分状態がもたらされ，それが気分改善をもたらしたと考えられます。

歯磨きによる皮膚温の速やかな回復効果と気分の改善効果が認められた分析結果により，歯磨きという口腔ケア行動が心身のリラクセーション効果をもたらす効果をもつことが実験的に検証されました。このことから，歯磨きが，たんに口腔の保健衛生をもたらす効果だけではなく，身体のリラクセーション効果および気分の改善効果をもつと言えます。その点からも，歯磨きという健康行動が心身の健康の保持・増進にとって有効であることが指摘できます。　　　（古川政夫）

▶1　古屋良一　1990　歯科の立場より　佐藤昭夫・朝長正徳（編）ストレスの仕組みと積極的対応　藤田企画出版　pp.421-430.
▶2　花王研究開発部門　1999　温熱とマッサージに関する研究技術資料——歯周疾患の予防に関する新しいセルフケア方法の提案　花王
▶3　柴田博　1994　老後の健康常識のウソ——元気に長生き元気に死のう　保健同人社　pp.142-145.
▶4　古屋　前掲書
▶5　花王研究開発部門　前掲書

Ⅲ 疾病と生活習慣

1 疾病と生活習慣

1 疾病傾向の変化

　20世紀の半ばまで，健康を阻害するおもな疾病は，結核などの感染症でした。疾病予防において，感染症を防ぐ環境整備は重要な課題でした。しかし，近年環境整備の充実や医学の進歩による急性疾患の減少から，慢性疾患の比重が増加するようになりました。疾病傾向は変化し，生活習慣病が増加しています。健康上悪影響のある日常生活行動の蓄積に起因する生活習慣病は，感染症と異なり，治療薬の投与による完治は困難といえます。患者自身が病気を理解して，行動を変容するとともに，長期間病気と折り合いをつけながら付き合っていかなければなりません。

　2008（平成20）年人口動態統計[*1]（図3.1.1参照）によれば，悪性新生物（がん）は上昇を続け，1981（昭和56）年以降連続して死因の1位となっています。2008（平成20）年の結果では全死亡数の30.0％，つまり約3人に1人は悪性新

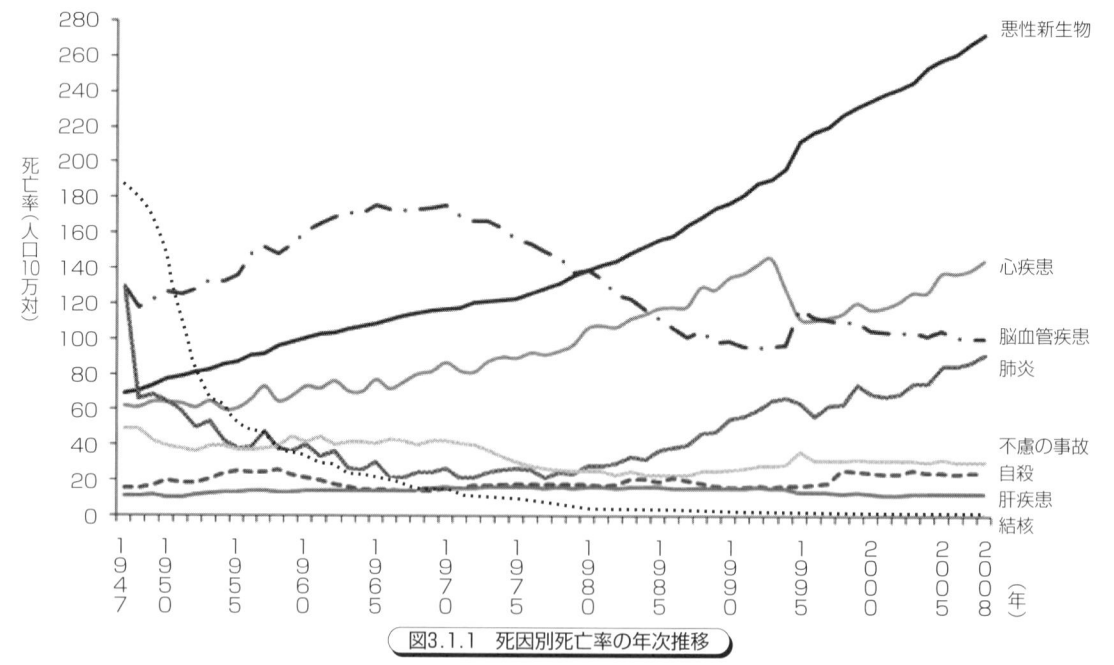

▶1 厚生労働省 2009 平成20年人口動態統計月報年計の概況

図3.1.1　死因別死亡率の年次推移

（注）1　1994・1995（平成6・7）年の心疾患の低下は，死亡診断書（死体検案書）（1995（平成7）年1月施行）において「死亡の原因欄には，疾患の終末期の状態としての心不全，呼吸不全等は書かないでください」という注意書きの施行前からの周知の影響によるものと考えられる。
　　　2　1995（平成7）年の脳血管疾患の上昇の主な要因は，ICD-10（平成7年1月適用）による原死因選択ルールの明確化によるものと考えられる。
出所：厚生労働省，2009（一部改変）
　　　http://www.mhlw.go.jp/toukei/saikin/hw/jinkou/geppo/nengai08/kekka3.html

生物（がん）により死亡したことが示されています。

また，心疾患（心臓病）は1985（昭和60）年に脳血管疾患（脳卒中）を超えて死因2位となり，その後も上昇傾向が示されています。2008（平成20）年の全死亡数のうち15.9%は心疾患（心臓病）によるものです。

2008（平成20）年死因3位の脳血管疾患（脳卒中）は，1951（昭和26）年に，結核を超えて死因1位となりました。しかし1970（昭和45）年以降死亡数・死亡率とも低下傾向を示しています。

年齢別に検討すると，最近では若年層の死亡率は低率で推移しています。中高年層の生活習慣病が大きな課題となっており，この改善によって，死亡率の動向が変動し，大幅に低下することが期待されています。

2 健康阻害要因

三大死因の背景には，遺伝的な要因や環境因の影響もあると考えられます。しかし，心理・社会的な要因や，生活習慣上の要因が大きく関与していると考えられます。心理・社会的な要因として，競争社会に翻弄される現代人は，対人的な軋轢や時間的切迫感などのストレッサーが増加した生活を送っています。生活習慣としては，外食産業の浸透などによるジャンクフードへの傾倒や，動物性脂肪の過剰摂取，野菜摂取の不足といった栄養バランスの悪化，さらに朝食を摂らないことや，夕食の摂取時間が遅いことなど，食行動に関する要因，マイカーやエレベーター・エスカレーターなどに依存し，座位中心の生活を送る運動行動の要因など，肥満や動脈硬化をもたらす生活習慣の蓄積が関与すると想定されています。

3 疾病と健康への意識

上述の疾病構造の変化や保健の動向を背景に，健康に対する認識は，治療を主としたこれまでの生物学的・医療的なモデルでは不十分と認識されるようになり，健康を維持あるいは増進していく心理社会的な要因が重要であるという視点が重視されるようになりました。

このような背景から，今後健康心理学の知見は，疾病予防の視点から重視され，社会の中でさらに必要とされるようになると考えられます。

4 疾病と生活上の課題

Ⅲは，疾病と，生活習慣について検討することを目的としています。疾病のうち死因の上位を占める心臓血管系の疾患，悪性新生物，および患者が増加傾向にあり，社会的に関心の高い，HIV，糖尿病，アレルギー疾患，精神疾患をとりあげて，疾患の特性や現状について解説するとともに，生活者の日常活動における課題を検討します。

（森　和代）

▷2　年齢別死因
2008（平成20）年の年齢群別の死因によれば1歳未満の乳児死亡率は減少し続けており，3,000人以下となっている。5-14歳では不慮の事故と悪性新生物が多く，10代後半から20代では不慮の事故と自殺が多いことを示している。30代40代は自殺と悪性新生物が多く，40代以降年齢が高くなるにしたがい悪性新生物の割合が上昇している。男性では60代，女性では50代でもっとも悪性新生物の割合が高くなっている。

▷3　Sutton, S., Baum, A., & Johnston, M. (Eds.) 2005 *The SAGE handbook of health psychology.* SAGE.

III 疾病と生活習慣

2 心臓血管系疾患

1 わが国の心臓血管系疾患の状況

　心臓血管系疾患はわが国でもっとも有病率の高い疾患です。中でも高血圧症の有病率は，40〜74歳の男性で58.4％，女性で44.4％，75歳以上では男性79.5％，女性75.4％と著しく高く（厚生労働省「2008年国民健康・栄養調査」），高血圧性疾患で継続的に医療を受けている総患者数は796万7000人と推計されています（厚生労働省「2008年患者調査」）。また，他の先進国諸国同様わが国でも心疾患による死亡は多く，総死亡の約16％と第2位を占めていますが，心疾患の死亡率は世界で最低の水準です。この背景としては，わが国の生活習慣が他の国々に比較して好ましいことが考えられています。

　脳血管疾患は1950(昭和25)年以降約30年間にわたり死因の第1位でしたが1965(昭和40)年頃をピークに減少し，現在では総死亡の約11％です。循環器管理体制の整備に加え，この間の生活習慣の変化の影響が大きいと考えられています。

2 心臓血管系疾患と生活習慣との関係

　わが国の脳血管疾患に関する数多くの先行研究では，男性，高齢，高血圧，糖尿病・耐糖能異常，不整脈，喫煙，多量飲酒，高脂血症などが危険因子として明らかになっています。また，高血圧症のおもな危険因子としては，塩分摂取過多，肥満，多量飲酒，運動不足，ストレス，寒冷などが知られています。一方，欧米では虚血性心疾患に関する研究が数多く行われ，危険因子として，高血圧，喫煙，高脂血症，糖尿病・耐糖能異常，肥満，運動不足，ストレス，タイプA行動パターン（後述），白血球数増多などが知られています。これらを総合すると心臓血管系疾患の予防や管理には，塩分摂取過多，喫煙，多量飲酒，運動不足などの生活習慣の是正に加え，肥満や耐糖能異常および高脂血症，高血圧症の予防と管理，ストレスやタイプA行動などの対策が重要といえます。

○塩分摂取との関係

　食塩摂取量の平均値が6g／日以上になると血圧の平均水準が上がることから6g／日未満の減塩が理想的とされています。しかし，わが国の食文化は醤油や味噌などの食塩系調味料を使用する特徴があり，極端な減塩は現実的でなく，食欲低下の原因にもなります。成人の食塩摂取量の現実的な目標水準としては10g／日未満（0.15g×体重kg未満）が望ましいと考えられます。

▷1　**耐糖能異常**
糖尿病ほどではないものの血糖値が正常より高い状態にあることを耐糖能異常（Impaired Glucose Tolerance：IGT）という。WHOの診断基準（1998）では，空腹時血糖値が126mg/dL未満かつ75g経口ブドウ糖負荷試験2時間値が140〜199mg/dLとなっている。わが国の40歳以上の2割以上が耐糖能異常に該当すると考えられている。

▷2　**不整脈**
心拍の調律（リズム）の異常，または心拍数の異常を不整脈という。とくに心房が細かくふるえ不規則な電気信号が発生する心房細動では，脈の不整が強く，めまいや動悸，疲れやすさをきたすだけでなく，心房中の血液がよどみ血栓ができやすくなるため，脳梗塞（とくに脳塞栓）や心筋梗塞の原因となることが少なくない。

▷3　**虚血性心疾患**
心臓を養う冠動脈の血流が阻害され心臓に障害が起こる狭心症や心筋梗塞などの疾患を総称して虚血性心疾患（Ischemic Heart Disease：IHD）という。狭心症は，冠動脈の血流が一時的に滞ることにより生じ，胸痛や冷汗などをきたすが数分でおさまるのが特徴である。心筋梗塞は，冠動脈の閉塞により心筋細胞の壊死が生じる病態で，激しい胸痛が続くことが多く，生

治療の面でも減塩により，降圧薬量の減少，降圧利尿薬によるカリウム排泄の抑制，左室肥大の改善などの効果がみられるだけでなく，骨粗鬆症や腎結石の予防等の利点も認められています。

○喫煙との関係

喫煙は，肺がんなどの悪性腫瘍だけでなく心臓血管系疾患の危険因子でもあります。虚血性心疾患および脳血管疾患による死亡の相対危険度は，非喫煙者を1とすると，1日20本以上の喫煙者は1.7倍に上ります。一方，禁煙後10年以上の禁煙で，虚血性心疾患による死亡の相対危険度は約半分に低下します。

○飲酒との関係

純アルコール摂取が30ml減少することにより最大血圧が平均5 mmHg低下することが推計されています。一方，適度な飲酒はHDLコレステロールの増加をもたらし，動脈硬化の進行を抑制することも知られています。適度な飲酒量としては純アルコール換算で1日約20g以下とされています。

○運動との関係

運動には，体力の向上や脳・神経系の活性化だけでなく，動脈硬化の予防，糖代謝や骨代謝の改善，情緒の安定，ストレス耐性の向上などさまざまな効果があることが知られています。身体活動量が週2,000kcal未満の人の，週2,000kcal以上の人に対する高血圧発症の相対危険度は1.3，冠動脈疾患発症の相対危険度は1.6であることが報告されています。また，毎日早歩きを30分することにより最大血圧が平均5 mmHg低下することが推計されています。

○肥満および高脂血症との関係

高脂血症は虚血性心疾患の危険因子となります。高脂血症の予防と治療の上では，食事，運動，肥満の是正などが重要です。肥満との関係では，BMI（Body Mass Index）が1低下することにより最大血圧が平均2 mmHg低下することが推計されています。1日の適正カロリー量のおおよその目安は，標準体重（22×身長（m）×身長（m））×30（kcal）程度といえます。

○ストレスおよびタイプA行動との関係

フリードマンとローゼンマン（Friedman, M., & Rosenman, R.H.）は，強い達成意欲や競争心，時間切迫性，過剰な用心深さ，語気の荒さなどの行動パターンをもつ人は虚血性心疾患に罹りやすいことを発見し，このような行動パターンをタイプA行動パターンと名づけました。タイプA行動パターンの人がストレッサーにさらされると競争心や敵意が高まり，交感神経系および視床下部―下垂体―副腎系の内分泌系の亢進を引き起こすストレス反応が過剰となり虚血性心疾患発作を起こしやすくなるのではないかと考えられています。

視点を変えたり，ものの見方，考え方，価値観を広げていくことは，心の健康だけでなく身体の健康をまもる上でも大切とことといえます。

（渡辺修一郎）

命に危険を及ぼす重大な疾病である。

▶4 BMI
⇨ Ⅳ-6 参照。

▶5 Friedman, M., & Rosenman, R. H. 1959 Association of specific overt behavior patterns with blood and cardiovascular findings : Blood cholesterol level, blood clotting time, incidence of arcus senilis and clinical coronary artery disease. *Journal of the American Medical Association*, 169, 1286-1296.

Ⅲ 疾病と生活習慣

3 がん

1 がんと心の関連性

がんは日本人の年間総死亡数の約30％をも占め、死亡原因の第1位を占める恐ろしい疾患だということはよく知られています。図3.3.1はがんによる死亡者数の推移です。1958年以降の2年毎の統計資料ですが、医学・医療の進歩にもかかわらず、がんを原因とする死亡者数が年々増加傾向にあることがわかります。

がんは細胞内のDNAの変異によりがん細胞が生じ、それが悪性腫瘍を形成し、これが増殖したり転移したりしてやがては死に至る病です。がんの危険因子は遺伝、食生活の偏りや喫煙、多量の飲酒、運動不足などの生活習慣、紫外線や環境汚染物質などの環境要因などさまざまですが、パーソナリティや心理的ストレスも一因であるという報告が増えています。がんに罹患しやすいパーソナリティをタイプC行動パターンと呼ぶこともありますが、感情抑制（抑圧）的で合理的、他者優先で自己犠牲型などの特徴が報告されています。また、タイプC行動パターンの人に心理的なストレスが加わるとがんの罹患率や死亡率が高くなるという研究報告も見られます。

がん細胞を攻撃する免疫機能にナチュラルキラー細胞（NK細胞）がありますが、NK細胞の働きには生活習慣や心理社会的な原因が大きく関わっています。たとえば、バランスの取れた食習慣や必要十分な睡眠時間、適度な運動習

▷1 タイプC行動パターン
⇨ Ⅰ-12 参照。

▷2 森本兼曩 1997 ストレス危機の予防医学 日本放送出版協会

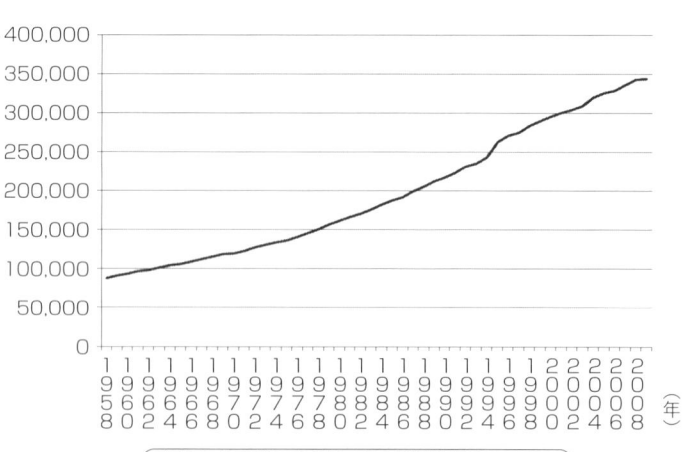

図3.3.1 がん全部位の死亡数推移1958-2009

出所：国立がん研究センターがん対策情報センターのホームページのデータより作成
http://ganjoho.ncc.go.jp/professional/statistics/statistics.html

慣などはNK細胞活性を高めます。また、心理社会的なストレスはNK細胞活性を低下させることも知られています。一方で、笑いやユーモア感情の表出がNK細胞活性を促したという実験報告も多く見られます。

以上のことから、がんの予防のために健康心理学から勧められることは、健康的な生活習慣を身につけること、感情を押さえ込んだり、他者へ過剰に配慮しすぎないようにしつつ、自分の感情を表現・表出すること、ストレス対処を身につけることなどでしょうか。

2 がん患者の心理的なケア

がんに関連する心理学的な取り組みには、先に述べたようながんに関連する心理学的現象の解明、がんの予防に貢献することなどがありますが、がん患者やその家族への心理的なサポートもあげられます。がん対策基本法（2006）を受けてがん対策推進基本計画では、緩和ケアが重点的に取り組むべき課題として位置付けられ、がん患者の状況に応じ、身体的な苦痛だけでなく、精神心理的な苦痛に対する心のケア等を含めた全人的な緩和ケアの提供体制を整備することが求められています。医学では、サイコオンコロジー（psychooncology：精神腫瘍学）という分野で研究、取り組みがなされています。

がん患者の主要な心理的問題としては、①うつ病や不安障害、適応障害、②せん妄や認知障害があげられます。

海外での研究では、うつ病はがん患者の17～25％に見られます。日本での研究では、がん患者の5～35％が適応障害の基準を満たし、4～9％が大うつ病の基準を満たすという報告があります。うつ病や不安障害、適応障害レベルの問題は、がん患者では一般的によく見られる症状で、患者のQOLの大幅な低下の原因と考えられています。うつ病に由来する自殺の問題、治療への動機づけの問題、患者の家族の心理的動揺・負担などの二次的な問題なども考慮されなくてはなりません。スペンサー（Spencer, S.M.）らの研究によれば、がん患者の半数は適応に成功すると報告されています。適応に影響する指標は、日常生活への積極的な関与の維持、生活上の役割が病気によって中断されるのを最小限にすること、情動反応をうまくコントロールすること、絶望感や無力感、罪悪感などの感情に対処することなどがあげられています。

次に、せん妄や認知障害の問題ですが、これは患者自身とその家族、医療従事者にとって大きな問題です。妄想や知覚障害によって患者、家族、医療従事者間のコミュニケーションが阻害されますし、症状の評価や治療の障害にもなります。せん妄の症状は進行がん患者の30～40％に見られるといわれており、ほとんどの末期患者はこの症状を呈すると言われています。この問題は、医学的な対応が主となり、心理学的な介入・援助は補助的なものになりますが、医師や看護師などとの協調で臨床的に介入することとなります。　　（鈴木　平）

▷3　サイコオンコロジー（精神腫瘍学）
心理学（psychology）と、腫瘍学（oncology）を組み合わせた造語。腫瘍と心理の関係を解明することをめざす研究で、1980年代に確立された分野である。がんに関連した心理・社会・行動的側面について、科学的な研究と実践をしている。患者や家族、医療者の精神面に与えるがんの影響や、精神的・心理的因子が、がんに与える影響についての検討を行う。

▷4　Petty, F., & Noyes, R. Jr. 1981 Depression secondary to cancer. *Biological Psychiatry*, **16**, 1203-1220.

▷5　村上好恵　2004　サイコオンコロジー――心理面のケア　月刊ナーシング, **24**(3), 82-87.

▷6　Wilson, K.G., Chochinov, H. M., Skirko, M. G., Allard, P., Chary, S., Gagnon, P.R., Macmillan, K., De Luca, M., O'Shea, F., Kuhl, D., Fainsinger, R. L., & Clinch, J.J. 2007 Depression and anxiety disorders in palliative cancer care. *Journal of pain and symptom management*, **33**(2), 118-129.

▷7　Spencer, S.M., Carver, C.S., & Price, A. A. 1988 Psychological and social factors in adaptation. In J.C. Holland, W. Breitbart, P. B. Jacobsen et al. (Eds.), *Psychooncology*. New York, NY：Oxford University Press. pp. 211-222.

▷8　Lawlor, P.G., Fainsinger, R.L., & Bruera, E. D. 2000 Delirium at the end of life：Critical issues in clinical practice and research. *Journal of the American Medical Association*, **284** (19), 2427-2429.

III 疾病と生活習慣

④ 糖尿病

１ 糖尿病とその問題

　糖尿病は，生活習慣病の一つとしてよく知られている病気です。2017（平成29）年患者調査における日本の糖尿病の総患者数（継続的に治療を受けている患者数の推計）は約329万人です。総患者数は，図3.4.1に示すように変動はあるものの増加傾向で推移しています。日本では2005年の「医療制度改革大綱」で生活習慣病対策の推進が重視され，2008年４月よりメタボリックシンドロームに注目した「特定健康診査・特定保健指導」が始められました。この効果によるものかはっきりしませんが，2008（平成20）年の総患者数に若干の減少が見られます。特定健康診査では，特定保健指導対象者のリスク判定の一つとして，血糖値が高いことがあげられています。

　糖尿病は，インスリン欠乏またはインスリン抵抗性による慢性の疾患です。インスリンはおもに肝臓，筋肉，脂肪組織で作用し，血中のグルコース（ブドウ糖）をこれらの細胞内に取り込む働きをします。インスリンの作用が不足すると，この働きが低下し，糖代謝だけでなくたんぱく質，脂肪代謝の障害を起こし，結果的に血中グルコースの増加（血糖上昇）を起こします。糖尿病の問題は，高血糖状態の継続によって生じる臓器障害です。この障害は，とくに細い血管での障害が顕著になります（微細小血管障害）。網膜症，腎症，神経障害が糖尿病の３大合併症で，すべて日常生活に大きな影響を及ぼす重大な状態です。

▷１　厚生労働省　厚生労働統計　平成29年（2017）患者調査の概況（主な傷病の総患者数）
https://www.mhlw.go.jp/toukei/list/10-20.html

▷２　インスリン
インシュリン（insulin）とも表記される。血糖値の恒常性を維持するために重要なホルモンである。

▷３　インスリン抵抗性
インスリンの作用の効果のこと。抵抗性があるとはインスリンに対する細胞の反応が悪い，またはインスリンの感受性が悪いため，効果的に血糖を下げることができない状態。

２ 糖尿病のタイプと身体および精神的援助

　糖尿病は，その成因から１型糖尿病と２型糖尿病に大別され，その他として特定の作用や疾患によるもの，妊娠によるものがあります。

　１型糖尿病は，膵臓のインスリンを分泌するランゲルハンス島β細胞の破壊により，インスリンが放出されません。子どもや若年者に多く，急に発症します。２型糖尿病は，インスリンは

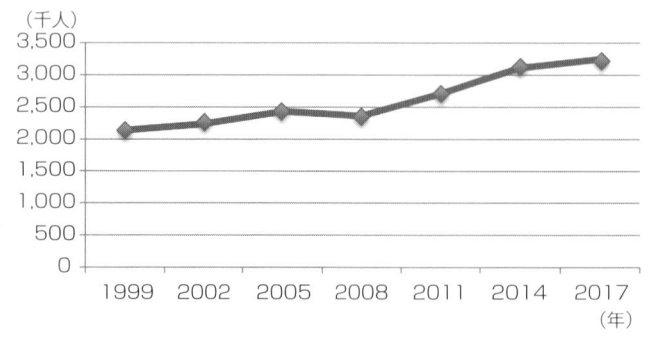

図3.4.1　糖尿病の総患者数の推移

出所：厚生労働省　平成11年～平成29年「患者調査」より作成

分泌されますが，インスリンが作用する組織での抵抗性とインスリン分泌の異常（減少）によるものです。日本では，糖尿病の95％以上が2型糖尿病で，遺伝的要因のほか生活習慣が影響しています。1型と2型は，患者にとっては異なるものであると認識しなければなりません。

◯1型糖尿病

　1型糖尿病は，毎日のインスリン注射[4]が基本的な治療となります。発症が急であり，若いことを考慮に入れた病気と治療（自己注射）に対する身体的，精神的援助が必要です。1型糖尿病は，「糖尿病」という名称から「きちんとした生活習慣が送れていない人」という誤解を受けることがあります。また，学校や職場でインスリンの自己注射をする場合に，周囲から偏見を受けることもあります。患者の社会的・精神的苦痛や周囲の人の病気理解に向けた援助だけでなく，患者を取り巻く社会問題やそれに対する取り組み[5]を知ることも必要でしょう。

◯2型糖尿病

　2型糖尿病は，加齢，家族歴，などのほか，過食（肥満），運動不足，ストレスなどが危険因子として挙げられ，長期的にこのような生活を送ることで徐々に進行します。予防として「肥満防止」，「身体活動の増加」，「適正な食事」といった健康的な生活習慣を形成することが必要です。2002年のアメリカにおける糖尿病予防プログラム（DPP）試験[6]でも，食生活の改善と運動増進が薬物よりも予防効果が高いことが証明されています。近年は糖尿病予備群の肥満児も増加しており，成人のみでなく早期からの対策が必要になっています。

　2型糖尿病は長年の生活習慣に基づくものです。生活習慣改善は本人にとって非常に大きな負担となります。仕事によっては食事時間が不規則になったり，付き合いなどで食事量や内容の調整が困難であったり，社会的環境がこれを妨げていることもあります。また，発症初期では自覚症状が少なく，病気の認識が乏しいことも病気の理解や自己管理を困難にします。基本的には患者自身の正しい病気の知識や自己管理の重要性の理解が必要です。そのため，病院では，糖尿病の教育入院なども行われ，医師や看護師，日本糖尿病療養指導士[7]などの医療者が病気，治療，生活管理の多面的な指導を行います。しかし，医療者の望む患者役割行動と実際の患者の行動にはズレがあり，患者は指導を受けても，「自分なりの方法」で病気に対処する傾向があります。健康心理学の視点から，両者のズレを埋め，患者自身が身体と精神面の健康な部分を引き出す支援が，期待されます。長期的な血糖コントロールの失敗は，前述の合併症を出現させます。合併症により患者は事態の重大さを認識します。援助者には，疾患の医学的な知識をもち，迅速で適切な対処をした上で，患者の疾患認識を理解し，生活の質を考慮して，患者自身の考え方や行動の修正を図る援助が望まれます。

（片山富美代）

▷4　インスリン注射
これまでのインスリン投与は注射でのみ可能であったが，2006年1月27日に新たに吸入式のインスリンが欧米で認可された。

▷5　社会問題に対しての取り組み
患者会は社会運動によって病気を理解してもらう啓蒙運動，「インスリン欠乏症」と呼ぶような病名変更運動，公費負担制度に対する特定疾患指定要求運動などを行っている。
　近藤英俊・浮ヶ谷幸代（編著）　2004　現代医療の民俗誌　明石書店

▷6　糖尿病予防プログラム（DPP）試験
大規模な調査の結果，糖尿病予防の最善策は生活習慣の改善であることが示された。生活習慣の介入と薬によるコストに対する効果も認められた。

▷7　日本糖尿病療養指導士
日本糖尿病療養指導士認定機構により認定されている。糖尿病とその療養指導全般に関する正しい知識を有し，医師の指示の下で患者に熟練した療養指導を行うことのできる医療従事者。
　日本糖尿病学会（編）2006-2007　糖尿病治療ガイド　分光堂

Ⅲ 疾病と生活習慣

5 HIV/AIDS

1 HIV/AIDS の定義

HIV 感染症とは，ヒト免疫不全ウイルス（HIV：Human Immunodeficiency Virus）がリンパ球に感染し，免疫系が徐々に破壊されていく進行的な疾患です。HIV ウイルスが，細胞の中に侵入し増殖し続けると，体内の免疫を維持できなくなり，無治療例では，①感染初期（急性期），②無症候期を経て，③AIDS 発症期として感染から約 5 ～10年後に厚生労働省が定めた日和見感染症といわれる23の合併症（表3.5.1）のいずれかを発症し，AIDS（Acquired Im-

表3.5.1 サーベランスのためのHIV感染症・AIDS診断基準

A．真菌症（カンジダ症（食道，気管，気管支，肺），カリニ肺炎など）
B．原虫症（トキソプラズマ脳症（生後1ヵ月以後）など）
C．細菌感染症（化膿性細菌感染症（13歳未満で，ヘモフィルス，連鎖球菌等の化膿性細菌により以下のいずれかが2年以内に，2つ以上多発あるいは繰り返して起こったもの）など）
D．ウイルス感染症（サイトメガロウイルス感染症（生後1ヵ月以後で，肝，脾，リンパ節以外）など）
E．腫瘍（カポジ肉腫など）
F．その他（反復性肺炎など）

出所：エイズ疾病対策研究会　2000　エイズ対策関連法令通知集

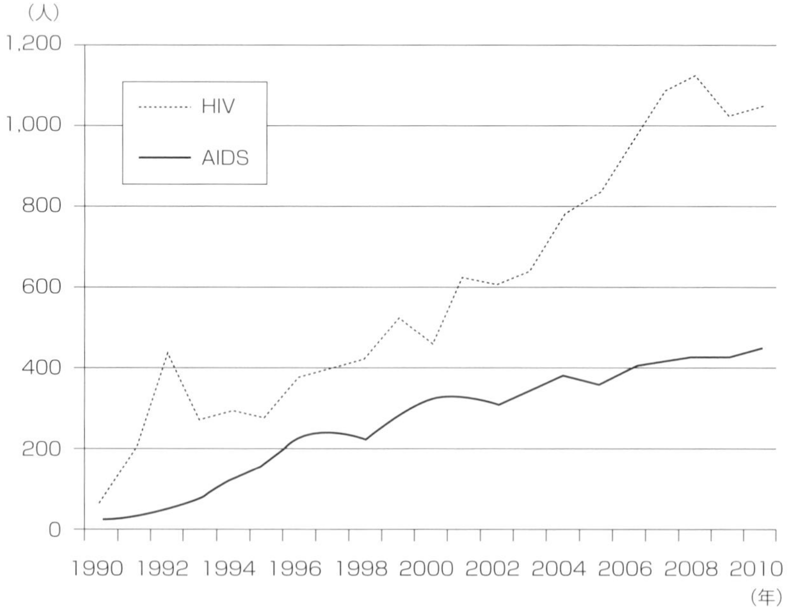

▶1 石原美和（編著）2001 エイズ・クオリティケアガイド　日本看護協会出版会
▶2 北沢杏子　1993　エイズと STD　岩崎書店
　東京都福祉保健局健康安全室感染症対策課エイズ対策係　2006年3月　AIDS News Letter 平成17年東京都の HIV 感染者・AIDS 患者の動向及び検査・相談事業の実績
▶3 薬害エイズ問題
おもに血友病の患者が止血あるいは予防するための特効薬として用いられた血液製剤（非加熱製剤）の中にHIV が含まれていたために，全血友病患者の約4割にあたる1,800人が HIV に感染した。医師はその危険性を患者に告知せず，製薬企業も輸入と販売を続けていたために，多くの被害者を出した。

図3.5.1　日本のHIV感染者およびAIDS患者の年次推移

出所：厚生労働省エイズ動向委員会　2011　平成22（2010）年エイズ発生動向年報
http://api-net.jfap.or.jp/status/2010/10nenpo/nenpo_menu.htm

munodeficiency Syndrome）と診断されます。しかし AIDS の発症を遅らせるための治療薬の開発・研究により，「HIV ＝ AIDS」，また「AIDS ＝ 死」ではないことを正しく認識することが大切であるといえます。

2　HIV／AIDS の歴史的変遷と現状

1981年，アメリカで男性同性愛者5名がカリニ肺炎・カポジ肉腫を発症し，調査の結果，「ヘルパーT細胞が減少するという免疫異常により，日和見感染症を起こす病気 ＝ AIDS」が発表され，1983年，フランスのパスツール研究所のモンタニエ博士が後の「ヒト免疫不全ウイルス・HIV － 1」を発見しました。

1985年，第1回国際 AIDS 会議が開催されて，WHO は世界の患者数を1万4000人と発表し，日本でもアメリカ在住の日本国籍の男性が初の日本の AIDS 患者として認定されました。1989年にはエイズ予防法が施行されました。

エイズ予防情報ネット（http://api-net.jfap.or.jp）に示された WHO の UNAIDS（国連合同 AIDS 計画）のデータによれば，2009年の世界の HIV 陽性者数は3330万人，新規感染者は260万人と推計されています。

先進国の中には予防対策が効果をあげ，感染者の増加が抑制されている国もありますが，日本では依然として感染者・患者ともに増加が続いています（図3.5.1参照）。しかも，都市部では20～30代の今後社会を担う若者の感染が多くみられるため，若年者への予防啓発が最重要課題です。

3　HIV／AIDS の感染・治療

HIV の感染を診断するには，血清中の HIV 抗体の有無を調べます。現在では，保健所などで，匿名・無料で検査を行うことができます。感染して陽性であっても検査結果として陰性の反応が出てしまうウインドゥ・ピリオドと呼ばれる時期があるため，HIV 感染の可能性のある行為から約2～3ヶ月経過した時期の抗体検査実施が望ましく，確実な結果を得ることができます。感染経路としては，①性行為感染，②血液による感染，③母子感染の3つがあります。

4　HIV／AIDS の教育・サポート

現在 HIV は，性行為感染（同性間および異性間）が主であるため，コンドームの正しい使用が有効な感染予防の一つであるといえます。さらに，各自が，自分自身の行動に注意することが必要であるため，「性の健康教育」「HIV 予防介入」などの予防的な教育と，AIDS 患者自らが健康管理を行うことができるための心理的なサポートが必要です。また，HIV 感染・AIDS をめぐる問題が人間にとって世界共通のテーマであることから，差別や偏見をなくすレッドリボン運動，12月1日の世界エイズデーによる AIDS 予防啓発などの社会的活動にも関心を寄せることも必要であるといえます。

（上田邦枝）

▶4　レッドリボン運動
レッドリボンが AIDS のために使われ始めたのは，アメリカで AIDS が社会的な問題となってきた1980年代の終わり頃だった。追悼の気持ちと AIDS に苦しむ人々への理解と支援の意思を示すために"赤いリボン"をシンボルにした運動が始まった。この運動は，その考えに共感した人々によって国境を越えた世界的な運動として発展し，UNAIDS（国連合同 AIDS 計画）のシンボルマークにも採用されている。（厚生労働省健康局疾病対策課（財）エイズ予防財団 http://api-net.jfap.or.jp/）

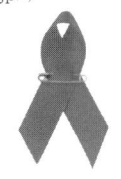

▶5　12月1日　世界エイズデー
WHO は，1988年に世界的レベルでのエイズまん延防止と患者・感染者に対する差別・偏見の解消を図ることを目的として，12月1日を "World AIDS Day"（世界エイズデー）と定め，エイズに関する啓発活動等の実施を提唱した。1996年より，WHO に代わって，国連のエイズ対策の総合調整を行うこととなったUNAIDS（国連合同エイズ計画）もこの活動を継承している。（厚生労働省健康局疾病対策課（財）エイズ予防財団 http://api-net.jfap.or.jp）

参考文献
木原正博（代表）平成16年度研究報告書　HIV 感染症の動向と予防介入に関する社会疫学的研究　厚生科学研究費補助金エイズ対策研究事業
日本エイズ学会誌，7(4)．2005．

Ⅲ 疾病と生活習慣

6 アレルギー疾患

1 アレルギー疾患の増加と日常生活への影響

アレルギーとは抗原—抗体反応のうち病的なものを指し，狭義のアレルギー性疾患は，アトピー性喘息，アレルギー性鼻炎，アトピー性皮膚炎などのアトピー性疾患を指します。[1] アレルギー疾患の発症には遺伝的要因に加えて，広い意味での環境要因が複雑に関係していると考えられています（図3.6.1）。

近年，さまざまなアレルギー疾患の増加が報じられていますが，厚生労働省が2003年に行った保健福祉動向調査によると，この1年間に皮膚，呼吸器および目鼻の各症状のいずれかのアレルギー様症状があった人は全体の35.9％（男性34.3％，女性37.4％）でした。[2] すなわち，3人に一人がアレルギー様症状をもっていることになります。また，アレルギー疾患と診断された人で，「不眠」や「仕事・家事・学業に集中できない」など日常生活に影響があると回答した人は，皮膚疾患で55.7％，呼吸器疾患で83.2％，目鼻の疾患では70.0％でした。[3] アレルギー疾患は私たちに非常に身近な疾患であり，私たちのQOLにも影響を及ぼしている可能性が考えられます。

2 アレルギー疾患に対する健康心理学的アプローチの可能性

疾患をもちながら生活する人がその人なりの健康を実現し，よりよく生活し

▷1 小杉恒明・小俣政男（総編集）1999 内科学［第7版］Ⅲ 消化器・肝・リウマチアレルギー・腎　朝倉出版

▷2 厚生労働省大臣官房統計情報部　2003　平成15年保健福祉動向調査の概況 http://www.mhlw.go.jp/toukei/saikin/hw/hftyosa/hftyosa03/index.html

▷3 厚生労働省，前掲書

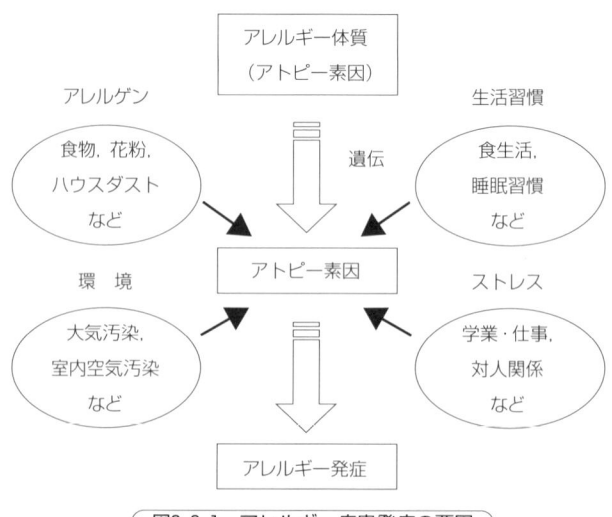

図3.6.1　アレルギー疾患発症の要因

出所：斎藤博久（監修）　岡村友之（著）　2000　アレルギー　ナツメ社より一部抜粋

ていくための支援は，健康心理学における重要なテーマの一つです。原因が多元的であり慢性疾患であるアレルギー疾患への対策としては，たとえば次のような健康心理学的アプローチが考えられます。

◯生活習慣の変容に対するアプローチ

図3.6.1に示されるとおり，アレルギー疾患の原因の一つとして，食生活や睡眠習慣といった生活習慣があげられます。アレルギー疾患にとっては，好ましくない生活習慣の変容が必要です。しかし，一度身につけた行動習慣は，病院等で注意されてもなかなか変容しにくいものです。そこで，行動理論，認知理論，動機づけ，パーソナリティ，ソーシャルサポートなどの研究領域で得られた心理学的知見を応用することで，患者の生活習慣の変容を効果的に支援することができるのではないかと考えられます。

◯ストレスマネジメント

ストレスが疾患に影響する経路には，生理学的経路と認知―行動的経路があるとされています[4]。アレルギー疾患においても，ストレスのために免疫系が影響を受け，また，ストレスのために生活習慣が乱れることは，症状の悪化を招くと考えられます。そこでストレスに対処する方法を身につけることは，アレルギー疾患の症状をコントロールするためにも大切であるといえます。健康心理学では，さまざまな対象者に対するストレスマネジメント[5]の研究や実践が行われていますが，ストレスに関する知識を得て有効な対処法を身につけることは，アレルギー疾患の予防やアレルギー症状のコントロールにも役立つのではないでしょうか。

◯「疾患によるストレス」への対処

一般的なストレスに加えて，すでにアレルギー疾患をもっている人が経験する疾患特有のストレッサーと，ストレス反応にも着目する必要があるでしょう。たとえば成人アトピー性皮膚炎患者においては，痒みや外見の問題といった症状に関するストレッサー，治療に関わるさまざまなコストに関するストレッサー，周囲の人々の無理解によるストレッサーなどがあります。それらが，認知的評価[6]とコーピング[7]を介して，心理的ストレス反応[8]に影響を及ぼすことや，主観的健康感にネガティブな影響を及ぼすこと[9]が明らかにされています。疾患によって生じるストレッサーや対処に関する研究・実践は，患者が疾患にうまく対処し疾患と上手に付き合っていく上でとても重要だと考えられます。

アレルギー疾患のように完治しない疾患の場合，疾患に振り回されるのではなく，自分自身の疾患に対するコントロール感をもつことで，その人の心身の負担が軽減され，少しでも快適な生活が送れるのではないでしょうか。そのために，医学的治療とともに，健康心理学的支援に関する研究と実践が行われることが望まれます。

(神庭直子)

▷4 津田彰・岡村尚昌・永富香織・津田茂子 2001 心理的ストレス研究の最近の動向 ストレス科学，16(1)，3-15.

▷5 ストレスマネジメント
⇨ I-7 参照。

▷6 認知的評価
⇨ I-7 参照。
▷7 コーピング
⇨ I-8 参照。
▷8 奥野英美・上里一郎 2002 成人アトピー性皮膚炎患者の心理的ストレス反応 健康心理学研究，15(1)，49-58.
▷9 神庭直子 2007 成人アトピー性皮膚炎患者におけるソーシャルサポートが主観的健康感に及ぼす影響 桜美林国際学論集，12，61-71.

Ⅲ 疾病と生活習慣

7 精神疾患

1 精神疾患の分類

　身体的な疾患ばかりでなく，精神的な疾患も，ストレス経験などの生活習慣に影響を受けるとともに，QOLに大きな影響を及ぼすと考えられています。近年，精神病理に関する社会的関心と理解も徐々に深まりつつあります。また，身体的な疾患を主訴とする患者にも，精神的な問題が大きな原因となっている場合も多いと考えられています。

　WHOは，疾患による寿命の短縮と，健康の損失を時間に換算した合計を，障害調整生命年として示しています。致命的な疾患のみならず，長期的に生活の質が悪化する疾患への考慮も含まれる指標です。この指標によれば，2002年の日本の主要な精神疾患の合計は，がんに次いで2番目であることが示されており，健康上の大きな課題であるといえます。

　WHOが定めた基準であるICD-10の分類によれば，精神及び行動の障害は，F00-F09：症状性を含む器質性精神障害（アルツハイマー病の認知症など），F10-F19：精神作用物質使用による精神及び行動の障害（アルコール使用〈飲酒〉による精神及び行動の障害など），F20-F29：統合失調症，統合失調症型障害及び妄想性障害（統合失調症など），F30-F39：気分［感情］障害（うつ病エピソードなど），F40-F48：神経症性障害，ストレス関連障害及び身体表現性障害（恐怖症性不安障害など），F50-F59：生理的障害及び身体的要因に関連した行動症候群（摂食障害など），F60-F69：成人の人格及び行動の障害（特定の人格障害など），F70-F79：知的障害〈精神遅滞〉，F80-F89：心理的発達の障害，F90-F98：小児〈児童〉期及び青年期に通常発症する行動及び情緒の障害，F99：詳細不明の精神障害に区分されます。

2 患者数の推移と課題

　2008（平成20）年患者調査（傷病分類編）で，現行のICDコードによる診断が行われた1996年以降の患者数の推移をみると，増加傾向が示されています。患者調査は，調査日前後に継続的に医療を受けている者を推計しています。とくにうつ病の推計患者総数（各年10月）は，1996年度は，約27万人であるのに対して，2008年度は，約70万人と，2.5倍以上の増加を示しています。入院患者の増加もみられますが，外来患者は急増しています。神経症性障害，ストレス

▷1　WHO（世界保健機関）（編）　中野善達（監訳）　2004　世界の精神保健　明石書店

▷2　World Health Organization（編）　中根允文・岡崎祐士・藤原妙子・中根秀之・針間博彦（訳）　2008　ICD-10精神および行動の障害 DCR 研究用診断基準　新訂版　医学書院
▷3　厚生労働省大臣官房統計情報部　平成20年患者調査（傷病分類編　傷病別年次推移表）http://www.mhlw.go.jp/toukei/saikin/hw/kanja/10syoubyo/index.html

関連障害および身体表現性障害の推計患者総数も，増加傾向がみられます。患者数の増加の背景には，患者自体の増加のみではなく，精神科を受診する罹患者の増加などの影響もあると考えられています。

高頻度で発症が認められるうつ病は，睡眠障害や食欲低下などの身体症状や，憂うつ感，無気力などの精神症状がみられます。適切に治療を受けることで回復可能な精神疾患とされています。薬物を用いた対症療法や心理的援助による治療が一般的です。また，ストレスなどの精神的負荷によってひきおこされる反応性の精神疾患についても，治療と周囲のサポートおよび環境調整によって症状の改善がみられます。

しかし精神疾患に対する社会的偏見は，いまだに根強く残っており，精神科受診への抵抗感は大きいのが現状です。このため，問題を抱えながら受診に踏み切ることができず，症状を悪化させることもまれではありません。

「健康日本21」では，健康推進方策としての，「休養・こころの健康づくり」において，医療機関を受診していない，サブクリニカルなうつ病患者を，早期発見するシステムの検討の重要性を指摘しています。そのために，企業や健診センター，病院でのうつ病スクリーニングテストの実施や，介入プログラムの開発を提唱しています。

精神疾患そのものは死に至る疾患といえませんが，自殺企図をもつこともあり，自殺者の背景に精神疾患がみられる場合があります。わが国は，旧ソビエトの諸国に次いで自殺者数が多いことが示されています。1998年以降毎年3万人以上の自殺者が見られ，交通事故による死者を上回っています（図3.7.1参照）。このような状況の改善のためには，ストレス軽減など生活習慣の見直し，受療行動の促進や，サポートの強化などの働きかけが必要とされています。

（森　和代）

▶4　健康日本21
⇨ コラム3 参照。

▶5　多田羅浩三（編）2001　健康日本21推進ガイドライン　ぎょうせい

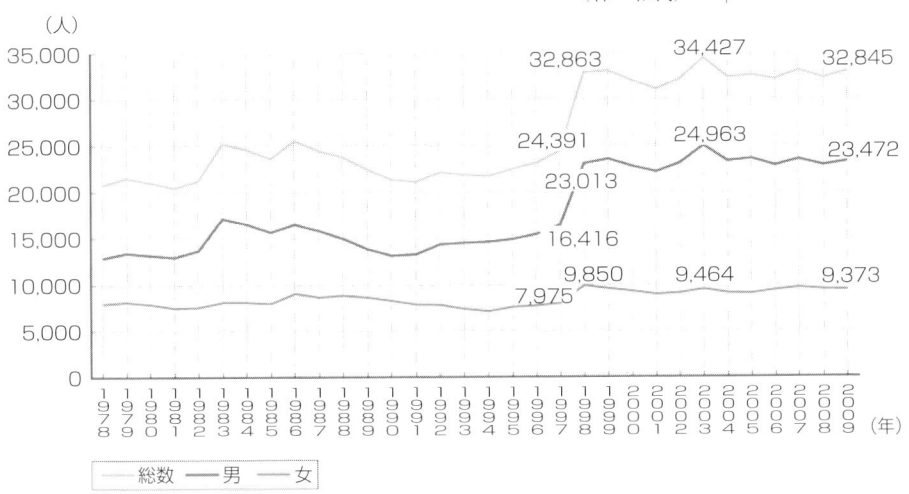

図3.7.1　自殺者数の年度推移

出所：警察庁「自殺統計」より内閣府作成（一部改変）
http://www8.cao.go.jp/jisatsutaisaku/whitepaper/w-2010/html/gaiyou/s1_01.html

コラム6

痛 み

1 痛みの種類

痛みは，実際または潜在的な組織の損傷，あるいはそうした恐れのあるものとして記述される組織の損傷と結びついている不快な感覚的および情動的体験として定義されています。

痛みは，急性の痛みと慢性の痛みに分類することができます。急性の痛みは，疾患や損傷や侵害刺激などが原因で生じます。原因となる部位が治癒すれば，痛みはなくなります。急性の痛みと慢性の痛みとの違いについて，尾山は「痛みの期間の長短が重要な因子のひとつであり，更に精神・心理的な要素が慢性の痛みの場合には，より大きな影響を与えるようになる」と述べています。慢性の痛みは，期間が長く，数週間から数ヵ月以上であることが多く，精神的な要因の影響も大きいと考えられています。慢性の痛みの例としては，腰痛，関節痛，偏頭痛，三叉神経痛等があります。

また，痛みの種類を，発生場所によって分類する場合もあります。

2 痛みを緩和する心

痛みによる情動を考慮して，痛みから起こる行動を分析すると4つの段階があることが示されています。最初に感覚としての痛みの知覚があり，この知覚が次に不快感や情動的な喚起をもたらします。そして個人の信条や態度，影響評価などを基に，その痛みへの認知が働きます。その結果，薬を貼る，救急車を呼ぶなどの実際の行動が起こります。つまり認知の仕方によって痛みに対する態度や行動は，異なります。

痛みの強さは，負傷と比例するとは限らないという例があります。第2次世界大戦中イタリア戦線で，負傷した兵士たちが，野戦病院に運び込まれましたが，痛みを訴えず麻薬を必要としない者が多く，痛み止め薬を要求したのは，わずかに3割程度でした。強い痛みを訴えたのは比較的軽傷の兵士で，負傷の程度と痛みの強さの訴えには関連がみられませんでした。最前線の兵士が重傷で野戦病院に運ばれた場合には，戦地を離れ，故国に帰れることを意味しますが，軽傷の兵士は，再び前線に出て戦わなければなりません。故国に帰れる喜びが，重症の痛みを緩和したと考えられます。

この報告は，痛みの知覚には，不安などの心理的要素の影響が大きいことを示唆しています。したがって，痛みを訴える患者には，疾患や傷害に対する治療のみでなく，付随する不安や恐れに対する心理的なケアが必要であると考えられ，医療者や家族などのサポートが重要といえます。

3 痛みの測定

痛みの程度の判断は，痛みを訴える人の主観的な訴えに基づきます。痛みを量的に表現する方法として，激痛，中程度，軽度等の評価が古くから使われてきています。指標としては，痛みを点数で表すビジュアル・ペイン・スコア（Visual Pain Score：VPS）があります。これは，痛みが無い場合を0点，我慢できないくらいの強い痛みを10点にして，現在の痛みの評価を

スケールの上に示す方法です。また，10cmの直線を用意して，痛みがまったく無い（ゼロ）と，耐えられないほど痛い（10）を設定し，痛みの程度を直線の位置で示す方法もあります。この方法を，ビジュアル・アナログ・スケール（Visual Analogue Scale：VAS）と呼びます。他には，マギル大学のメルザック（Melzack, R.）が考案した，マギル式痛み質問紙があります。これは，痛みを表現する，「飛び上がるような」，「耐え難い」などの言葉を用いて痛みを表現させ，言葉を分類して，点数をつけ，痛みの評価指数によって現在の痛みの強さを表す方法です。

4 痛みの起こる仕組みと対処

痛みの感じ方に関する理論の一つに，「ゲートコントロール理論」があります。この理論では，外部から侵害刺激が加えられると，痛みの信号は末梢神経を上行し，脊髄後角を通って脊髄の中に入り，中枢神経系に伝えられます。脊髄後角は，痛みの信号の流入をコントロールするゲート（門）の機能があるところです。ゲートの機能により，痛みの信号をコントロールすることは痛みに対する有効な対処といえます。たとえば，日常生活の中で，イスに足の指をぶつけた場合，無意識に，痛いところを手で押さえたり，さするリアクションがよく見られます。これは，圧迫によって，太い神経を刺激してゲートを閉じ，痛みの通過を妨げて痛みを和らげていると考えられます。子どもが転ぶと，養育者が頭や体をさすってケアする光景を目にしますが，これはゲートコントロール理論による鎮痛法といえます。

痛みへの対処としていくつかのモデルが示されていますが，近年は，認知—行動コーピングモデルを用いた対処が多く行われるようになっています。痛みに伴う考え方を検討して変容させ，適応的なコーピングをとれるようにする方法です。この方法により，痛みの軽減，投薬などの減少，日常活動レベルの向上がみられるとの報告もあります。

強い痛みをもつがん患者などに対する緩和ケアは，医療者の重要な課題であるといえます。がん患者が経験する疼痛は，身体的・精神的・社会的・霊的な4側面を含む複雑な全人的痛みといわれます。痛みを緩和する方法には，薬物投与の他に，漸進的筋弛緩法，イメージ法などのリラクセーション法，マッサージ法，意図的タッチなどが有効とされています。

痛みは不快で，ストレス源となりますが，人間の日常生活で必要な機能であるともいえます。なぜなら，痛みは体の異変や病気の警告といえるからです。痛みを感じることによって，早期に体の異変に気づき，治療が可能になります。また，手や足などを傷つけたときの痛みを記憶しているからこそ，私たちは傷つけないような行動をとるよう心がけるになるといえます。痛みは，私たちの体の予防の面で貢献していると考えられます。

（本明啓子）

▷1 Eccleston, C., & Crombez, G. 1999 Pain demands attention：A cognitive-affective model of the interruptive function of pain. *Psychological Bulletin*, **125**, 356-366.
▷2 尾山力 1990 痛みとのたたかい 岩波新書
▷3 Wade, J. B., Dougherty, L. M., Archer, C. R., & Price, D. D. 1996 Assessing the stages of pain processing：A multivariate analytical approach. *Pain*, **68**, 157-167.
▷4 Beecher, H. K. 1946 Pain in men wonded in battle. *Ann Surg*, **123**, 96-105.
▷5 Melzack, R. 1975 The McGill Pain Questionnaire: Major properties and scoring methods. *Pain*, 1 (3), 277-299.

（参考文献）
岡堂哲雄・上野矗・志賀令明（編） 2000 病気と痛みの心理 現代のエスプリ別冊 至文堂

コラム 7

健康と放射線

1 身の回りの放射線

　放射線と聞くと非日常的な特別なものだと思う人が多いかも知れません。たしかに，まわりを見渡しても「放射線」の存在を意識できません。しかし，それはたんに放射線がその性質上，目には見えないためであり，また，身体に当たっても何も感じないからです。そのような放射線が，自然界に存在し，また，さまざまな分野で利用されています。

○自然放射線

　地球も天体の一つであり，太陽やはるか離れた銀河から地球に宇宙線という放射線が日夜降り注いでいます。地面や空気中にも放射線を放出する物質があり，さらに，私たちの身体の中にもすでに自然界に普遍的に存在している放射性物質（カリウム40など）が蓄積され，放射線を出し続けています。放射線は目の前にあり，私たちは四六時中放射線を浴び続けているのです。

○人工放射線

　それ以外にも，医療，工業，農業，科学研究の分野，さらには原子力発電所において放射線は利用されています。しかし，核兵器というとんでもない形で利用されることもあり，じつは，そのことが放射線に非常にネガティブなイメージを与えていることがわかっています。放射線と聞いて，思い浮かべるものを尋ねると回答の上位に「原爆」があがり，被ばく（放射線を身体に受けること）という言葉の場合には，「原爆」がトップにあがることが，そのことを物語っています。

2 放射線による健康影響

　放射線が人体に当たると細胞のDNAなどに電離や励起などによる傷が生じます。そのほとんどは物理的なメカニズムや人に備わった修復機能によって直ちに元通りになります。しかし，被ばく線量が多くなると修復されずに残る傷，あるいは，間違った修復が起きる可能性が高くなり，その結果として，多くの細胞が死んでしまえば，脱毛，皮膚の潰瘍，不妊などの影響が生じることがあります。ただし，多量の放射線を被ばくしないとそれらの影響は生じないので，しきい値のある確定的影響と呼ばれています。前述の自然放射線による被ばくでは，たとえ10年分を一度に被ばくしても，どんな確定的影響も生じません。一方，わずかなDNAの損傷でも，がんに発展する可能性があります。生殖細胞に生じたDNAや染色体の異常による遺伝的影響と併せて，確定的影響と呼ばれています。しきい値がなく，被ばく線量に比例したリスクがあると考えられていますが，今までの医学・疫学研究の結果，100mSv以下では，統計学的に有意な発生率の増加は認められておりません。そのため，原子力発電所の事故時の一般住民の避難も，事故に伴う被ばくが50mSvを超える恐れがあるときに開始されることになっています。

3 放射線に対する不安とその背景

○医療放射線について

　以前，放射線の影響が心配で必要な検査が受けられ

ない，あるいは，受けた後になって，がんのことが心配でたまらないという患者の相談を受けたことがあります．医療で用いる放射線は，患者自身の病気の診断やがんの治療などを目的としており，がんの放射線治療とインターベンショナルラジオロジーという特殊な処置を除けば，健康影響を心配する必要が無いくらいにリスクは小さいのです．放射線は正しく使えば，私たちに多くの利益をもたらします．放射線診療の利益と被ばくによるリスクについて正しく理解し，むやみに放射線を恐れることの無いように，そして，必要な検査や治療が妨げられないようにするための努力が医療者に求められています．

○原子力発電所について

　原子力発電所に対しては多くの人が不安を感じており，その不安が今日，現実のものとなってしまいました．事故が発生する前に抱いていた不安は，事故の確率が小さくても，その被害の及ぶ範囲が大きいと予想されるからであり，さらに，原子力発電所による利益（電気エネルギーの安定的，効率的な確保など）を周辺の住民が直接享受している訳ではないのに，事故が起きたときの被害は自分たちに直接及ぶという利益とリスクの非対称性の問題があるからだと言われていました．今回起きてしまった事故に対する不安（これについては，これから詳細な調査が行われると思われますが）は，低レベルであっても継続する被ばくによる健康影響に関する不安と今後の生活に関する不安に分けることができます．いずれも，将来への不安です．予測できない被害や損害に対する不安は，より大きくなると思われます．

4　放射線を正しく理解するために

　前述の放射線という言葉についての調査結果は，放射線についての正しい知識が増えるほど，放射線や被ばくに対する恐怖などのイメージが減っていくことを明らかにしました．目に見えない正体不明のものに対して恐怖感を覚えるのは当然のことです．まして，その脅威が自分自身や家族に迫っていれば，恐怖は増します．しかし，放射線についての基礎的な知識を得ることにより相手の正体を正しく理解し，さらに，健康への影響について，どの程度でどんな影響があるのか，そのリスク（発生確率）はどれだけの大きさなのかを理解できれば，抱いている漠然とした不安をより客観的に捉えることができるようになるでしょう．これからも続く原子力発電所の事故の影響に向き合うためには，放射線による健康影響について，被ばく線量の大きさとの関係で定量的に捉えることが大切だと考えます．

（太田勝正）

▷1　放射線
光などと同じ電磁波あるいはエネルギーをもった粒子の流れであり，直接的または間接的に空気を電離する能力をもったものの総称．
▷2　平均すると誰でも1年間に2.4mSv（ミリシーベルト）の自然放射線で被ばくをしている（世界の平均値）．
▷3　太田勝正　2000　放射線や被ばくという言葉から看護学生は何を連想するか——連想するイメージの特徴と効果的な放射線看護教育についての検討　*Quality Nursing,* 6, 585-590.
▷4　電離
原子の軌道電子をはじき飛ばされることをいう．
▷5　励起
軌道電子のエネルギー順位が高まっている状態をいう．
▷6　脱毛の場合，1回に14Gy（グレイ：ガンマ線の場合はSvと等価）以上の放射線を被ばくしなければ，永久脱毛には至らない．皮膚は，1回に2Gy以上の被ばくをすると初期紅斑が生じ，約20Gy以上だと壊死に至る場合がある．
▷7　たとえば，1mSvの被ばくで5.5×10^{-5}の致死性のがんが生じる可能性が想定されている．
▷8　インターベンショナルラジオロジー
詰まった冠動脈の拡張などの処置を，画像診断の技術を駆使しながらカテーテルを用いて行うことをいう．
▷9　これらについては，放射線の入射する皮膚などに確かに副作用が生じる場合があるが，それでも圧倒的にその患者への利益が大きい．

Ⅳ 健康行動と生活習慣

1 健康行動と生活習慣（傾向と対策）

1 生活習慣と健康

　健康な生活は，個人の遺伝的な特徴や性格傾向および環境による影響を想定することができますが，健康的な生活習慣の影響も多大であることが疫学的な調査から明らかになっています。

　生活習慣と健康の関連についての代表的な先行研究として，アメリカのアラメダ郡の住民約7,000人を対象に，ベロックとブレスロー（Belloc N. B., & Breslow, L.）が1965年から1974年にかけて行った追跡調査があります。①適正な睡眠時間（7〜8時間）をとる，②喫煙をしない，③適正体重を維持する，④過度の飲酒をしない，⑤定期的にかなり激しいスポーツをする，⑥朝食を毎日食べる，⑦間食をしない，という7項目の健康習慣の実行を得点化して検討した結果，合計得点が高いと，主観的身体健康度が高く，その後の死亡率が低いことが確認されました。65歳の対象者の場合，7項目のうち6項目以上の健康習慣実施者は，3項目以下の人と比較して，男女とも7〜8年寿命が長いことが示されています。

　日本の調査でも上記の7つの健康習慣と健康度に関連があることが示されており，健康習慣が多い人ほど健康破綻の進行が遅いことや抑うつ症状がおこりにくいことが明らかになっています[1]。また，森本らは，日本人の健康習慣の指標として，健康習慣指数（Health Practice Index：HPI）を提唱しました。表4.1.1の8項目のうち何項目を守っているかの合計得点によって，7から8をライフスタイル良好，5から6を中庸，0から4を不良と分類しました。企業従業員を対象とした調査では，HPIが高い従業員のほうが心身ともに健康であることが示されています[3]。

▶1　森本兼曩（編）1991　ライフスタイルと健康——健康理論と実証研究　医学書院
　森本兼曩　1987　ライフスタイルと健康　1.身体的健康度と精神的健康度　公衆衛生，51, 135-143.
▶2　森本, 1991　前掲書
▶3　丸山宗一郎・佐藤寛・森本兼曩　1991　労働者の働きがい感と健康習慣・自覚症状との関連性　日本衛生学雑誌，45, 1082-1094.

表4.1.1　8つの健康習慣

1	喫煙をしない
2	過度（ほぼ毎日）の飲酒をしない
3	毎日朝食を食べる
4	毎日平均7〜8時間眠る
5	毎日平均9時間以下の労働にとどめる
6	週2回以上運動する
7	栄養バランスを考えて食事をする
8	自覚的ストレスが多くない

出所：星旦二・森本兼曩　1986　日常生活習慣と身体的健康度との関連性　日本公衆衛生誌，33, 72.

平成21年国民健康・栄養調査結果（厚生労働省，2010）によれば，20歳以上の習慣的喫煙者は23.4％，飲酒習慣のある者は20.3％，朝食欠食は男性10.7％，女性6.0％，睡眠で休養をとれていない者は18.4％であると報告されています。体重管理の実践を心がけているのは男性67.8％，女性75.6％と，いずれも2004（平成16）年度の調査時より増加しています。健康志向が高まる傾向が読みとれます。

2 健康状態の把握

各自が生活習慣上の傾向や課題を把握し，その修正をめざして健康行動をとれるようになるためには，まず，きちんとアセスメントを行い，問題点に気づく必要があります。気づきを促進するためには，定期的に健康診断を受診して健康数値の変動を把握することが有用といえます。

厚生労働省の平成18年度地域保健・老人保健事業報告によれば，基礎健康診査の受診率は42.4％であることが示されています。年次推移をみるとほぼ横ばい状態といえます。受診者のうち要医療と判定されたのは，男性の場合50歳以上は5割以上にのぼり，女性の場合65歳以上の年齢群で5割以上にのぼっています。多くの人が，何らかの健康上の課題を抱えている現状が示されています。

健康上の課題の中でも1980年代から死因の1位であるがんについては，早期に問題の把握をすることが必要です。しかし，厚生労働省平成19年度国民生活基礎調査によれば，がん検診受診率は，男性の場合，胃がん32.5％，大腸がん27.5％，肺がん25.7％であり，女性の場合，胃がん25.3％，大腸がん22.7％，肺がん21.0％，乳がん20.3％，子宮がん21.3％であると報告されています。これは2004（平成16）年度の受診率と比較して増加しているものの，非常に低率で，目標とされている50％には程遠い現状です。国際比較によれば，乳がんおよび子宮頸がんの検診はOECD加盟30国の中でもっとも低いことが示されています。

重要な健康課題の一つである生活習慣病については，2008年4月から，40～74歳を対象に，特定健康診査（特定健診；メタボ健診）・特定保健指導が義務付けられるようになりました。厚生労働省では，対象者を約5,000万人以上と想定し，70％の実施率を目標としましたが，受診者は約1,990万人（38.3％）でした。特定保健指導の対象者のうち，指導を終了したのは7.8％のみでした。

問題を早期に発見して治療や生活習慣の見直しをするためには，まずきちんと健康状態を把握することが重要です。自覚症状が出てからでは手遅れになることもあります。健診の受診率を上げるには，地域での健康診断の情報提供や方法について検討することが必要と考えられます。

Ⅳでは，健康に関連する生活習慣や行動および状況として，食行動，飲酒，喫煙，運動不足と，肥満，薬物をとりあげて検討します。

（森　和代）

▶4　特定健康診査（特定健診；メタボ健診）
メタボリックシンドローム（内臓脂肪症候群）などの生活習慣病のリスクが高い人たちおよびその予備軍を抽出し，対象者をレベル分けして保健指導を行うことの義務化。
特定健診の内容は，①既往歴②自覚症状③身長・体重・腹囲④BMI⑤血圧⑥GOT・GPT・γ-GTPなどの肝機能⑦中性脂肪・HDLコレステロール・LDLコレステロール⑧血糖⑨尿糖・尿蛋白⑩心電図など医師が認めた検査。これらの異常値の数から生活習慣病のリスクを判定し，動機づけ支援や積極的支援の2段階の保健指導によって生活習慣の改善をめざす。

Ⅳ　健康行動と生活習慣

2　食行動

1　食行動と健康

　食べることは，空腹やのどの乾きといった生物的欲求を満たすだけでなく，象徴的，倫理的，文化的活動でもあり，人間が存在する上で関わりの深い行動です。栄養のある食品をバランスよく摂取し，エネルギーの摂取と消費を適切に保つことが健康には大切です。しかし，食事の欧米化，食事の不規則化や欠食，個食，簡略化から栄養バランスの乱れが指摘されています。厚生労働省でも健康日本21などの施策を立て，国民が健康的な食生活を送り健康行動を維持できるようさまざまな取り組みを行っています。質の悪い食習慣は，肥満や高血圧，高脂血症などの生活習慣病やがんや虚血性心疾患，骨粗鬆症，歯科系疾患を引き起こす引き金となり，医療費の増加，疾病によるQOLの低下などさまざまな問題につながります。したがって，疾病の予防と治療のために徹底したコミュニティーベースでの栄養管理と効果的な健康教育，不健康な食行動改善とその維持を目的とした個人への介入などが求められています。

2　食行動変容と心理学研究

　健康的な食事の摂取をライフスタイルとして習慣化させるために，短期的ではなく長期的な食行動の変容および維持を目指すことが大切です。より効果的な介入のために，さまざまな心理学研究分野からの知見を食行動変容プログラムに生かすことができるでしょう。

◯自己効力感と食行動

　ダイエット行動や減量，健康的な食事の維持は自己効力感と深い関わりがあります。先行研究では，食事をうまくコントロールできることへの自己効力感が高い者は，元の不健康な食生活に戻ってしまう傾向が少ないことが示されています[1]。また，肥満改善のための行動療法に対して，自己効力感の高い肥満者はしっかりと取り組む姿勢がみられることも研究からわかっています[2]。

◯モチベーションと食行動

　減量指導における長期的なモチベーションの維持についての研究は，金銭などの有形の誘因を用いる方法や，ソーシャルサポートを用いる方法などがあります。減量の度合いにより報酬が定期的に得られるシステムは，減量へのモチベーションの維持に効果がありますが，減量前に預金をし減量した分だけ返却

▷1　Fuhrmann, A., & Kuhl, J. 1998 Maintaining a healthy diet: Effects of personality and self-reward versus self-punishment on commitment to and enactment of self-chosen and assigned goals. *Psychology and Health*, 13, 651-686.

▷2　Chambliss, C. A., & Murray, E. J. 1979 Efficacy attribution, locus of control, and weight loss. *Cognitive Therapy and Research*, 3, 349-353.

されるというシステムは，効果が薄いことがわかっています．また，ソーシャルサポートは，報酬システムの導入よりも効果的です．個人での減量よりも，グループでの介入の方がモチベーションを維持でき減量の成功につながります．親しい友人との参加などによりソーシャルサポートを高めることは，さらに効果的であることがわかっています．

○**性格と食行動**

ロールシャッハテストを用いて，肥満者の性格と肥満治療の予後を検討した研究の結果，性格の違いに注目し，効果的な肥満治療方針を模索することの必要性が見出されました．物事を多面的にみようとせず大雑把に単純化して捉える高ラムダ型の患者に対しては，小さな目標を示し，その達成時には大きな賞賛を与えることが効果的で，達成感を育成していくことが大事であるといえます．また治療を中断してしまいやすい低 EA 型に対しては，失敗を繰り返させないための振り返りが必要です．

3 食行動変容のためのヘルスプロモーション

健康な食行動を地域住民に広めていくために，健康教育や肥満教室，地域住民への栄養指導などが行われています．このような個人または家庭を対象としたコミュニティ内での食行動に対しての教育，予防だけでなく，社会・国家という視野からの第1次予防がもっとも大きな効果をあげます．

児童への食育もその一つです．2003年に内閣は，「知育」「徳育」「体育」の三本柱に加えて「食育」をあげ，2005年に食育基本法，2006年に食育推進基本計画を制定しました．また文部科学省も児童生徒が正しい食習慣を身につけ，食事を通して自己の健康管理ができるようになることを具体的な目標としました．それを受け，食育にはさまざまな方法が導入され始めました．

効果的な肥満予防教育である児童の食行動変容のための健康増進プログラム Know Your Body もそのうちの一つです．このプログラムの目的は，子どもたちが食生活などの問題に関して健康上好ましい決定を下すのに必要な知識，態度，技術を身につけるのを助け，高血圧，高コレステロール，肥満などのリスクファクターを低減することにあります．また，適切なライフスキルを身につけることにより，セルフエスティームを高めていくライフスキル教育であります．

疾病予防，健康増進のための政策の変更，食事産業への法制化，食事の質を改善するための全住民に対するヘルスプロモーションは，個人へのアプローチより大きな影響力があり，より効果的で経済的にも効率がよいことがわかっています．

食に関する情報が氾濫する中，自分のよりよい生き方を求め，自ら自分の食生活を適切なものに保つ能力の育成は，現代の日本において今後さらに広めていくことが大切でしょう．

（渡辺真理子）

▶3 Jeffery, R., Drewnowski, A., Epstein, L., Stunkard, A., Wilson, T., Wing, R., & Hill, D. 2000 Long-term maintenance of weight loss: Current status. *Health Psychology*, **19**(1), 5-16.

▶4 **ラムダ**
ロールシャッハの全反応数に対する，刺激図版の形態のみを手掛かりにする純粋形態反応の割合をラムダという．純粋形態反応は，発達に伴って感受性が多様化して減少し，成人では40%程度になることが示されている．純粋形態反応が多いということは，感受性が多様化しておらず，客観性，想像力，感情の乏しさを示しているといえる．

▶5 加藤明子・黒木宣夫・白井厚治 2003 肥満症にみられる摂食様式の特徴と心理的背景 日本臨床，**61**(6)，538-539．

▶6 **Know Your Body**
Know Your Body プログラムは，ライフスキルの形成を基礎にしている．アメリカ健康財団が，1970年代の半ばから開発した包括的な学校健康増進プログラムである．健康教育カリキュラムを中心に，健康診断，評価，課外活動，指導者のためのワークショップという5つの構成要素で構成されている．子どもたち自身が健康上好ましい決定をすることができるように，知識，態度，スキルを形成し，健康行動を生活化・習慣化することを目標にしている．

▶7 Marks, D. V. 2002 *The health psychology reader*. SAGE Publication. pp. 187-193.

Ⅳ 健康行動と生活習慣

3 飲 酒

お酒（アルコール）は適量であれば，適度なリラックス感や円滑なコミュニケーションといった効果が期待できます。また，赤ワインには多量のポリフェノールが含まれており，動脈硬化や脳梗塞を防ぐ効果があるといわれています。しかし，多量にお酒を飲む（アルコールを摂取する）ことは，それらの効果を上回る害をもたらします。「健康日本21」はビール500ml，日本酒１合程度（純アルコール量で約20ｇ）を適正飲酒量としていますが，それ以上の飲酒はさまざまな問題を引き起こす恐れがあります。また，近年では心身の発達が十分でない未成年者の飲酒が問題となっています。

▶１ 平成17年国民健康・栄養調査結果（厚生労働省，2007）によれば20歳未満ではじめて飲酒した者の割合は，男性の20～50代，女性の20代で約５割であることが示されている。

1 飲酒が心身に与える影響

アルコールを摂取したときの心身への影響についてまとめたものが表4.3.1です（道路交通法での「酒気帯び運転」に該当する血中アルコール濃度は0.3mg/dlですから，「ほろ酔い」程度でも酒気帯び運転に該当します）。飲酒で摂取されたアルコールの代謝速度は人によって異なりますし，飲み方によっても異なります。一般に女性は男性よりもアルコール代謝能力が低く，「飲めない」人は，少量の飲酒でも血中アルコール濃度が上昇します。また，「イッキ飲み」といった短時間でのアルコール摂取は，急速に血中アルコール濃度を上昇させます（急性アルコール中毒）。数分前まで平然としていた人が急に意識を失ったり，呼吸が極端に少なくなったりすることも珍しくありません。この場合，「眠っている」のではなく「昏睡」状態にありますから，早急な救命処置が必要になります。ですからお酒を飲むときは，少量を時間をかけて飲むこと，飲酒を強要しないことが求められます。

表4.3.1 飲酒時のアルコールの影響

程度	血中アルコール濃度(mg/dl)	症状	飲酒量	
			ビール(大瓶633ml)	日本酒
ほろ酔い	0.1～0.5	爽快感，ほろ酔い	１本以下	１合以下
軽度酩酊	0.5～1.0	陽気，不安・緊張の減少	１～２本	１～２合
中等度酩酊	1.0～2.0	多弁，気が大きくなる	３～４本	３～４合
強度酩酊	2.0～3.0	千鳥足，言語不明瞭，嘔吐	５～７本	５～７合
泥酔期	3.0～4.0	歩行不能，意識喪失	８～９本	８～９合
昏睡期	4.0以上	昏睡，呼吸麻痺，死	１ダース以上	１升以上

出所：塚本昭次郎・内ヶ崎西作・磯部英二 2005 アルコールの血中濃度とヒトの行動 medicina, **42**(9), 1531-1533.

一定量のアルコールを長期にわたって摂取すると、さまざまな病気が生じることがわかっています。アルコール依存症はよく知られていますが、肝硬変もアルコールが原因となることがあります。さらに、脳卒中や遅発性てんかんなどの病気もアルコールとの関連が指摘されています。アルコールは私たちに楽しみや益をもたらすものである一方で、多大な害・災いをもたらすものでもあるのです。

❷ 飲酒習慣の改善には

近年、喫煙については非常に問題視され、さまざまな対策がとられるようになりましたが、飲酒については喫煙ほど注目されていない面があります。しかし、アルコールはアルコール依存症や肝硬変といった本人自身の健康問題だけでなく、アルコールによる暴力や交通事故（飲酒運転）といった他者をも巻き込んだ問題を引き起こします。ですから、アルコールについても適切な摂取行動（飲酒習慣）を確立することが求められます。

幸いなことに、最近の研究から比較的簡単な教育活動や介入でも飲酒習慣の改善が見られることがわかってきました。たとえば、国柄らは39名の社会人に対してセルフコントロール技法を用いた通信指導方式の生活習慣変容プログラムを実施した結果、飲酒回数および外での飲酒回数の減少が認められました（図4.3.1参照）。このように、身体的・精神的依存が見られない人の場合には比較的容易に飲酒習慣を変えることは可能なのです。

飲酒習慣を変えるためには、①動機づけの確立（習慣を変えるという自覚やその理由、得られる利益などの明確化）、②現在の飲酒習慣の把握、③習慣変容のための行動（休肝日を増やす、飲酒日記をつける、など）の実施、④飲酒量の変化のチェック、⑤うまくいかないときへの対応、という段階を含んだ取り組みが必要になります。

（岸　太一）

▶2　**アルコール依存症**
薬物依存症の一種。飲酒による薬理作用に囚われて、飲酒のコントロールができなくなり、強迫的に飲酒を繰り返す。その結果、社会生活にも支障が生じる。対処として断酒会への参加なども推奨されている。

▶3　国柄后子・山津幸司・足達淑子　2002　選択メニューによる6つの生活習慣変容プログラム――職場における簡便な通信指導　日本公衆衛生雑誌, **49**(6), 525-534.

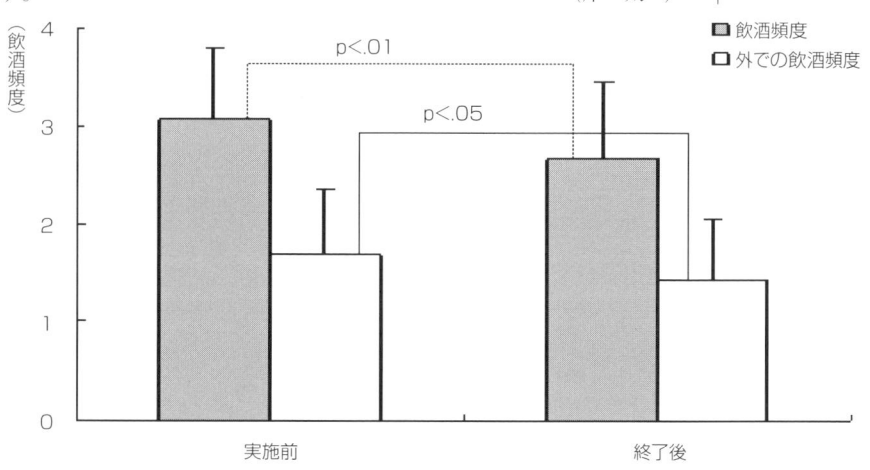

図4.3.1　生活変容プログラム実施による飲酒習慣の変化

出所：国柄ら、2002を改変

IV 健康行動と生活習慣

4 喫 煙

1 喫煙問題の現状と取り組み

　喫煙は肺がんや呼吸器疾患だけではなく，その他の部位のがんや重大な合併症を引き起こす危険性が高いことが確認されています。喫煙は病気や早期死亡の原因の中で予防することができる大きな原因の一つです。喫煙者自身の健康被害は良く知られていますが，現在注目されているのが喫煙者の周囲の人が吸い込む煙による受動喫煙です。受動喫煙が健康に有害であることが明らかになり，喫煙による健康被害は，喫煙者のみの問題ではなく，社会的な問題であるといえます。

　わが国でも受動喫煙を含めた喫煙の健康に対する有害性が認められ，2002年7月に「健康増進法」が可決されました。現在，「健康増進法」では社会や公共の場での喫煙の制限，タバコ広告の規制，タバコの包装に健康を害する恐れのあることを明記することを義務付けています。

　ニコチン依存性の高い人には専門的な治療が必要と考えられるようになり，2006年4月から禁煙治療に健康保険が適用されるようになりました。禁煙治療としてニコチンパッチの処方が一般的ですが，2008年からは内服薬についても保険が適用されるようになりました。

2 喫煙とストレス

　喫煙の理由の上位3位として「落ち着くから」が41.9％，「習慣的に」39.5％，「口寂しいから」31.4％があげられています。さらにストレスと喫煙本数の関係について，「増加する」と回答したのは男女とも半数を超えています。このように喫煙の開始，継続の理由はストレスによると考えられる要因が大きいといえます。落ち込んでいたり，不安を抱えたりしているとき，喫煙行動につながりやすいことから，喫煙行動はストレス解消を目的としたストレスコーピングとして行われていることが多いと考えられます。

　喫煙のもつストレス解消効果については，タバコに含まれるニコチンによる薬理作用と，心理的作用があるといわれます。喫煙継続の理由にはタバコに含まれるニコチンの薬理作用の結果，すなわち興奮と抑制というニコチンの作用に依存していると考えられるものが多くみられる一方で，喫煙継続の理由の中にはかならずしもニコチンの薬理作用だけとは考えられないものもあります。

▶1　健康増進法
この法律制定の意義として，喫煙しない妊婦が，まわりの人のタバコ（受動喫煙）によって未熟児の出産や新生児の脳障害，心臓病，流産，死産のリスクが高まることなどを挙げている。多数の人が集まる所，つまり一般の飲食店でも，他の客や店員に受動喫煙をさせないように勧告している。

▶2　ニコチンパッチ
ニコチンが塗りつけられた円形のテープをニコチンパッチと言う。このテープを貼ると体内にニコチンが吸収される。喫煙願望を抑え，禁煙中の禁断症状を緩和する禁煙補助薬である。

▶3　松冨浩子・河本ゆう子・早田利恵・相馬亜紀子・高田和子・金山正子　1999　喫煙行動とストレス対処行動との関連　月刊ナーシング，**19**，138-141.

▶4　里村一成・中原俊隆　2002　禁煙者の意識と心理行動　日本医師会雑誌，**127**(7)，1015-1018.

図4.4.1　喫煙習慣者の年次推移

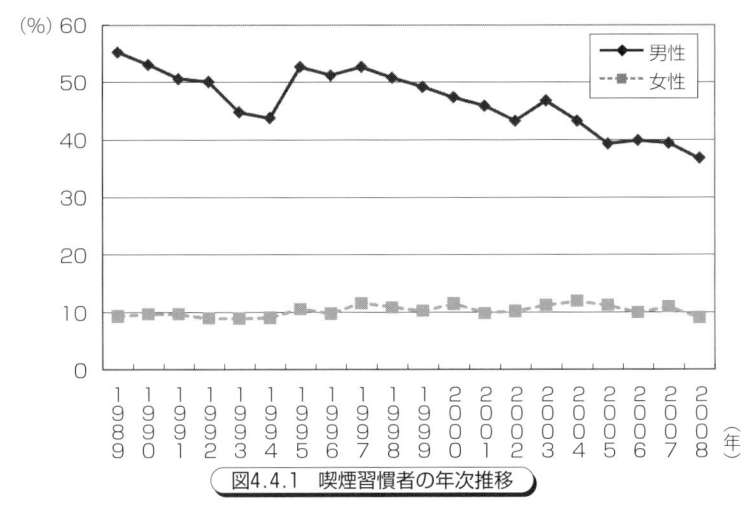

出所：厚生労働省　最新たばこ情報　2009より作成　http://www.health-net.or.jp/tobacco/product/pd100000.html

喫煙理由については，ニコチン依存によるものと心理的依存によるものがあると考えられます[5]。喫煙行動についての検討にはニコチン依存の場合と心理的依存の場合とを分けて考えることが必要といえます。

▶5　松冨他　前掲書

3　喫煙防止・禁煙教育

喫煙が許可されていない未成年者に対して，学校教育での喫煙防止教育などさまざまな禁煙対策が行われています。そのような取り組みが行われる一方で，若年層や女性の喫煙率の上昇が問題になっています。わが国においては，喫煙の開始年齢が年々低年齢化しており，未成年や若い女性の喫煙率が増加しています[6]。男女を問わず若年層の喫煙率が下がらず，横ばいもしくは上昇しているのは，現在のタバコの有害性に対する意識や教育が喫煙開始や喫煙継続の抑制に効果を十分あげていないことを示しているといえます。

▶6　大竹恵子　2002　喫煙防止の健康心理学　島井哲志　現代のエスプリ　425　至文堂　pp.103-111.

効果的な喫煙防止教育あるいは禁煙教育を実施するには，喫煙しないという行動の維持，あるいは禁煙するという行動変容に関わる要因についても検討する必要があると考えられます。禁煙教育では，同じ目的をもった仲間が互いにがんばれるような働きかけや言語的説得によるサポートの強化，友人や仲間の禁煙成功体験などの「自分ができるという感覚」を高める情報を取り入れた教育プログラムが効果的です[7]。

喫煙防止・禁煙教育は喫煙の害について理解させるだけでは不十分であるといえます。喫煙経験の有無や多寡によらず，喫煙の危険性や害に対する知識は，ほぼ同程度で広く一般に知られています。知識教育だけではなく，喫煙に代わるストレスへの対処法の習得や，周りからの禁煙サポートなども必要であると考えられます。禁煙サポートはその必要性ならびに有効性，対費用効果において十分に認められており，その普及により疾病予防や医療費節約の効果が期待されています。

▶7　及川奈緒・石倉晶子・一戸理恵・金田景・水野真澄・河原田まり子　1998　喫煙行動と自己効力の関連と喫煙防止・禁煙教育　北海道公衆衛生学雑誌，12, 185-189.

（依田孝敏）

IV 健康行動と生活習慣

5 運動不足

1 身体活動・運動と生活習慣病

近年，生活水準の向上に伴う生活の機械化・自動化により，現代人の運動量・身体活動量が減少しつつあります。厚生労働省によると，がん，虚血性心疾患，脳血管疾患の3つの疾患によるわが国の総死亡率は，約60%を占めます。この3大疾患に加え，そのリスクファクターである高血圧症，肥満，高脂血症，糖尿病などは「生活習慣病」と呼ばれています。生活習慣病の発症原因は，身体活動量不足や運動不足と関連しており，身体活動量や運動量を増加させることにより，予防効果が期待できると報告されています。

具体的には，適度な強度の運動を比較的長い時間行うことにより，筋力や基礎体力の維持・増進だけではなく，表4.5.1に示すような，さまざまな効用が期待できます。とくに，生活習慣病との関連では，総消費カロリーが増加して身体機能が活性化し，エネルギー源として脂肪を多く燃焼することにより，高血圧症，肥満，高脂血症などを予防・改善することができます。さらに，エネルギー代謝や免疫力の向上により，がんの発生が抑制されます。それとともに，動脈硬化を防ぐHDLコレステロールの増加や，全身へ酸素や栄養を供給する毛細血管が増強することにより，虚血性心疾患や脳血管障害の予防や再発防止に効果を示します。

2 身体活動・運動と心理的健康（メンタルヘルス）

身体活動・運動は，運動不足に起因する疾患の予防だけにとどまらず，現在

▶1 身体活動
運動やスポーツを含む，エネルギー消費を伴う骨格筋のあらゆる活動とされ，労働に関連した身体活動，余暇の時間の身体活動，その他の身体活動に分けられる。また，身体活動によって消費するエネルギー量を身体活動量と呼ぶ。

▶2 虚血性心疾患
多くは冠動脈硬化性変化による血流障害のため，心筋虚血を起こす疾患で，狭心症，心筋梗塞がおもなものである。

▶3 脳血管障害
脳の血管がつまったり，血管が破れて出血することによって，脳の組織が障害をうける疾患で，脳梗塞，脳出血，くも膜下出血がおもなものである。

▶4 生活習慣病
食事，運動，休養，喫煙，飲酒などの生活習慣が要因となり発病する疾病。

▶5 HDLコレステロール
高比重リポ蛋白コレステロール（High Density Lipoprotein Cholesterol）。善玉コレステロールとも言われる。善玉コレステロールは，血管の余分なコレステロールを回収するため，動脈硬化を予防することが知られている。

表4.5.1 運動の効用

- 全身の血液循環を改善することにより心疾患の危険性を減少させる。
- 体重のコントロールに有効。
- 血液中の脂質（HDLコレステロール，トリグリセライドなど）の構成を改善する。
- 高血圧を予防あるいは改善する。
- 骨量の減少（骨粗しょう症）を防止する。
- 基礎代謝を向上させる。→肥満予防に繋がる。
- 筋力を増し，他の身体活動に対する予備力が得られる。
- 心理的緊張を解放する。
- 自己イメージを改善する。
- 不安やうつから脱し，情熱的で楽観的になる。
- 家族や友人と活動を共有することができる。
- 子供の時からの良い生活習慣形成に役立ち，悪い生活習慣に対抗する。
- 高齢者では，老化に関連した疾患を予防または遅延させ，QOL（生活の質）向上に役立つ。

出所：U. S. Department of Health and Human Services 1996 Physical activity and health : A report of the surgeon general.（内藤義彦 2001 身体活動・運動 多田羅浩三（編） 健康日本21推進ガイドライン ぎょうせい pp.165-186. より抜粋）

では，その心理的な効果が期待されています。とりわけ，抑うつや不安，敵意といった否定的感情の改善に効果を示します。また，ストレス反応を緩和し，顕在化することを予防します。さらに，リラクセーションの強化，セルフエスティーム[16]，QOLの向上など，心理的健康の維持・増進にも有効です。

このように，心理的健康状態が向上すると，対人関係の改善，問題行動の減少，ソーシャルサポート受容の向上など，社会心理的要因にもポジティブに影響を与えることが報告されています。

3 身体活動・運動の実践

厚生労働省は，「健康づくりのための運動指針2006――生活習慣病予防のために〈エクササイズガイド2006〉[17]」で，生活習慣病を予防し，健康づくりをするための身体活動量の目標を設定しました。身体活動は，生活活動と運動を含みます。身体活動の強さは安静時の何倍に相当するかを表すメッツ[18]という単位で示しています。また身体活動の量はエクササイズという単位で表しています。3メッツの身体活動を1時間行うと3メッツ×1時間で3エクササイズ（メッツ・時）となります。より強い身体活動ほど短い時間で1エクササイズになります。目標は，週23エクササイズ（メッツ・時）の活発な身体活動を行い，そのうち4エクササイズ以上は3メッツ以上の活発な運動を行うこととされています。活発な身体活動として，生活活動における普通歩行や軽い筋力トレーニングなどの運動が3メッツに相当します。

取り組みやすい生活習慣病予防対策としては，歩行（図4.5.1）が奨励されています。歩行は，比較的運動強度が低い持久運動である有酸素運動の中でも，身体活動の大部分を占めているため，一般的に多くの人が実行しやすく，ケガの危険性が少ないという利点があります。

留意すべき点としては，運動・身体活動の有効性とその正しい方法について理解することです。また，一人ひとりが自分の健康状態を把握し，体力水準，年齢，運動経験，ライフスタイルなどの個人差を考慮し，適切な運動強度，実施頻度を設定し，継続的に行うことが重要です。

（煙山千尋）

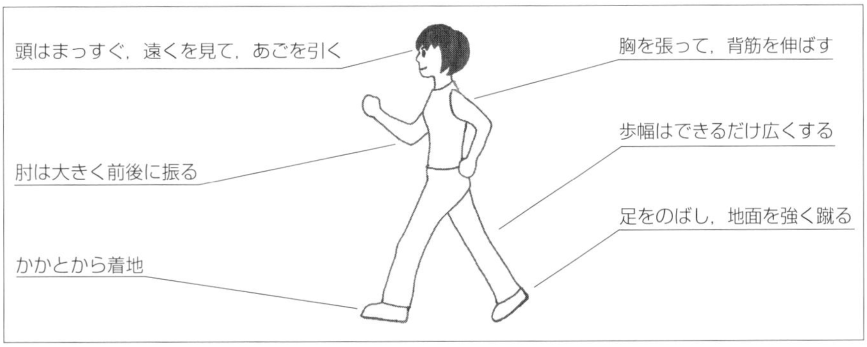

▶6　セルフエスティーム
自尊感情と訳す。自分の価値や能力，適性などに対して，自分に好意的な評価をすること。

▶7　http://www.mhlw.go.jp/bunya/kenkou/undou.html

▶8　メッツ（METs）
身体活動の強さの単位。座って安静にしている状態を1メッツとし，その何倍に相当するかを表す。生活活動としては普通歩行が3メッツ，自転車が4メッツ，階段昇降が6メッツに相当する。運動としては軽い筋力トレーニングが3メッツ，速歩が4メッツ，軽いジョギングが6メッツに相当する。

参考文献

竹中晃二　2003　運動と心のストレス――運動が果たすストレス対処効果　竹宮隆・下光輝一（編）　運動とストレス科学　杏林書院　pp.171-183.

健康・体力づくり事業財団　2001　健康運動実践指導者用テキスト――健康運動指導の手引き　改訂第3版　南江堂

サリス，J.F.・オーウェン，N.　竹中晃二（監訳）2000　身体活動と行動医学――アクティブ・スタイルを目指して　北大路書房

図4.5.1　理想的な歩行のフォーム

頭はまっすぐ，遠くを見て，あごを引く
胸を張って，背筋を伸ばす
肘は大きく前後に振る
歩幅はできるだけ広くする
足をのばし，地面を強く蹴る
かかとから着地

出所：厚生労働省「健康づくりのための運動指針2006」を一部改変

IV 健康行動と生活習慣

6 肥満

1 肥満とは

厚生労働省による平成21年国民健康・栄養調査結果の概要によれば、成人全体の肥満者の割合は、男性が30.5%、女性が20.8%であると報告されています。「健康日本21」（コラム3参照）の目標値には20-60代の男性肥満者を15%以下にすること、40-60代女性の肥満者を20%以下にすることが挙げられていますが、男性肥満者の推移は増加傾向をたどり、目標値に届いていません。女性の肥満者は減少傾向を示していますが、目標は達成されていません（図4.6.1参照）。

ところで、「肥満」とはどういう状態をいうのでしょうか。肥満とは「体脂肪が必要以上に多く蓄積された状態」といえます。体脂肪がどれだけ体に蓄積しているかを示す体脂肪率によって肥満の判定が行われますが、現在は男性で20%、女性で30%以上の体脂肪率の状態を肥満と呼んでいます。しかし、体脂肪率を直接測るのは難しいのでBMIを肥満の判定に用いるのが一般的です。日本肥満学会ではBMI25以上を肥満としており、さらに肥満を4段階に分けています（表4.6.1参照）。肥満の原因としては、高カロリーの食事と運動不足によるカロリー収支のアンバランス（摂取カロリー＞消費カロリー）がまず挙げられますが、遺伝的要因も指摘されています。

2 なぜ肥満は問題なのか

これまでの多くの研究から、肥満は生活習慣病を始め、さまざまな病気を引

▶1 **BMI**
「Body Mass Index（ボディ・マス・インデックス）」。国際的な体格の判定方法。算出方法は、体重（kg）を身長（m）の2乗で割る。

▶2 日本肥満学会肥満症診断基準検討委員会 2000 新しい肥満の判定と肥満症の診断基準 肥満研究, 6 (1), 18-28.

▶3 **肥満症**
BMI25以上の肥満者のうち、肥満に起因または関連する健康障害を合併しているか合併が予測され、減量が必要な病態である場合、肥満症と診断される。肥満に関連する健康障害には、2型糖尿病、高血圧、脳梗塞、脂肪肝などが含まれる。

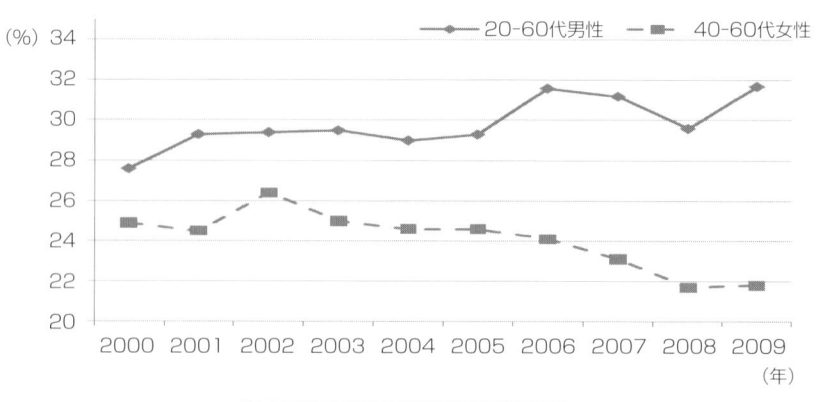

図4.6.1 肥満者の割合の年次推移

出所：厚生労働省「平成21年国民健康・栄養調査」より作図

き起こす「危険因子」であることがわかっています。たとえば，2型糖尿病は肥満との関連が指摘されており，肥満の人は普通体重の人に比べて，インスリンのブドウ糖（血糖）分解能力が低下していることが明らかになっています。また，肥満は「脂肪という名の荷物」を抱えている状態ですから，階段の昇り降りなどの際に関節にかかる負担は大きく，その結果腰痛を引き起こしたり，関節が変形したりします。その他にも脳梗塞，冠動脈疾患，睡眠時無呼吸症候群，月経異常などの危険因子となっており，肥満はさまざまな病気を引き起こす要因なのです。

表4.6.1　肥満の判定基準（日本肥満学会）

BMI	判定	WHO基準
18.5未満	低体重	Underweight
18.5以上25未満	普通体重	Normal range
25以上30未満	肥満（1度）	Preobese
30以上35未満	肥満（2度）	Obese class Ⅰ
35以上40未満	肥満（3度）	Obese class Ⅱ
40以上	肥満（4度）	Obese class Ⅲ

出所：松澤佑次・井上修二・池田義雄・坂田利家・齋藤康・佐藤祐造・白井厚治・大野誠・宮崎滋・徳永勝人・深川光司・山之内国男・中村正　2000　新しい肥満の判定と肥満症の診断基準　肥満研究，6，18-28．

❸ 肥満を解消するには

このように肥満は私たちの健康にとって非常に大きな問題です。そのため，さまざまな肥満解消のための取組みが考え出されてきました。しかし，肥満解消はなかなか難しく，どのような方法を用いたとしても，体重を減らし，5年以上その状態を維持している人は5％ほどしかいない，と言われています。肥満予防教育や適切な食習慣，運動習慣の形成などによって，適正体重を維持し，肥満を防ぐということがまず大事です。

肥満の状態にある人が体重を減少させるためには行動療法や認知行動療法といった方法が有効であるとされています。これらの方法では，①現在の状態（体重，BMI，食習慣，運動習慣）の把握，②具体的な目標の設定（例：1年後の体重を〇〇kgにする），③食事（摂取カロリーの制限）および運動（消費カロリーの増大），④定期的なチェック（例：決められた日に体重測定を行う），といった手続きを基本として，それぞれのケースに応じたさまざまな技法（表4.6.2参照）を用いて体重の減少を図ります。まずは現状を把握して，問題のある生活習慣を改善する，というのが肥満解消の基本的枠組みになります。

なお，肥満解消に向けての取り組みを行う際にはいくつかの注意があります。それは，①減量の必要性をきちんと認識する（意義・目的の明確化），②食事の改善と運動の両方を行う（片方だけではあまり効果が期待できない），③ゆっくりではあるが確実な減量を心がける（半年で10％程度），④長期間にわたって遂行可能な内容（食事管理・運動）にする，といったものです。これらの点に注意しながら，無理のない計画を立てて体重を減少させることが挫折を防ぐ意味でも重要になります。

（岸　太一）

表4.6.2　肥満解消の技法例（一部）

名称	具体的内容の例
オペラント強化	体重が減少したらゲームができる
自己監視	毎日の食事，運動，体重の記録をつける
反応妨害法	食べたくなったときに食事以外の行動をとる（読書，軽い運動など）
ソーシャルサポート	低カロリーの食事を作ってもらう，一緒に運動をする
刺激統制法	必要なとき以外にはスーパーやコンビニに行かない

Ⅳ 健康行動と生活習慣

7 薬　物

▷1　特定保健用食品
身体の生理学的機能などに影響を与える保健機能成分を含み，食生活において特定の保健の目的で摂取するものに対し，その摂取により，当該保健の目的が期待できる旨の表示をする食品とされている。

▷2　特定保健用食品《トクホ》のマーク
厚生労働省が食品に健康への効用を示す表現を具体的に表示することを許可する制度で，世界ではじめての試みである。

▷3　栄養機能食品

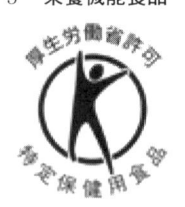

身体の健全な成長，発達，健康の維持に必要な栄養成分（ミネラル，ビタミン等）の補給・補完を目的としたもので，高齢化や食生活の乱れにより，通常の食生活を行うことが難しく，1日に必要な栄養成分を摂取できない場合等に，栄養成分の補給の目的で摂取する食品。

▷4　サプリメントアドバイザー
消費者にサプリメントに関する適切な情報を提供する目的で，日本臨床栄養協会は，日本サプリメントアドバイザー認定機構を設立し，2002年より認定試験が行われている。

1　薬物とは

　薬物とは，薬理作用を有する自然界にある薬草などの物質と化学的に生成された物質を意味します。今日では薬物は使用目的により2通りの意味で使用されています。疾病の治療，予防と診断に用いられる物質は医薬品と呼ばれます。もう一つの意味は，幻覚などの作用を求めて使用される人体に有害である物質です。健康に有害な薬物の使用防止に向けた検討は，重要な課題です。

2　医薬品と保健機能食品と一般食品の区分

　経口的に摂取されるものは，食品安全基本法第2条によって医薬品と食品に分けられます。医薬品は医薬品，医療機器等の品質，有効性及び安全性の確保等に関する法律によって定義されています。健康食品（サプリメント，健康補助食品，栄養補助食品など）という用語は行政用語としては定義されていません。業者独自の判断で，健康食品と称して販売されている食品の中には，過剰広告，健康被害などの問題があります。このため，2001年4月には保健機能食品制度が作られ，医薬品と一般食品の間に，保健機能食品という区分が設けられました。保健機能食品は法令上で定義された食品です。保健機能食品は特定保健用食品（「ヘルシア緑茶」など）と栄養機能食品（「マルチビタミン」など）の2つに分けられます。2002年2月には，保健機能食品やいわゆる健康食品について，消費者に適切に情報を提供し，消費者が気軽に相談できる者の養成に関する基本的な考え方がまとめられました。現時点での相談窓口としては，（財）日本健康・栄養食品協会が養成している食品保健指導士及び日本臨床栄養協会が養成しているサプリメントアドバイザーなどがあります。

3　脱法ドラッグ

　わが国では，薬物の乱用に対し「あへん法」，「麻薬及び向精神薬取締法」，「大麻取締法」，「覚せい剤取締法」により規制が行われています。これらの規制薬物などの構造を一部変換したり，使用目的を芳香剤，クリーナーなどと偽ったりして法の規制を逃れている薬物（ドラッグ）があります。このような新たなドラッグに関しては成分分析が追いつかず，所持や使用は禁止されていません。このため合法ドラッグと称して販売されています。しかし，実体の有

IV-7 薬　物

害性や販売方法の違法性から厚生労働省は脱法ドラッグと呼んでいます。脱法ドラッグは，輸入雑貨店，アダルトグッズショップ，インターネットを利用して販売されています。これらのドラッグを使用したときに，急性薬物中毒，薬物依存，フラッシュバック，社会的犯罪への関与が生じる可能性があります。

❹ 違法薬物使用状況

2009年の薬物使用に関する全国民調査（図4.7.1）によれば，違法薬物使用への生涯被誘惑率（これまでに1回でも誘われたことのある者の率）は6.4％となっており，有機溶剤，大麻，覚せい剤，コカイン，ヘロイン，MDMA いずれかの生涯経験率は2.9％，約270万人を示しています。年代別では30代の経験率の高さが目立ちます。2007年の調査結果と比較して，大麻が増加し，その他はほぼ横ばいとなっています。経験率の高い順は，有機溶剤＞大麻＞覚せい剤＞MDMA となっています。生涯誘惑率も同じ順です。乱用状況は，従来の有機溶剤優位型から大麻優位の欧米型に変化してきていることが示唆されています。

予防として，全国で違法ドラッグ使用の防止のための講演活動が行われています。防止には，早期からの啓蒙が重要といえます。治療には，認知行動療法が有効であるといわれています。

（平林栄一）

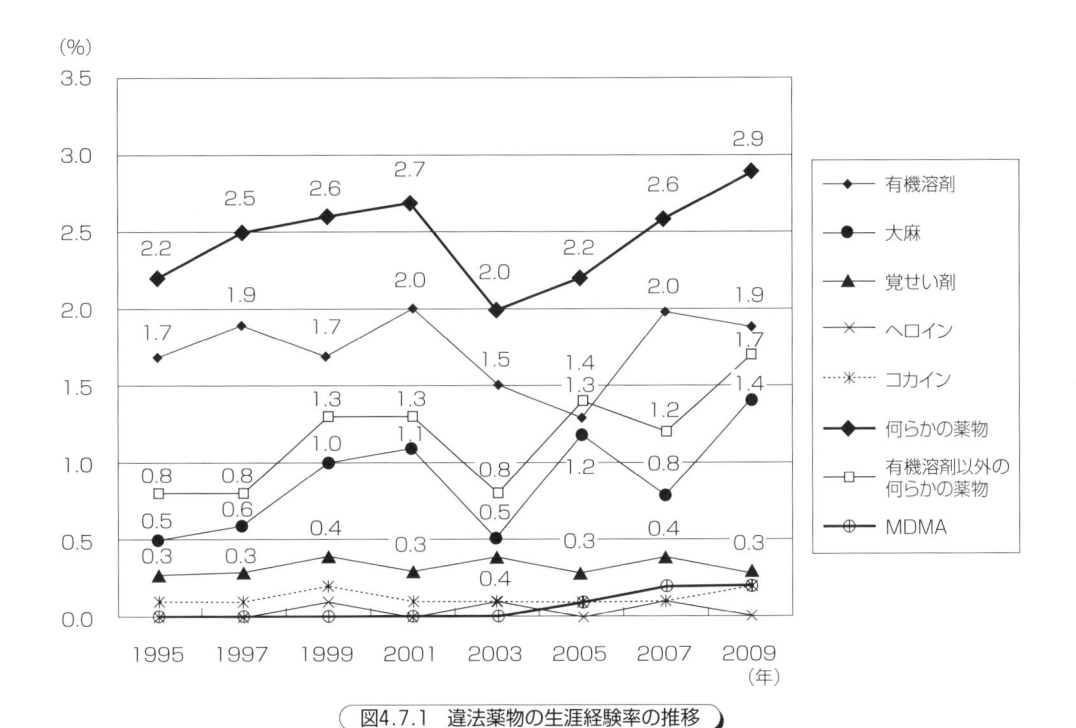

図4.7.1　違法薬物の生涯経験率の推移

（注）全国の15～64歳（2007年以前は65歳以上も）が対象。男女，年齢別に地区ごとに補正した値。生涯経験率とはこれまでに1回でも乱用したことのある者の率（違法薬物の使用を乱用という）。有機溶剤（シンナー，トルエン），大麻（マリファナ，ハシッシ），覚せい剤（ヒロポン，シャブ，エス，スピード），コカイン（クラック），MDMA（エクスタシー，エックス）。カッコ内は別名の例。

出所：国立精神・神経医療研究センター精神保健研究所平成21年度厚生労働科学研究費補助金分担研究報告書「薬物使用に関する全国住民調査（2009年）」

コラム8

健康と笑い

1 笑いと健康——言い習わしを科学する

　笑いは，本来劣位ザルが優位ザルに示す恐れの表情から進化し，別の文脈で繰り返し使われることで，挨拶の意味を込めた親和の表情という新しいメッセージが生成したものという見解が示されています。

　「笑う門には福来る」「笑い顔には矢は立たず」の言い習わしがあるように，笑いは未来を期待する姿勢や人間関係の円滑な対応に役立っています。体験知である笑いの効用が，今日科学的に解明されようとしています。

2 笑いの医学的効用と心理・社会的効用

　笑いの効用は，精神神経免疫学や精神腫瘍学などの医学領域において研究・実証されています。医学的効用には，①がんを抑制するナチュラルキラー細胞（NK細胞）を活性化させる，②リュウマチの炎症を悪化させる物質を抑制し，炎症を抑える物質を増加させる，③糖尿病患者の血糖値を抑制する，④唾液に含まれるストレスホルモンを減少させる，⑤アレルギー反応を抑制する，⑥脳の活性を促す，⑦ストレス情報の神経遮断，⑧疲労を軽減する，などの報告があります。

　心理・社会的効用は，即時的には緊張，混乱，抑うつといった不快な気分を軽減し，長期的には認知を切り替えて楽天的な見方を育てます。また，対人距離を縮め，社会的相互作用を促進する効果もみられます。このことから，親しい人と笑いあうことは，①がんにかかりやすいパーソナリティーの人の疾病予防に有効である，②治療に有害な感情を軽減する，③病の渦中にあっても有益な心の在り方を学ぶ再学習の場に役立つ，④実際，笑いを取り入れたところ教育プログラムを短縮することができた，などの報告があります。

3 顔は内臓頭蓋

　表情や顔色は，心身の健康状態を把握する基礎診断の情報として役立ちます。顔は解剖学用語で内臓頭蓋（さいちょう）と呼ばれ，そのほとんどが鰓腸の呼吸内臓系に存在する内臓系筋肉（平滑筋）でできており，それに付随する体壁系筋肉からなっています。したがって顔は，内臓系臓器と体壁系臓器が合体する唯一の場で，高次な臓器となっています。その証に顔は内科・外科・精神神経科診断の基本指標となっており，個人の状態や在り様と深く関わっている臓器です。また，情動や感情の様子を映し出すため「感情の座」とも呼ばれています。顔は健康状態を物語るにとどまらず，心の在り方をつねに表情に反映させ，生き方にも影響を与える可能性を秘めています。ポジティブ情動の表出（ほほ笑みと笑い）が健康によいという仮説は，顔もしくは表情表出機能が，諸臓器と密接に関連しているためと考えられます。ホリスティック医療が注目されるようになって，心（感情）のもち方，情動（体）の健康に対する役割が重視されています。顔はこれを実証する格別の臓器であり，顔や表情表出の研究は「心身におよぼす表情の機能」の解明を目指す心理学のテーマになると思われます。

4　健康な笑い

東洋には古くから「笑い声に力を感じられない者は心を病んでおり，喜び（笑い）過ぎる者は心を破る」（陰陽五行説）と，表情と声との調和によって身心全体の調和を診る考え方があります。わが国の祭事にも大きな笑いと大きな声を調和させる伝統が各地に引き継がれています（例：山口県防府市「笑い講」，和歌山県川辺町「笑い祭」）。

また，インドで考案された，笑いとヨガの呼吸法を組みあわせた健康のための運動法「笑いヨガ」などの普及活動も行われており，不安の軽減，気分の改善，ストレス反応の改善といった効果が検証されています。[3]

5　笑いの心理的研究法

「あえて笑う」ことの効用を，ジェイムス（James, W.）[4]は心理学的に検討しました。身体的反応が情動体験をひきおこすと考えるジェイムス説では，笑うことではじめて前向きな気分が形成されると説明できます。笑いは，愉快な状況に遭遇したとき，体で感じ（無意志的反射）心で味わう（意志的反応）もので，身心の健康につながっています。春木[5]は，医学的観点から顔の意義を主張した西原[6]と異なり，状況に対してヒトは身心相即の反応を示すとして，反応系に係る新しい解釈を提言しています。

人が笑っている状態を観察すると，笑いは呼吸，筋反応，表情（笑い），姿勢，音声の全体から喜びの実感（体験）を創り出すことが読み取れます。

心理学研究に，この新しい解釈の波及することが期待されています。

6　拈華微笑，呵呵大笑

対自的効果という側面から，ほほ笑みと笑いの表情が見直されています。これらのポジティブ情動は，ネガティブ情動に対処する力をもちます。健康で満足した状態にあるときには，とくに健康のことを意識しません。ほほ笑みと笑いは，それが表出できないネガティブな状態のときにこそ重要な役割をもちます。

ストレスフルな日常に見せるほほ笑みや笑いは，ストレスを避けるためのものではありません。ほほ笑みや笑いは，ストレスフルな日常を受け入れてこそ，すなわち困難な状況や自己を超えていく意志を自覚することにより，人が人間的に磨かれていくプロセスそのものを物語るものなのです。

ストレスフルな社会で生活するには，「より健康な心を育む」という命題があります。健康心理学はその命題に対して，その土地・土地に根付いてきた文化的思考法や健康法に新しい意味を見出す努力を始めています。言葉を使わずに心から心に伝える拈華微笑（ねんげみしょう）と表現されるコミュニケーションのあり方や，人生への問や不可思議な現象に対して自分自身を越えて笑う呵呵大笑（かかたいしょう）と表現される術が古来から伝えられています。笑顔は正しい情動（感情）の姿勢であり，笑いはどのような苦楽をも越えていこうとする人間の意志力であり自己形成であるといえます。

（須永久惠）

▷1　金沢創・松沢哲郎　1992　まなざしとほほえみ――表情のメタメッセージ仮説　言語，21(1)，60-66.
▷2　高下保幸　1977　「求菩提わらい講」の健康づくり活動について　明治生命厚生事業団第3回健康文化研究助成論文集　pp.75-84.
▷3　福島裕人　2008　ラフター（笑い）ヨガの効果に関する基礎的研究　笑い学研究，15，56-63.
▷4　James, W. 1884 What is an emotion. *Mind*, 9, 188-205.
▷5　春木豊　2006　生き生きとした身体とは何か　桜美林シナジー，6，15-28.
▷6　西原克成　1994　顔とはなにか？――脊椎動物の基本体制と顔面頭蓋の器官特性について　第2回顎顔面バイオメカニクス学会講演論文集

コラム9

足下から現代人の健康を知る

1 蝕まれている現代人

　厚生労働省の発表による2009年度の国民の平均寿命は，女性86.44歳，男性79.59歳で，女性は世界1位，男性はカタール，香港，アイスランド，スイスに次いで世界5位の長寿国になっています。そこで，深刻な問題が高齢者の健康です。長寿を全うしてはいるものの，虚弱高齢者，認知症高齢者，寝たきり高齢者など，介護を要する高齢者が増え，この先さらに増加するといわれています。これは，自立生活のできる健康的な高齢者が年々減少し，長寿国日本とは裏腹な現象が起き始めてきています。

　さらに深刻な問題は，成長期にある子どもたちや若者たちに起きている「幼衰現象」と「早老現象」です。幼衰現象とは，朝，昼，夜の外気温の変化に対応できない体温調節機能の低下や低体温，転んでも手が出ずに顔面から落ちてしまう防衛反応の低下など，成長過程の幼児期に身につかなければならない機能が備わらなくなってきていることです。また，大学生には，肩こり，腰痛，高血圧症などの障害が多発し，健康調査を行ったところ健康と答えた学生は，わずか24.6%でした。

　中でも多かった症状は，人間の宿命病といわれ，起立筋の低下によって起こる慢性腰痛症です。若者たちの年代は，生涯の中でもっとも身体機能が充実してなければならない時期なのです。ところが，現代の若者たちには，老化と思われる「早老現象」が起きはじめているのです。さらに深刻な問題は，重心位置の踵寄りの後退です。ここ半世紀の重心位置の変化をみると，1960年が48%，1996年に筆者が行った調査では39%と，さらに踵寄りに後退していました（図C9.1）。人がもっとも安定して立てる位置は踵から50%，そして立っていられる限界が35%です。年々後退してきている重心位置の変化は，「将来，人は立てなくなる」こ

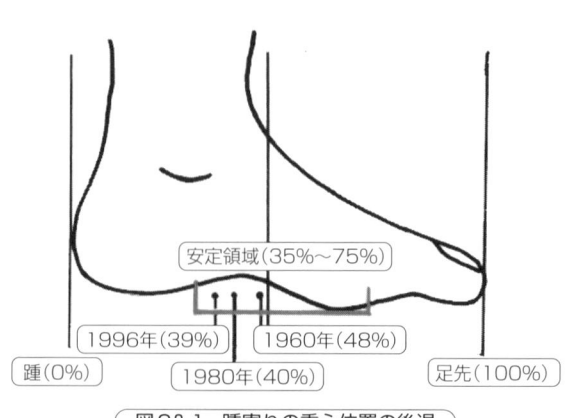

図C9.1　踵寄りの重心位置の後退

とを意味しているような気がします。

平均寿命の数字から考えれば，日本人はまさに健康そのもののように思えます。しかし，真の健康という視点から考えると，決してそうとは言い切れない。それが，子どもたちの幼衰現象や若者たちの早老現象であり，要介護の高齢者などの健康問題，そして年々後退してきている重心位置の変化です。

この深刻な現代人の実態は，まさに「蝕まれている現代人」を象徴しているかのように思えてなりません。

2　健康づくりは足づくりと自然との共存から

「蝕まれている現代人」という現状も，私たちが今，科学の発達による恩恵を当たりまえのように受け入れ過ぎているところに問題があると考えられます。

健康で生涯を全うしたいという気持ちは，人類の目標であり願いでもあります。そして，この現状を打破し健康を取りもどすためには，「人間本来の姿」を取りもどす必要があるような気がします。その姿とは，地上に現存する生物の中で唯一人間だけが有する「歩く」という行動様式です。最近，全国各地で行われているウオーキングは，まさに，「人間本来の姿」を取りもどそうとする国民の意識の高まりのような気がします。「足は第二の心臓」という言葉も，健康づくりのために日々歩いている人たちの目標として生まれた言葉です。「足は第二の心臓」，これは，歩行が血液の循環を促進することを意味しています。歩く際に踵で着地したときに細くなり，蹴り出すときに膨らむ下肢の筋肉の動きが心臓の動きに似ているところから言われるようになりました（図C9.2）。

日々足を使うことは健康づくりのために欠かせないものです。そして，同じように大切なのが自然界と関わる生活です。それは，人も自然界の産物であるからです。総体的発生という地球レベルでの動物の進化過程と動物個々の成長をあらわした個体的発生過程とを対比してみると，そのことがより理解できます。地上にはじめて出現した生物が微生物，それから魚類，両生類，爬虫類，哺乳類，霊長類，類人猿，そしてもっとも新しい生物が人類です。それに対し，個体的発生過程で人間の成長をみると，はじめに受精卵という生命の誕生，胎児として母親のお腹の中で10ヵ月間成長し，出産によって地上に誕生します。その後，二足で立ち歩くまでには，這う，膝と腕を立てて動き廻り，そしてつかまり立ちなど行動の変化がみられます。そこで，双方の進化過程を対比させると，微生物と受精卵，魚類と胎児は水中と羊水という環境の中での生息，水中と大地で生息する両生類は赤ちゃんの誕生，爬虫類や哺乳類の動きは乳児の動作，霊長類は乳児のつかまり立ち，そして二足直立へと成長をみせます。さらに，裏付けとして猿と人間の足の形状からも理解できます。猿と胎児の足の骨構造は，まったく同じ形になっています。「猿は人間の先祖」という言葉も，納得できます。

私たちは今，恵まれすぎた生活環境の中で，知らず知らずのうちに蝕まれてきています。失いかけている健康を取りもどすためには，足を使い自然と共存する生活環境づくりの第一歩を踏み出す必要があるような気がしてなりません。

（阿久根英昭）

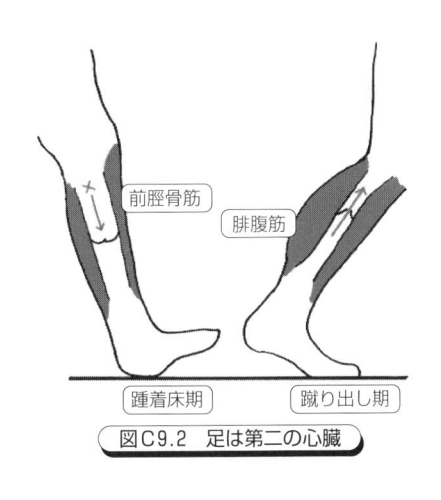

図C9.2　足は第二の心臓
前脛骨筋／腓腹筋／踵着床期／蹴り出し期

V 健康心理カウンセリング

1 健康心理カウンセリング

1 健康心理カウンセリングとは

健康心理学の目的である病気の予防，健康の回復・維持・増進を達成できるように援助するために行われる予防的・臨床的活動を健康心理カウンセリングと呼んでいます。とくに個人の好ましい健康的行動傾向やポジティブな側面に焦点をあて，その発展，強化を手助けしていきます。

2 健康心理カウンセリングの役割

健康心理カウンセリングの役割には以下のようなものが考えられます。
①教育的役割：健康を維持・向上するために必要な情報を提供する。
②予防的役割：対象者の生活習慣の状況への気づきと改善を促し，健康リスクの高い行動をとらないように予防し，疾病の発症を予防する。
③治療的役割：健康問題の改善を促進し，QOLを向上させる。
④創造的役割：目標達成にむけて対象者のスキルや知識の獲得を促す。

3 健康心理カウンセリングの理論と方法

健康心理カウンセリングの理論と方法は，心理療法と同様，一つに定まってはいません。健康心理専門家それぞれの人間観や，基本とする理論的背景などにより，用いられる方法も異なってきます。これまでの健康心理学で用いられている代表的なカウンセリング法は，来談者中心療法，行動療法，認知行動療法，自律訓練法などです。呼吸法や太極拳などのボディーワークも多く活用されます。学術的研究はまだ進んでいませんが，コーチング心理学の諸技法なども活用されています。適切なライフスタイルの獲得や修正を目的とする場合，行動科学に基づくカウンセリング法が中心になります。

4 健康心理カウンセリングの対象

臨床心理学におけるカウンセリングと異なり，健康心理カウンセリングでは，生活習慣病の予防，ストレスマネジメント，生産性の向上やキャリアアップなどの疾病予防や健康の維持・増進などが中心になり，がんや糖尿病などの身体疾患や社会経済的環境の変化に伴う心理的不適応の改善と予防なども対象となります。対象となる具体的課題には，喫煙，飲酒，食行動，運動，睡眠，休養，

▶1 コーチング心理学
コーチングは，近年，アメリカ，ヨーロッパ，オーストラリア，そしてアジアのビジネス分野で急速に発展している心理学的介入法であるが，その多くは基盤とする理論的背景を有さずに，実践の中から有効性の高いものを抽出し，活用するという実践的意味合いが強かった。最近になって英国を中心としたヨーロッパの心理学会で，エビデンスに基づき理論的背景をもった学問領域としようという活動が活発になり，コーチングがたんなるビジネスツールではなく学術的基盤を有する研究領域へと変化しつつある。

適切な体重コントロールなど望ましい健康行動の獲得，性感染症や危険運転などリスク行動の回避や改善などです。対象者としては，がんや糖尿病，冠動脈心臓疾患など何らかの身体的疾患を有する患者や疼痛を有する患者，勤労者，退職予定者，高齢者などストレスマネジメントや生きがいの再構成が必要とされると予測される集団などが対象となります。

これらの問題はこれまでも保健領域で扱われてきた問題ですが，生活習慣を変えることはきわめて困難であり，心理学の観点を導入することでより改善のための効果的な援助が実施できるようになります。

5 健康心理カウンセリングのプロセス

どのように健康心理カウンセリングを進めていくかは，個々の対象者によって変化します。大まかなプロセスは以下のようです。これらのプロセスは対象者と協同して作業を進めることが重要です。

①健康心理アセスメントを行い，対象者の問題とニーズの把握を行います。面接や心理検査，生活習慣に関するセルフモニタリング▶2などを実施します。

②問題生起のメカニズムに関する仮説を設定します。問題の解決や希望の行動が実行できていない原因，障害になっていることは何かを総合的に考えます。

③問題解決，目標達成のためにどのようなアプローチをするか選択・決定します。対象者の目標達成にもっとも適切な方法・技法を選択します。しかし，そこには担当するカウンセラーの実施可能な方法・技法という限界があります。

④目標行動の設定を行います。達成したい目標をスモールステップに分割し，少し努力すると達成できるような目標が望ましいでしょう。実行の効力感▶3なども評価しておくとよいでしょう。

⑤対象者のもつリソースの確認を行います。これまでの経験や知識，人間関係や環境など目標達成に役立つリソースを確認して，対象者の気づきを高め，活用できるようにします。

⑥実行のサポートを行い，必要に応じ目標行動を修正していきます。実行の意図や実施を十分賞賛することが大事です。最終的にはセルフコントロールできるようにしていきます。

これらのプロセスは個人によって繰り返されたり，戻ったりすることもあるでしょう。全体を通じ動機づけのコントロールに配慮します。対象者の動機づけが高すぎれば緊張感を伴い失敗しやすくなるでしょうし，低すぎても実行できないでしょう。対象者にとって実行そのものが喜びになる，あるいは実行によってなんらかの喜びが得られるなどの工夫があることが望ましいでしょう。

（石川利江）

▶2　**セルフモニタリング**
自己監視法，自己観察法とも呼ばれる。自分自身の問題や課題とされている行動を自分で観察し，記録する。自分の行動を意識的に見直すことで，目標への動機づけやこれまで意識できていなかった行動生起過程が明確になり，治療へとつながる。

▶3　Ⅰ-10参照。

参考文献

佐々木雄二　2002　健康心理カウンセリングの概説　実務教育出版

春木豊・森和代・石川利江・鈴木平（編）　2007　健康の心理学　サイエンス社

日本健康心理学会（編）　2002　健康心理学概論　実務教育出版

V 健康心理カウンセリング

2 認知行動療法

1 認知行動療法の歴史

認知行動療法は、さまざまな心理療法の中で、もっとも優れた効果性をもつことが確認されている心理療法です。丹野によれば、欧米の多くの国で、臨床心理士資格を得るための必要条件として、認知行動療法が行えることが義務づけられています。認知行動療法は、心理療法のグローバルスタンダードとなっているのです。とくにうつや不安といった感情の問題に対しては、薬物療法と比較して効果的であることを示す研究や、再発率が低い、副作用が少ないといった利点を示す研究も増えています。

認知行動療法の名前の由来は複雑です。なぜなら、「行動療法の父」と呼ばれるアイゼンク（Eysenck, H.）が、認知行動療法の前身である行動療法を次のように定義したためです。「行動療法とは、実験的に確立された原理や手続きに基づいて、不適応な習慣的行動を良い方向に変化させる一群の治療技法およびその背景をなす学問体系をいう」。この当時、実験的に確立された原理といえば、行動（学習）理論しかなかったため、この定義は必然的に行動療法を意味することとなっていましたが、その後、認知理論の実証的研究が進むにつれて、認知理論に基づく認知療法もこの定義にあてはまるようになりました。そのため、行動理論を認知的側面に応用した行動療法と、認知理論に基づく科学的心理療法が、いずれも認知行動療法と呼ばれるようになったのです。行動療法の説明は V-8 にゆずるとして、ここでは、認知面を重視した認知行動療法について解説します。

2 認知行動療法の発展

認知療法は、ベック（Beck, A.T.）と、エリス（Ellis, A.）という2人の先駆者により形作られました。ベックは精神科医としてうつ病者と接するうちに、うつ病者の語る内容に特徴的なネガティブな思考があることに気づきました。そして、失敗した出来事がうつ病をもたらすのではなく、うつ病者特有の認知が症状をもたらすことを定式化し、このモデルに基づく治療法を認知療法と命名したのです（図5.2.1参照）。ほぼ同時期、作家でもあり心理療法家でもあるエリスが、論理療法を開発しました。論理療法の治療モデルは、ベックのモデルとほぼ同様でしたが、エリスはこのモデルをよりわかりやすい形で売り出しま

▶1 丹野義彦 2001 エビデンス臨床心理学——認知行動理論の最前線 日本評論社

▶2 Mitte, K. 2005 A meta-analysis of the efficacy of psycho- and pharmacotherapy in panic disorder with and without agoraphobia. *Journal of Affective Disorders*, 88, 27-45.

▶3 Segal, Z. V., Williams, J.M.G., & Teasdale, J. D. 2002 *Mindfulness-based cognitive therapy for depression : A new approach to preventing relapse.* New York : Guilford.

▶4 Eysenck, H.J. 1959 Learning theory and behavior therapy. *Journal of Mental Science*, 105, 61-75.

▶5 Beck, A. T. 1967 *Cognitive therapy and the emotional disorders.* New York : Meridian.（大野 裕（訳） 1990 認知療法——精神療法の新しい発展 岩崎学術出版社）

▶6 Ellis, A. 1962 *A Reason and emotion in psychotherapy.* New York : Lyle Stuart Press.

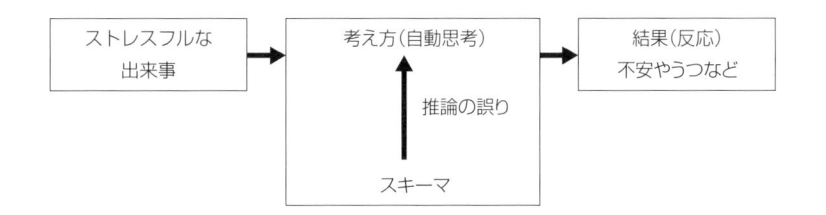

```
ストレスフルな      考え方(自動思考)      結果(反応)
出来事      →                  →    不安やうつなど
                       ↑
                    推論の誤り
                    スキーマ
```

図5.2.1 ベックの認知理論

した。引き金となる出来事（Activating event）に対する考え方（Belief）が，結果としてのうつ病を引き起こす（Consequence）と考え，それぞれの頭文字をとって，「ABCモデル」と名付けたのです。このわかりやすさがうけ，認知を媒介とした治療モデルは一気に有名になりました。

しかし，認知療法の治療原理の説明は，ラザルス（Lazarus, R.）やバンデューラ（Bandura, A.）といった，その後登場した多くの社会的認知研究者により行われました。さらに，認知理論が実験的に確立された原理として認められるようになると，従来行動療法だけ用いていた臨床家が，認知療法の技法を用いて治療を行うようになります。こうした融合的な認知行動療法の旗手が，マイケンバウム（Meichenbaum, D.H.）です。彼は，クライエントの症状に合わせて行動的技法と認知的技法を組み合わせる「パッケージ療法」として，認知行動療法を紹介しました。

3 認知行動療法と認知モデル

○自動思考，スキーマ，認知の歪み

認知行動療法の発展は，ABC理論と，それに続く認知モデルの発展に由来しています。ベックの提唱した認知モデルは，Bの部分を表層と深層に分けて整理されました。そして，意識の表層を自動思考，それを生じさせるような，背景にある価値観をスキーマと命名しました。さらに彼は，自動思考が人によって特定の方向にかたよっていることに気づきました。そのような認知の偏りのパターンを，認知の歪みと呼んで列挙しました。

○症状特異的モデル

こうした認知の種類分けは，心の病の引き金としての認知を患者と一緒に検討し，変えていく際にとても役立ちました。しかし，それでもまだ，認知の「何を変えればいいのか」と問われると，ABCだけでは心許ないことも事実でした。

これを大きく躍進させたのが，クラーク（Clark, D.M.）を中心とするイギリスの認知療法家たちの働きでした。クラークたちは，自動思考をさらに詳細に検討し，症状を直接もたらすキーとなる特徴的な考え方や行動を症状ごとに特定した，症状特異的モデルを次々と発表しました。

▷7 ラザルス（Lazarus, R.）
ストレス刺激に対する一次的評価（その刺激が脅威か否かの判断），二次的評価（脅威に対して自分が対処可能か否かの判断）がストレス反応を決定することを示す，ストレスの認知的評価理論を提案した（Lazarus & Folkman, 1984）。

▷8 バンデューラ（Bandura, A.）
行動の直接的観察も遂行もなく学習が成立するメカニズムを説明した観察学習（Bandura, 1963）の提唱者。観察学習も含めて，人の行動を決定する要因として自己効力感を提唱した社会的学習理論（1971）でも有名。

▷9 マイケンバウム（Meichenbaum, D.H.）
1977年に，みずからの言葉で自身を制御する自己教示訓練を発表。1985年には，これを中核にして，行動的技法と認知的技法を融合して用いるストレス免疫訓練を考案し，統合型認知行動療法の意義を主張した。

▷10 自動思考
たとえば，先輩に叱られて落ち込んでいるとき，「いっつも俺は失敗ばかりだ」とネガティブな思考がふっと頭をよぎる。このように，考えようと思っているわけではないにもかかわらず，自動的に頭に浮かんでしまう思考やイメージのことを，自動思考とよぶ。

▷11 スキーマ
たとえば，「自分は価値のない人間だ」という価値観を普段からもっていることで，ちょっとした失敗の際にネガティブな思考が自動的に生じてしまう。こうした背景にある価値観を，ベックは認知心理学用語からスキーマと命名した。

▷12 認知の歪み
「いっつも俺は失敗ばかりだ」という考えは，1回の

V 健康心理カウンセリング

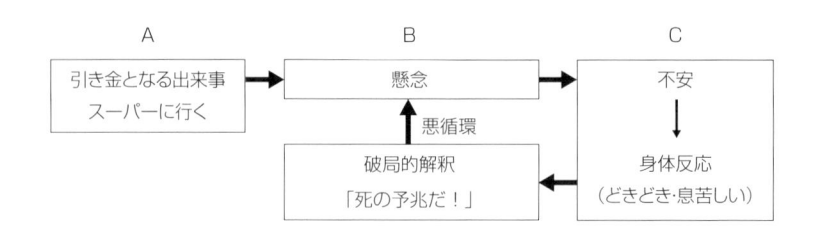

```
   A              B              C
┌─────────┐   ┌─────┐      ┌─────────┐
│引き金となる│→ │懸念 │  →   │不安     │
│出来事    │   │     │      │ ↓       │
│スーパーに行く│  └─────┘      │身体反応  │
└─────────┘     ↑  悪循環    │(どきどき・息苦しい)│
              ┌─────────┐   └─────────┘
              │破局的解釈 │←─────
              │「死の予兆だ！」│
              └─────────┘
```

図5.2.2　パニック発作の認知モデル

出所：Clark, 1986を基に筆者作成

たとえば，パニック障害の認知モデルを見てみましょう。図5.2.2を御覧下さい。ある場所（スーパーなど）に行ったとき（A），なんとなく嫌な感じがあり（B），不安が生じます（C）。不安は感情だけでなく，ドキドキや息苦しさなどの身体症状を伴いますが，このとき，この身体症状を，「死の予兆だ！」と解釈すると，不安は一気に増大し，それに伴う身体反応はより強くなり，死の解釈はより確信度を増して……という悪循環が生じます。パニック発作のきっかけは，じつは，不安反応の結果生じる過呼吸状態に他なりません。そして，この過呼吸状態を「死の予兆」と破局的に解釈することが，パニック発作を引き起こすのです。そこで，認知行動療法では，この破局的解釈が本当に正しいかどうかを確認するため，「過呼吸誘発テスト」という技法を使います。これは，深く速い呼吸を1〜2分ほど繰り返すことで人工的に過呼吸状態を作り出してもらい，その後数分の自分の変化を観察することで，「発作が起きたら死んでしまう」という破局的解釈の不当性を証明する（disconfirm）ことを目的としています。

❹ 認知行動療法の技法

これまで見てきたように，認知行動療法は，人の認知を変えることで健康を回復する心理療法です。しかし，「君のそのネガティブ思考が悪いんだよ，もっとポジティブに考えたまえ」といわれて，簡単に考え方を変えられる人がどれだけいるでしょうか。認知行動療法では，この認知の変え方についても特別な工夫を行っています。

○変えるのではなく「気づかせる」

自分自身の思考や行動が，自分自身にとって役に立っているかいないか（機能的／非機能的）を，こちらが教えるのではなく，みずから気づける環境を準備します。先に述べた，過呼吸誘発テストもその一つです。身体的感覚に対する破局的解釈が正しいかどうかを，実際に試してみるのです。このように，行動によって認知の機能性を検討する方法を「行動実験」と呼びます。また，日頃の行動を記録用紙などに書き出してみることも，気づきを促す方法です。ダイエットのために体重を記録し続けるなど，自分の思考や行動を記録して客観

失敗でこれまでのあらゆる経験が失敗であったかのように，過度に一般化されている。このような「過度な一般化」の他にも，「過大視／過小視」「すべき思考」などがある。

▶13　**パニック障害**
ドキドキ，めまい，手足のしびれといった自律神経系の症状が，10分以内に急速に強まるパニック発作を主な症状とする障害で，電車の中やスーパーなど，特定の場所に行ったときに生じる，「広場恐怖を伴うパニック発作」が典型的な例。

▶14　**パニック障害の認知モデル**
この発見を世に広めたクラークの論文は，権威ある*Behaviour Research and Therapy*誌において，1985年から2005年までの20年間でもっとも重要な論文として表彰されている。

▶15　Clark, D. M. 1986 A cognitive approach to panic. *Behaviour Research and Therapy*, **24**, 461-470.

▶16　**パニック発作に対する破局的解釈**
実際，パニック発作を経験した患者のほとんどが，パニック発作の直前に「死ぬかも知れない」「頭がおかしくなりそう」といった破局的解釈を報告する。

的に観察することを,「セルフモニタリング」と呼びます。この他にも,さまざまな技法が存在しますが,非機能的な認知に気づき,自分の中で納得できる認知に変えていくことを総じて「認知的再体制化」と呼びます。

◯「変えたくない」と思わせない

自分でも気づかないクセを指摘されたときなど,意固地になってそのクセを繰り返してしまうこともあります。指摘されると逆に変えたくなくなる心理的抵抗感の働きは,認知や行動の変容に大きな障害となります。そこで,いかに心理的抵抗感を感じさせずに治療を進めるかが,認知行動療法を成功させる秘訣になります。

その秘訣の一つとして,協力的経験主義[17]が挙げられます。介入を行う際,治療者対患者という上下の関係ではなく,共同で一つの仕事を成し遂げるチームの構成員のような関係をさす言葉です。さらに,誘導的発見の立場も重要です。こちらが答えを教えるのではなく,ヒントを出しながら答えに徐々に近づき,クライエントが答えをみずから出せるよう誘導するのです。哲学者ソクラテスが,一般庶民を啓蒙するために用いた質問による啓蒙法に例えて「ソクラテス的問答法」とも,ドラマ「刑事コロンボ」の口調になぞらえて「コロンボ技法[18]」とも呼ばれる,ヒントを出しながらの誘導法は,認知行動療法家の腕がもっとも試されるところです。

⑤ 情報処理理論と認知行動療法

近年では,認知心理学における情報処理理論[19]を取り入れることで,認知行動療法の治療原理はますます確固たるものとなっています。情報処理理論[20]では,人の認知過程をコンピュータに例えます。対人恐怖が強く,どうしても人の目が気になってしまう,というとき,この人は,情報の入力段階に問題があると考えます。人の情報入力段階の歪みは,「注意バイアス」と呼ばれます。他にも,コンピュータのハードディスクに相当するのが記憶,CPUに相当する部分が解釈・判断と呼ばれます。このようにして,人の認知機能を詳細に検討することで,認知療法はますますその効果性を高めているのです。先ほど示したクラークの認知モデルも,情報処理理論からアイデアを得ています。

人はコンピュータにけっして劣らない複雑な仕組みによって活動しています。この仕組みを理解して,正常にすることが認知行動療法に他なりません。認知行動療法に関心をもった方は,ぜひ情報処理理論もたくさん勉強してみて下さい。科学者たる者が実践家たり得るのです。

(伊藤義徳)

▷17 **協力的経験主義**
たとえば,「来週までにネガティブ思考を直すように」と指示を受けても,患者は何をどうしてよいのかもわからない。「どのようにしたらネガティブ思考を変えられるか,一緒に考えてみましょう」という横並びのスタンスで患者と関わることで,患者自身の治療への動機づけが高められる。

▷18 **コロンボ技法**
日本なら,刑事コロンボをオマージュして作成された「古畑任三郎技法」とでも呼べるかも知れない。

▷19 **情報処理理論**
情報処理理論を臨床心理学に活かした理論を紹介した邦訳本として,ウェルズ,A.・マシューズ,G. 箱田裕司・丹野義彦・津田彰(監訳)2002 心理臨床の認知心理学 培風館,サルコフスキス,P.M. 坂野雄二・岩本隆茂(監訳)1998 認知行動療法――臨床と研究の発展 金子書房などがある。

▷20 Williams, J. M. G., Watts, F.N., MacLeod, C., & Mathews, A. 1997 *Cognitive psychology and emotional disorders*. 2nd ed. Chichester : John Wiley & Sons.

Ⅴ 健康心理カウンセリング

3 マインドフルネス

▷1 Kabat-Zinn, J. 1990 *Full catastrophe living*. New York：Dell Publishing.（春木豊（訳）1993 生命力がよみがえる瞑想健康法 実務教育出版）

▷2 **モード**
人間の今の状態を作り出すシステム全体のあり方のこと。車のギアチェンジのように，あるモードのときと別のモードのときでは，システム全体が一定の方向に切り替わる。「状態」という静的な表現より能動的な表現として用いられる。

▷3 Kahneman, D. 1973 *Attention and effort*. Englewood Cliffs, NJ：Prentice-Hall.

▷4 **注意資源の配分理論**
認知心理学者のカーネマン（Kahneman, D., 1973）が提唱。たとえば，人前でスピーチをするとき，話すことを考える，聴衆の様子をうかがう，不安を抑える，時間を気にする，といった複数の行為に注意している。このとき，人は限られた注意資源をこれらの活動に配分することで，それぞれの処理を平行して行うことができるとする理論である。

▷5 **メタ認知**
認知に対する認知のこと。「自分は〜と考えている」というように，自分の思考に対する思考を意味する。

▷6 **距離を置いて気づく**
脱中心化と呼ばれ，認知療法の効果の中核としても重要視されている。詳しくは，Hayes, S.C., Follette, V.M., & Linehan, M. M. 2004 *Mindfulness and accept-*

1 マインドフルネスとは

　マインドフルネスという言葉が，日本の臨床心理学や健康心理学の分野で注目されるようになったのは，2000年をすぎてからのことです。しかし，この概念の原点は，日本でも古くからなじみのある仏教の考え方に由来します。マインドフルネスとは，「『今ここ』での経験に，評価や判断を加えることなく注意を向けること」と定義されます。そして，こうしたマインドフルなモードを獲得するための訓練を，マインドフルネストレーニングと呼びます。

2 マインドフルネスはなぜ効くのか

○ 注意のコントロール

　あなたが誰かに傷つけられて腹を立てている状態を思い起こしてください。どのような考えが頭に浮かびますか？　傷つけられたときのことを繰り返し思い出したり，「今度会ったらぶん殴ってやる！」とこの先の仕返しのことを考えたりしませんか？　感情的になり，心の「ゆとり」をなくしているとき，われわれは，えてして過去のことや未来のことにばかり気を取られて，「今ここ」の経験に注意を向けられなくなります。注意資源の配分理論によれば，人の注意資源の容量は限られています。この注意資源を，感情の処理ばかりに費やしてしまうことで，本来しなければならない活動に注意資源を配分できなくなってしまうのです。そこで，感情の処理に注意資源を奪われたときに，能動的に必要な処理に戻す能力を高めることで，心の「ゆとり」を早く回復できるようになります。

○ メタ認知的気づき

　誰かにひどいことを言われたとき，「馬鹿にされてる」といった思考がふっと頭に浮かびます。すると，怒りの感情がむくむくと頭をもたげ，「言い返してやる」など，次の思考が浮かんできます。思考が強くなると感情が強くなり，それにつられて感情が高まる。思考と感情は，お互いに影響を与えあう存在です。この相互作用を放っておくと，いつしか人は感情にのまれ，怒りで我を忘れてしまいます。うつ病や不安障害も，これと同じメカニズムで発症します。大事なことは，この相互作用にできるだけ早く「気づく」ことです。自分の中で「また『馬鹿にしている』と考えている」と，思考や気分の変化に距離を置

いて気づければ，「イライラするだけだからやめよう」と怒りの炎を消すことができます。マインドフルネストレーニングで大事なことは，「評価や判断を加えない」ことよりも，そういう状態を目指す中で，自分が評価や判断を行っていないかをモニターする能力を高めることにあります。こうした能力を，メタ認知的気づきといいます（図5.3.1参照）。

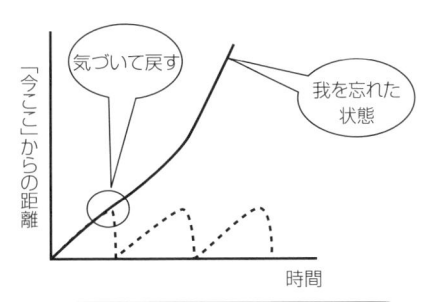

図5.3.1 マインドフルネストレーニングにおけるメタ認知的気づきの意味

③ マインドフルネストレーニング

マインドフルネストレーニングにおいて，「今ここ」での経験とは，具体的に言えば視，聴，嗅，味，触の5感から取り入れられる感覚を意味します。この本を読んでいる「今ここ」で感じられる感覚に少し注意を向けてみてください。視覚はこの本を見ているとして，どのような音が聞こえますか？　どのようなにおいがしますか？　本の手触りはいかがでしょうか？　最初はすぐに感じることができるはずです。そこから何かを考えようとする必要はありません。これを3分，5分と続けることができるでしょうか。続けるうちに，「面倒くさい」「この後どこ行こう」など，関係のない思考が頭に浮かんでくると思います。自分の感覚に注意を向け続けることは，意外と難しいものです。ですが，注意がそれることはけっして悪いことではありません。それたことに「気づく」ことができれば，それがメタ認知的気づきの訓練となります。気づいたら注意を戻す，このことを繰り返すことが，トレーニングの中核です。方法としては，瞑想，座禅，ヨーガ，ボディ・スキャンといった東洋的な修行法が用いられます。

④ マインドフルネスに基づく認知行動療法

このマインドフルネストレーニングは，「自分はダメな人間だ」という思考そのものを変えるのではなく，注意能力やメタ認知的気づきの能力といった，認知の機能を高める新しい認知行動療法といわれています。実際，マインドフルネスを取り入れた心理療法として，たとえば，うつ病の再発予防のために開発されたマインドフルネスに基づく認知療法，境界性人格障害の衝動的行動予防のために開発された弁証法的行動療法，行動理論を進化させ，まったく新しい理論に基づくアクセプタンス・コミットメント・セラピーなどがあります。いずれも，座禅などの瞑想法を効果的に利用し，これまでの心理療法では手の届かなかった対象に効果を発揮しています。マインドフルネスは，新しい可能性を秘めた方法として注目を集めています。

（伊藤義徳）

---

ance. New York：Guilford. (春木豊（監修）武藤崇・伊藤義徳・杉浦義典（監訳）2005 マインドフルネス＆アクセプタンス　ブレーン出版）参照。

▷7　**マインドフルネストレーニング**
こうした方法を最初に心理療法に取り入れたのは，カバット−ジン（Kabat-Zinn, J.）である。

▷8　Segal, Z. V., Williams, J.M.G., & Teasdale, J. D. 2002 *Mindfulness-based cognitive therapy for depression：A new approach to preventing relapse.* New York：Guilford.

▷9　**ボディ・スキャン**
つま先，かかと，膝，腰のように，身体の各部分に順に注意を向けながら全身をスキャンする。各部位で，何を感じているのかを十分に味わうことが重要となる。

▷10　**マインドフルネスに基づく認知療法**
シーガルら（Segal, Williams, & Teasdale, 2002）が，マインドフルネストレーニングと認知療法を融合させる形で考案。薬物療法や心理療法によりうつ病が軽減した後に，集団で行う8週間プログラム。重度のうつ病患者に特異的に効果を発揮することが示されている。

▷11　**弁証法的行動療法**
リネハン（Linehan, M., 1993）が考案。マインドフルネススキルを中核に，対人関係スキル，感情制御スキル，苦痛耐性スキルの4つのスキルを獲得することで，自傷行動の減少を目指す。

▷12　**アクセプタンス・コミットメント・セラピー**
ヘイズら（Hayes, Strosahl, & Wilson, 1999）が考案。Acceptance and Commitment Therapy の頭文字をとってACT（アクト）と発音する。

V　健康心理カウンセリング

4　自律訓練法

1　心身の自己調整トレーニング

　イライラした緊張状態が続いているときにからだと心をほぐしてリラックスしたり、だらけてやる気が出ないときに短時間でうまく休息をしてリフレッシュしたりすることができますか。もしそのようなスキルがあれば、ストレスや疲労の蓄積を防いで心身の健康を維持することや、緊張する場面でもあがらずに能力を発揮することなどに役立つでしょう。

　そのための方法には、音楽や香りやマッサージなどの外的な力で即時的にリラックス効果を得ようとするものと、ヨーガや瞑想法のように一定期間のトレーニングを通して自分の心身の状態を自分で調整するスキルを身につけることを目的とするものの2タイプがあります。自律訓練法（Autogenic Training）は後者の方法なので即効性は期待できませんが、自分の身体と心に向き合うカウンセリングの方法としては最適なものです。

2　自律訓練法とは

　自律訓練法は、1930年頃にドイツの神経科医シュルツ（Schultz, J.H.）によって開発された心身の（心理・生理的）自己調整法です。脳幹部や自律神経系の機能を、活動的でエネルギー消費的な状態から休息的でエネルギー蓄積的な状態へと切り換えることにより、心身の状態を調整できるようになることを目指しています。

　この「切り換え」のスキルを習得するのに2～3ヶ月の練習が必要ですが、うまくできるようになると、「腕や脚の筋弛緩」、「手足の皮膚温の上昇」などの変化が自然に生じてきます。心身が緊張した状態では、交感神経系の興奮により手足の血液循環が悪くなって冷たくなりますが、自律訓練法によってこの状態の切り替えがうまくいくと、温かい血液が指先まで流れ込んで手足の表面温度が36℃程度まで上昇します。リラックスしようと積極的に頑張るのではなく、「腕や脚の力が抜けてダランとした感じ（重感）」や「手足が温かい感じ（温感）」などの身体感覚に注意を向けて、身体と心が自然に変化してくるのを待つような態度（受動的注意）を保って練習を継続することが、自律訓練法をマスターするコツです。

　自律訓練法には、自己暗示を活用した自律性修正法やイメージを活用した黙

▶1　**Autogenic Training**
自律と訳される"Autogen"は"自然に生じる"という意味で、自律訓練法における変化は自分の意志で無理に起こすのではなく、自分の身体（脳）に任せて自然な調整機能の活性化を待つという特徴を表している。

▶2　**自律神経系**
自律神経系は交感神経系と副交感神経系からなり、心身の覚醒水準の調整に関わっている。自律訓練法の練習中は、交感神経系の過剰な興奮が抑制されて副交感神経優位なリラックスした状態になる。

▶3　**受動的注意**
自律訓練法を習得するためにもっとも重要な概念。注意を集中しようと積極的に頑張ると緊張してしまうので、自律訓練法では、身体感覚にそっと注意を向けて、自然に生じた感覚を観察するような受動的な態度で練習する。

想練習などの上級練習もありますが，基本となるのは標準練習で，とくに重感練習と温感練習が重要です．以下に具体的な練習の方法を説明します．

3 練習の進め方

○練習の姿勢

①単純椅子姿勢：通常の練習で用います（図5.4.1）．

ソファーなどではなく，通常の事務用椅子（足の裏全体が床に着くくらいの高さ）に腰掛けて，両足を肩幅程度に開きます．両手は手の平を下に向けて太腿の上に置きます．目を閉じてリラックスした身体の感覚を味わいながら腰の位置，手の位置，足の位置などを楽な場所に調整します．

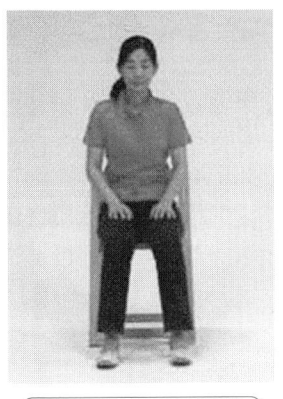

図5.4.1 単純椅子姿勢

②仰臥姿勢：就寝前に練習する場合に用います（図5.4.2）．

両足を軽く開いて，ベッドや布団などに仰向けに寝ます．ひざの下にタオルケットなどを置いて，ひざが自然に曲がるようにするとリラックスしやすい姿勢になります．目を閉じて，息が出ていくときに身体の力が抜けてゆるんでいく感覚を味わいながら，手，足，頭の置き場所を楽な位置に調整します．

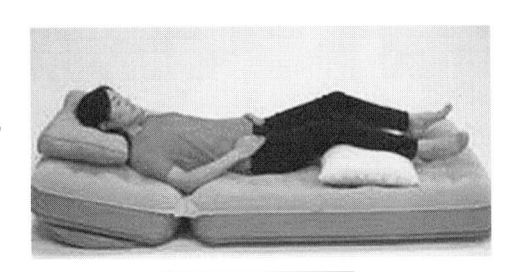

図5.4.2 仰臥姿勢

○標準練習（重感・温感練習）

楽な姿勢ができたら，少し落ち着いてから背景公式「気持ちが落ち着いている」を心の中で1～2回唱えて練習の準備ができたことを確認し，四肢重感練習を始めます．まず右腕（利き腕）に注意を向けて，第1公式「右腕が重たい」を心の中で繰り返しながら，右腕に自然に感じられるさまざまな身体感覚を味わいます．続いて，順番に左腕（非利き腕），右脚，左脚の感覚にも，表5.4.1に示した各公式を繰り返しながら注意を向けていきます．1分くらい経ったら消去動作と呼ばれる軽い運動をして，ゆっくり目を開けます．これを続けて2～3回繰り返して，1セッションの練習とします．

図5.4.3のような練習を毎日3セッション続けられれば理想的ですが，少なくとも1日1回は練習するようにしてください．

表5.4.1 標準練習（重感・温感練習）公式

安静練習	準備をした結果，すでに少し落ち着き始めていることに気づく練習
背景公式	「気持ちが落ち着いている」
四肢重感練習	筋肉がゆるんで，腕や脚がダランとした感覚を味わう練習
第1公式	「右腕（みぎて）が重たい」＋「左腕（ひだりて）が重たい」＋「右脚（みぎあし）が重たい」＋「左脚（ひだりあし）が重たい」→（慣れたら左右まとめて練習）→「両腕が重たい」＋「両脚が重たい」
四肢温感練習	血液循環が良くなって手足の温かくなった感覚を味わう練習
第2公式	「右腕（みぎて）が温かい」＋「左腕（ひだりて）が温かい」＋「右脚（みぎあし）が温かい」＋「左脚（ひだりあし）が温かい」→（慣れたら左右まとめて練習）→「両腕が温かい」＋「両脚が温かい」

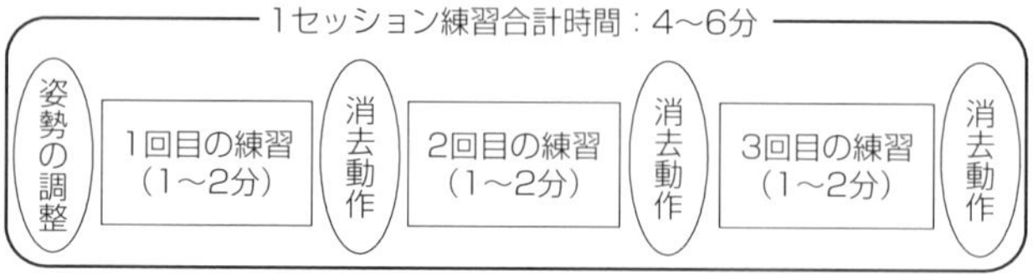
1セッション練習合計時間：4～6分
姿勢の調整
1回目の練習
（1～2分）
消去動作
2回目の練習
（1～2分）
消去動作
3回目の練習
（1～2分）
消去動作

図5.4.3　練習回数と時間

重感練習を1～2週間続けて，腕や脚の筋肉がゆるんだ感覚がすぐにわかり，少し手足の温かい感じがするようになったら，腕の温感練習を追加します。そして，手の温かい感覚がすぐわかるようになったら脚の温感練習を追加します。練習を積み重ねると反応が早くなるので，練習内容が増えても練習時間は一定です。1～2分で消去動作をして，短時間の練習を繰り返すようにします。

❍消去動作

自律訓練法の練習の後には，かならず「消去動作」と呼ばれる軽い運動をします。消去動作を行う理由は，練習中の心身の休息状態から日常生活に適した心身の活動状態に戻るときに，身体をスッキリ目覚めさせるためです。消去動作を怠ると，練習後にぼんやりした感じやだるい感じが残る場合がありますから，かならず実施してください。消去動作のやり方は，次の通りです。

・両手を，数回グー，パー，グー，パーと握ったり開いたりする
・両手を握って，ひじの曲げ伸ばしを数回する
・両腕を上げ背すじを伸ばして大きく伸びをしてから，ゆっくり目を開ける

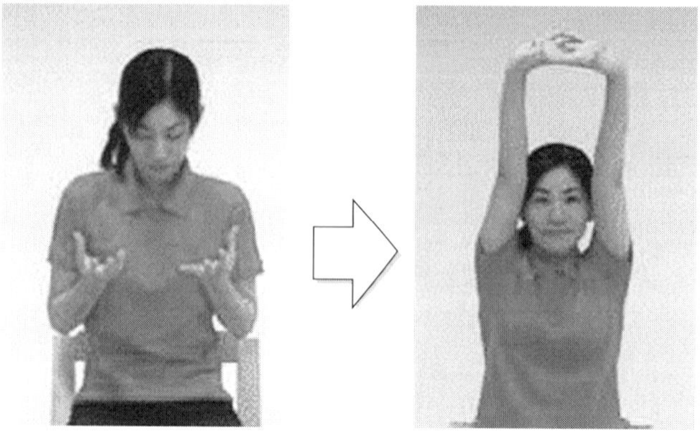

図5.4.4　消去動作

なお，練習中に不快な感じがした場合は，練習の途中でも消去動作をして中断してください。自律訓練法は自分のペースで実施することが重要ですので，その日の体調や気分に合わせて練習時間を短縮してもかまいません。また，練習後に気分がスッキリしないようなときは，もう一度目を閉じて消去動作をやり直すとよいでしょう。

❍練習記録

練習中の体験や感じたこと（とくに不快なもの）を簡単な日記に記録しておくことが，練習の継続性と指導の適切さを高めるためにとても有効です（図5.4.5）。

自律訓練法練習記録用紙

氏名　　　　　　　　　　男・女（歳）　　　始めてから第（　　）週目
目的：

月日	時間	効果	公式	回数	姿勢	場所	練習中に生じた変化や反応
月	時 合計 分	○ △ ×			椅子 仰臥	自宅 学校	
日	時 合計 分	○ △ ×			椅子 仰臥	自宅 学校	
	時 合計 分	○ △ ×			椅子 仰臥	自宅 学校	
	時 合計 分	○ △ ×			椅子 仰臥	自宅 学校	

図5.4.5　練習記録用紙

4　自律訓練法の効果

自律訓練法は，心身の状態を切り換えて不安や緊張を軽減する効果が大きいので，

日々のストレスや疲労の蓄積を防ぐ予防的な休息法として有効です。また，肩こりや手足の冷えや不眠などの軽度の心身の不調は比較的短期間で改善が見られ，心身医学療法として，偏頭痛，本態性高血圧，気管支喘息をはじめさまざまな心身症に適用されて効果を上げています。

また，仕事や勉学やスポーツにおける重要な場面で"あがり"や"だらけ"の状態になって実力が発揮できない人にも，自律訓練法は効果を発揮します。さらに，職場や学校などにおいて集団で自律訓練法に取り組んだ場合には，練習の継続性が高まるだけでなくグループ全体の雰囲気が受容的になり，コミュニケーションの促進や生産性の向上が期待できます。

自律訓練法は9歳以上であれば誰でも実施可能ですが，練習を毎日継続することは容易でなく，モチベーションが低い場合は途中で挫折してしまいます。自律訓練法のやり方と効果を正しく理解して主体的に練習に取り組む必要があるので，練習を始める際の適切な動機づけが重要です。じっくりと時間をかけて身につけた人の方が，すぐにリラックスできた人よりも効果が大きい傾向がありますので，焦らずマイペースで練習に取り組んでください。

⑤ 練習中の諸反応

発熱や出血など急性の症状がある日や一時的に薬を服用しているような日は練習をしないようにします。また，練習中にイライラしたり眠くなったりして集中できないときは，早めに消去動作をして短時間の練習を繰り返すようにするとよいでしょう。逆に，気持ちよくて練習を中断したくないようなときは，2～3分続けて練習してもかまいません。練習を始めて何週間かは，筋肉がピクピクしたり唾液がたまったりお腹が鳴ったりさまざまな反応が起きますが，不快でなければそのまま受け流しておきます。これらは自律性解放と呼ばれる現象で，心身の調整が進む過程で見られる有益な反応と考えられています。

⑥ カウンセリングにおける自律訓練法の活用

カウンセリングの枠組みの中で自律訓練法を指導すると，会話による言語的な交流だけでなく，練習に取り組む過程での体験や身体感覚に基づいた具体的な関わりが多くなります。また，練習記録を活用すれば文字での交流もできるので，多面的な理解や援助が可能です。毎日の練習を継続して心身の状態が改善した場合，その成果は全て練習者の自助努力の結果となるので自己効力感が高まるとともに，自分の問題に対処するスキルの獲得によって自立が容易になり，カウンセリングの終結が自然に進みます。ただし，自律訓練法の指導を正しく行うには，日本自律訓練学会が主催する適切な研修を受けることと，まず指導者自身が自律訓練法の練習を3ヶ月は継続して，心身の状態を自分で調整するスキルを身につけることが不可欠です。

(坂入洋右・中塚健太郎)

▷4 Stetter, F., & Kupper, S. 2002 Autogenic training : A meta-analysis of clinical outcome studies. *Applied Psychology and Biofeedback*, **27**, 45-98.

▷5 **自律性解放**
自律訓練法の練習中に生じる，心身のリラックス反応以外のさまざまな心理生理的現象の総称。心身の調整過程で発生し，その後良好な変化が見られることが多い。この現象を活用した上級練習として自律性中和法がある。

▷6 **自己効力感**
バンデューラ（Bandura, A.）の提唱したセルフ・エフィカシーの訳語で，問題解決に必要な行動を自分が実行できそうだという予期や自信のこと。自己効力感は積極的な行動への動機づけと関係している。

▷7 **日本自律訓練学会**
1978年に設立された学会で，学術研究以外に，自律訓練法講座，基礎講習会，専門研修会等の開催や自律訓練法認定士（医）・専門指導士（医）の認定を実施している(http://www.jsoat.jp/)。

V 健康心理カウンセリング

5 動作法

▶1 成瀬悟策 1973 心理リハビリテイション――脳性マヒ児の動作と訓練 誠信書房

▶2 成瀬 前掲書

1 動作法の起源

　動作法は，脳性まひ児の動作を改善するために，成瀬によって開発された動作訓練に端を発しています。それまで，脳性まひ児の動作不自由は，中枢神経系の障害によって直接もたらされると考えられていました。しかし，脳性まひ児の動作を詳細に観察すると，習慣化された動作を行うときや特別に意識しないで動作を行うときは強い緊張が入らないが，複雑な動作や意図的な努力が要求されるような動作を行うときは緊張が強くなり，動作不自由がより顕著になることがわかりました。また，脳性まひ児は，催眠暗示によって「動かなかった」腕を動かすことができるようになることも発見されました。これらの発見に基づいて，成瀬は，ヒトの動作を「意図―努力―身体運動」という一連の過程として捉え，脳性まひ児の動作不自由はこの過程がうまくいっていないことによると考えました。そして，「意図―努力―身体運動」の過程がうまく働くようにする方法として動作訓練が開発されたのです。

2 動作法の広がり

　動作法は，その後，心とからだの調和的な体験の援助方法として発展し，今日では脳性まひ児の動作改善はもちろんのこと，以下に示すように，自閉症児やAD/HD（注意欠陥/多動性障害）児の発達援助，不安障害や気分障害，PTSDなどの心理治療の領域で幅広く活用されています。また，自己実現のための援助方法や健康の維持・増進のための援助方法としても注目を集めています。
　①脳性まひ児，自閉症児，ADHD児などの発達援助
　②不安，抑うつ，強迫性障害などの軽減
　③統合失調症の症状の軽減
　④不登校，いじめ，暴力など，学校をめぐる問題の軽減
　⑤虐待や犯罪被害，自然災害などによるPTSDの軽減
　⑥親子の愛着関係の確立，虐待の世代間伝達の予防
　⑦高齢者における健康管理の援助
　⑧教師や施設職員のメンタルヘルスの援助
　⑨スポーツ，芸術，創作活動の援助
　動作法の活用領域の広がりに伴って，最近は脳性まひ児の動作の改善を目的

とする動作法を『肢体不自由動作法』，自閉症や ADHD などの発達障害児の援助を目的とする動作法を『障害動作法』，不登校やいじめの解決や学校ストレスへの対処を目的とする動作法を『教育動作法』，スポーツの技能やメンタル・トレーニングを対象とする動作法を『スポーツ動作法』，健康の増進や心身の不調の軽減を目指す動作法を『健康・治療動作法』と呼んでいます。

3 動作法の援助方法

○治療体験と援助

動作法は，クライエント自身の主体的な活動の体験，つまり自分自身の「意図─努力」で自分のからだを緩めたり動かしたりしている体験を通して，心とからだの調和的なつながりを援助するものです。成瀬は，動作法を「治療セッションにおける動作体験を通して，クライエントの日常生活体験のより望ましい変化を図る心理療法である」と述べています。動作法では，クライエントがセラピストによって出された動作課題を解決するために意図的な努力をすることが求められます。これを課題努力と言います。そして，クライエントは動作課題の解決のプロセスの中で適切な治療体験をすることになります。治療体験というのは，治療セッションの中での体験が日常の生活体験に転移し，そこでアンバランスだった生活体験が改善するような体験のことです。

▶3 成瀬悟策 2000 臨床動作法の理論 日本臨床動作学会（編）臨床動作法の基礎と展開 コレール社

○お任せ体験

動作法では，セラピストとクライエントの人間関係における体験として，3つの「お任せ」体験を重視しています。1つ目は，セラピストを信頼して自分をセラピストに任せる「相手へのお任せ体験」です。2つ目は，セラピストにお任せするだけでなく自分にお任せをする「自分へのお任せ体験」です。別の言い方をすると，「あるがままに」，「自分にできるままに」任せることです。3つ目は，「無意識へのお任せ体験」です。これは，からだのもっている動作のメカニズムに任せてしまうことです。

▶4 成瀬，2000 前掲書

これらのお任せ体験は，通常，「相手へのお任せ体験」から「自分へのお任せ体験」，そして「無意識へのお任せ体験」へという順に深まっていきます。「無意識へのお任せ体験」ができるようになると，警戒や防衛，不安や怖さなどの感じも治まり，意識にはのぼらない自分への信頼感が育ち，自分自身の意識下的な努力の仕方に身を任せることができるようになります。

このように，お任せ体験をしながら動作課題を解決することによって，クライエントは自分の心とからだの間にしっくりと調和したコミュニケーションを形成することができるようになります。それと同時に，その動作課題を与えているセラピストとの間にも，自分のからだとセラピストのからだのやりとりを通してコミュニケーションを形成することができます。このように，動作法では，自分の心とからだの間のコミュニケーションと，自分と他者の間のコミュ

ニケーションが同時並行的に成立することが大きな特徴と言えます。

4　動作法における見立てと対応

○動作特徴の見方

動作法では，「意図―努力―身体運動」という動作プロセスの観点から，動作特徴の見立てをします。おもな観点は，次の通りです。

①動作の遂行に関する意図や努力の様子
②意図や努力を妨げているからだの緊張の様子
③座位や膝立ち，立位などの姿勢や歩行の様子
④発声・発語動作や書字動作などの様子

○生活体験の特徴

生活体験の特徴の見立てでは，日常生活体験の仕方の中にどのような動作の偏りや問題があるかを見ていきます。その1つの特徴は，自体体験です。これは，「自分のからだの体験，たとえば，動作をしているとか緊張しているとか，自分のからだがここにあるという体験」で，動作法の見立ての中でもっとも基本となるものです。それは，自分が今ここに生きているという体験や自分の存在を実感するという体験は，自分のからだの感じを生き生きと感じることによって生じるからです。2つ目の特徴は，主体体験です。これは，「自分が主体的に動作を行っているという主動感」です。3つの目の特徴は，現実性体験です。これは，「その人は，リアリティにどれぐらい対応できるようになっているか」ということです。4つ目の特徴は，環境存在感です。これは，「その人は，環境の中で自分がどれぐらい生きていると感じているか」ということです。5つ目の特徴は，現存在感です。これは，「今自分はここで生きているといった体験をどのぐらいしているか」ということです。6つ目の特徴は，他者・社会です。これは，「他者をどれぐらい実在として感じているか」や「自己と社会との関係をどのぐらい実感しているか」ということです。そして，7つ目の特徴は，世界内存在です。これは，「この世に生きているという生活体験をどのぐらいしているか」ということです。

▶5　成瀬，2000　前掲書

○主体動作活動の特徴

主体動作活動というのは，生活の中でクライエントが自分のからだや動作をどのように感じているかということです。動作法では，主体活動の偏りは，生活動作の体験の偏りによってもたらされると考えます。たとえば，緊張感，あがり，肩こり，慢性緊張，猫背，側彎，腰痛，不安定な立位や歩行などは，主体活動の偏りを表しています。

5　動作法における援助活動

動作法では，座位，膝立ち，立位，歩行などの姿勢を基本に動作課題づくり

を行います。治療セッションにおける援助活動は,「リラクセーション課題」,「主動で動かす課題」,「からだをタテにする課題」の3つの動作課題があります。

○リラクセーション課題

リラクセーションは,躯幹弛め,背弛め,肩弛めなどの特定部位の力を抜いてリラックスする課題などから構成されています。ここでは,「自分に働きかける感じ」,「自己弛緩」,「能動感」,「現実感」などの体験が可能になります。

慢性緊張を弛めることによって,クライエントはその部位を「図」として意識し,その部位に生き生きとしたからだの感覚を感じたり,その部位から生き生きした心の働きがわきあがってくるような感じを体験することができるようになります。そして,こうした体験に基づいて自分の気持ちや感情を肯定的に捉えなおすことができるようになります。

○主動で動かす課題

主動で動かす課題は,腕上げ,背反らし,上体曲げ,躯幹ひねり,片膝立ち前後動,腰回し,など特定の部位を動かす動作から構成されています。これらの課題を通して,クライエントは,「自体制御とバランス取り」,「主動感」,「自由感」,「自信」などの体験をすることが可能になります。つまり,主動で自分のからだを動かすことによって,クライエントは自分のからだに対して能動的に働きかけている主体的な努力の体験を深めることができるようになります。その結果,心とからだの一体感を実感することができるようになります。また,セラピストとの間で協調的な動きを行うことによって,互いの協力関係や相互の気持ちの理解が深まっていきます。

○からだをタテにする姿勢づくりの課題

からだをタテにする姿勢づくりの課題は,タテに座る,タテに立つ,右に乗る,左に乗る,直立で前傾する,歩く,からだを真っ直ぐにして自体軸をつくる,重心を移動したり自体軸を自在に使いこなす,などの動作から構成されています。これらの動作を通して,クライエントは,「自体—外界(重力)対応」,「自体存在・自己存在」,「自体軸・自己軸」,「自体確実感・自己確実感」などを体験することができます。また,からだをタテにする姿勢づくりによって,からだの中に安定した自分自身の拠り所を実感するようになります。同時に,外界との間に安定したコミュニケーションが成立するようになります。

6 動作法の健康心理学への活用

心とからだの調和的な体験を援助する動作法は健康心理学の領域での活用が期待できるでしょう。特にとけあい動作法などは身体の感覚への気づきを援助する方法として応用と発展が期待されます。

(今野義孝)

▶6 とけあい動作法とは,今野義孝によって開発されたもので,援助者の掌を心地良く対象者の身体にあてて,心地良く「ピター」とゆっくり押し掌を対象者の身体に密着したまま,「フワー」と言いながら,ゆっくりその手を緩めていく手続きをとる。

参考文献

今野義孝 1990 障害児の発達を促す動作法 学苑社

今野義孝 2005 とけあい動作法 学苑社

V 健康心理カウンセリング

6 交流分析

1 交流分析を学ぶ

　健康に関わるカウンセリングには，臨床心理のいろいろな心理療法の技法が用いられています。その中で交流分析は健康を阻害する要因となっている対人関係を見直し調整することやストレスの要因となっている心の働きを調整することなどに有効に用いることができます。健康教育を行う場合には個々人の特徴によって介入の仕方を検討する必要がありますが，各人の心のあり方（自我の状態）や行動の特徴を把握し，介入の方法を決定するのに役立つものです。また，対象者の特徴をアセスメントする際にも利用できます。交流分析を学び，技法を身につけることで，健康心理の分野で有効に利用することができます。

2 交流分析とは

　交流分析（Transactional Analysis：以下 TA）は，アメリカの精神医学者バーン（Berne, E. 1910～1970）によって1950年代に創始されたパーソナリティの理論であり対人関係の理論です。

　健康を阻害するものにはストレスの関与が考えられるものが少なくありませんが，心理社会的ストレスの多くは対人関係に原因があるといわれています。ストレスに適切に対処するためには自分自身をよく知ることが大切ですが，自分の性格や心のあり方，対人関係を分析する TA はストレスによる症状の治療や予防，セルフケアに役立つものです。

　TA では自我の構造（心のあり方）を見ていく「構造分析」と対人関係のやりとりのパターンを分析する「交流（やりとり）分析」，トラブルを引き起こすようなパターン化されてしまった対人関係を分析する「ゲーム分析」，人生早期に形成され，その人の生き方を決定するような人生の脚本を分析する「脚本（生き方）分析」の4つの分析を中心に行います。さらに理論的な背景として，心のふれあいについての「ストローク」，ストロークを得るためにどのように時間をすごすかを考える「時間の構造化」，自分や他に対しての捉え方の基本的な姿勢についての「基本的構え」などがあります。ここでは自己理解のための構造分析と交流分析について解説します。

3 構造分析（Structural Analysis）：3つの自我状態

バーンは自我状態をP：parent（親の自我状態），A：adult（大人の自我状態），C：child（子どもの自我状態）の3つに分けて考えています。さらに親の自我状態をCP：critical parent（批判的親）とNP：nurturing parent（養育的親）の2つに，子どもの自我状態をFC：free child（自由な子ども）とAC：adapted child（順応した子ども）の2つに分け全部で5つに分けて考えます（図5.6.1）。

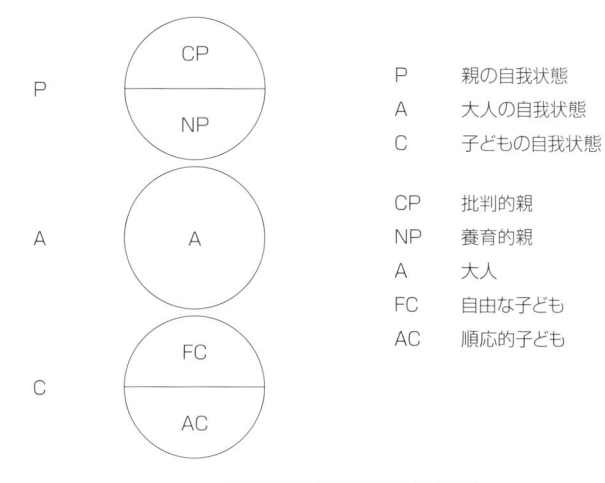

P	親の自我状態
A	大人の自我状態
C	子どもの自我状態
CP	批判的親
NP	養育的親
A	大人
FC	自由な子ども
AC	順応的子ども

図5.6.1 3つの自我状態

○親の自我状態

親の自我状態は育ってくる間に両親や社会からのメッセージによって自然に学んだ態度や取るべき行動，感情が取り入れられたものです。

・批判的親（CP）の自我状態

CPの自我状態は物事を道徳や倫理に即して捉えたり判断したり価値観や偏見にとらわれたりする面です。批判や非難，叱責，懲罰などが中心となります。自分の考え方や価値観を固持し教育するなど，また，社会の規則に従う，約束を守る，自分を律するなど自律的面も含む自分にも他にも厳しい心の働きです。

・養育的親（NP）の自我状態

NPの自我状態は養育的で思いやりがあり相手に対して支持的で寛容な，相手の状態や気持ちを推しはかり，励ましたり援助したりする面倒見の良いやさしい心の働きです。行き過ぎるとおせっかいになる部分です。

○大人（A）の自我状態

合理的，論理的，客観的に状況を的確に判断する冷静な部分で，さまざまなデータを処理するコンピュータに例えられます。理性や知性と深く関連し，感情や偏見などに支配されずに多角的に情報を収集し，総合的に判断して結論を下します。問題を効率的かつ正確に処理していくのに重要な態度で，自我状態をコントロールする心の働きです。しかし，あまりにこれが高すぎると冷淡で融通の利かない情緒性に乏しい人間に感じられることになることもあります。

○子どもの自我状態

大人になっても子ども時代に経験したのと同じように感じたり行動したりすることがあります。

・自由な子ども（FC）の自我状態

FCの自我状態は，親や環境などの影響を受けず，本能や感情のままに行動

し周囲の思惑や反応などに束縛されない，自分に正直で素直，明朗で活発，積極的で創造的，自己中心的でわがままな自由でのびのびした心の働きです。

・順応した子ども（AC）の自我状態

ACは，親や周囲の大人に躾けられたように親や大人の思惑に合わせて妥協したり素直に従ったりする態度で，本来の自分の感情を抑えています。表面上は相手に合わせているため協調性があるいわゆる「いい子」と見られますが，過剰に周囲に合わせているため自分の中にストレスがたまります。こうじるとひねくれたり反抗的だったりする面も出てくる過剰に適応した心の働きです。

以上のような自我の状態が個人の中にどのくらいずつ存在しているかを見るのが構造分析ですが，それをグラフにして一見して自我の構造が把握できるようにしたのがデュセイ（Dusay, J.M.）の創案したエゴグラムです。現在は質問紙の形になり結果もヒストグラムや折れ線グラフで自我のバランスを把握するようになっています。どの自我状態が高いか低いかで，どのようにカウンセリングを行うか健康教育でどのように介入するかが異なってくるので，テストとしてのエゴグラムを用いて自我状態を把握しておくことも有効です。

▶ 東京大学医学部心療内科 TEG 研究会（編）2006 新版 TEG Ⅱ 東大式エゴグラム 金子書房
中村延江・松岡洋一 2006 P-EG プロジェクティブ・エゴグラム 千葉テストセンター

❹ 交流の仕方（やりとりのパターン）

次に「交流（やりとり）分析」ですが，われわれは自分のある自我状態からメッセージを発して相手のある自我状態とやりとりをしています。このやり取りには相補的交流，交叉的交流，裏面的交流の3つのパターンがあります。

○相補的交流

自分が意図した自我状態から相手のある自我状態へメッセージを送り，予想通りの相手の自我状態からメッセージが返ってくる場合のやりとりです。このような相補的交流である限り，コミュニケーションはスムースに続く可能性があります。以下のような例（図5.6.2）が挙げられます。

　　A→A：「私の今の状態で運動量はどうでしょうか」
　　A←A：「ちょうどよいと思います。毎日続けてください」
　　C→P：「一人でこれをこなすのはすごく大変です。サポートしてください」
　　C←P：「それではスタッフがサポートしますよ。頑張りましょうね」

○交叉的交流

相手の反応がこちらの予想に反している場合，円滑なコミュニケーションは妨げられます。良い人間関係は保ちにくいですが場合によっては依存や押しつけの関係の解除にもなります。以下のような例（図5.6.3）が挙げられます。

　　C→P：「とても忙しくてできないから手伝って」
　　C←C：「私だって忙しいのよ。勝手なこと言わないで」

　　C→P：「難しいから教えてください」

A←A：「自分で考えてやる方が身につきますよ」

○**裏面的交流**

　裏面的交流では相手に対して2つのメッセージが向けられます。一つは表面的、社交的なメッセージ（実線）でAからAが多く、もう一つは隠れたあるいは心理的なメッセージ（点線）でP→C，C→Pが中心となります。これは人間関係をこじらせたり複雑にしたりします。皮肉や引っかけなどに用いられるもので気持ちの良いコミュニケーションは続けられません。お互いに嫌な気分を残して終わることにもなります。例として（図5.6.4）以下が挙げられます。

　栄養士A→A：「この1週間，制限カロリーなど食事
　　　　　　　プログラムを守れましたか」
　患者　A←A：「できなかったんです」
　（患者　P←C：「あんなのできるわけないじゃない
　　　　　　　の」）
　（栄養士P→C：「ちゃんと守ろうという気がないの
　　　　　　　ね」）

　店員A→A：「よくお似合いですよ。ちょっとお高い
　　　　　　んですが」
　（P→C：「このシルエットには少し太りすぎよね。
　　　　　それに値段が無理でしょ」）
　お客A←A：「そう，似合います。ではいただこうか
　　　　　　しら」
　（P←C：「私にだって買えるわよ。買うわ」）

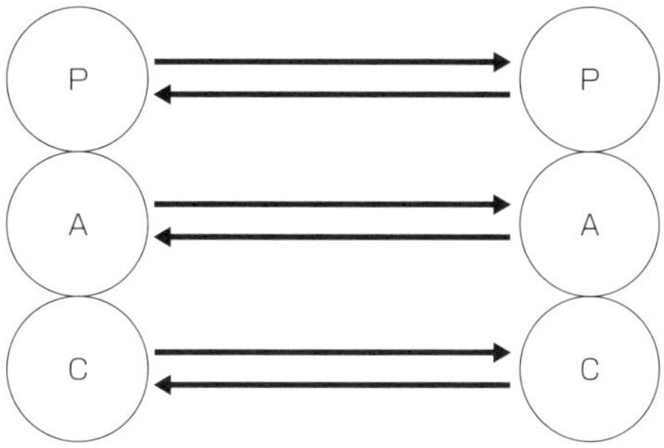

図5.6.2　相補的交流

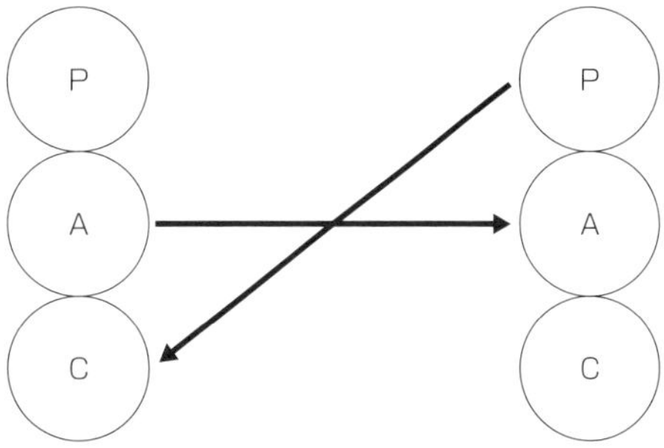

図5.6.3　交叉的交流

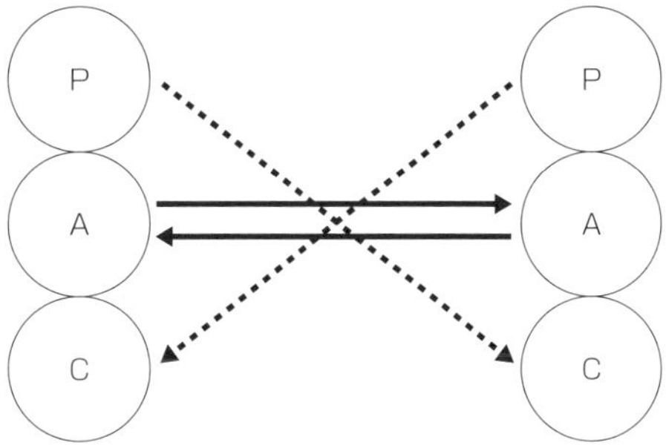

図5.6.4　裏面的交流

　以上のような交流の仕方で，コミュニケーションが上手に図られたり中断したりこじれたりすることになります。カウンセリングを行う場合にはまず，カウンセラーが自分の自我状態とともに自分の交流の仕方の特徴をしっかりと把握し，相手とスムーズなコミュニケーションが図れるような相補的な交流や，依存や引っかけを調整するためにAからAへの交流にもっていくように心がける必要があります。クライエントの自我構造の特徴とともにクライエントの交流の仕方の特徴をも把握して，交叉的交流や裏面的交流をしがちな場合には調整するよう心がける必要があります。

（中村延江）

参考文献

　イアン・スチュアート，I.・ジョインズ，V. 深沢道子（監訳）1991　TA TODAY 最新交流分析　教育実務出版
　中村和子・杉田峰康　1984　わかりやすい交流分析　チーム医療
　新里里春他　1986　交流分析とエゴグラム　チーム医療
　杉田峰康　2000　新しい交流分析の実際　創元社

V 健康心理カウンセリング

7 来談者中心療法

1 来談者中心療法とは

来談者中心療法（client-centered therapy）はロジャーズ（Rogers, C.R.：1902-1987）によって1940年代に成立し発展したカウンセリングの方法です。「来談者」とはクライエントの訳語で、「相談にきた人」という意味です。「来談者中心」とは、問題のありかがどこにあり本当はどうすればよいのかを知っているのはクライエント本人であり、問題解決の中心人物はクライエントであるという意味です。来談者中心療法におけるカウンセラーの役割は、クライエントの内に潜んでいる問題解決力や成長力が十分に発揮されるような条件づくりをすることです。クライエントの訴えることによく耳を傾け、共感的に理解し、心にエネルギーを送り、クライエントの心の整理をサポートし、クライエントが自立的解決にいたるまでのプロセスをともに歩むことなのです。

2 来談者中心療法の理論と方法

○来談者中心療法によるカウンセリング事例

はじめに来談者中心療法による実際のカウンセリングの事例をほんの一部だけですが見てみましょう。クライエントは大学2年生の女子。自殺未遂の問題があります。（クライエント：C　カウンセラー：T）

C1：きのう、休んじゃって、今日も（はあはあ）。何か、すごい無意味みたいになってきちゃって、何もしたくなくなっちゃう（うーん）。学校に行くと、すごくそれを、それをいつもいつも感じちゃうんです（うーん）。こんなことをしていてどうなるんだろうっていう気がいっつもしてしまって・・・。いちいちこう気が小さかったりするもんですから、気をつかったり、どきどきしたり（はい）しながら・・・。こんなことで一体どうなるんだろうと思っちゃって、すごくやんになったりするんですね（うーんうんうん）。だから、もう死にたくなっちゃって（うん）、もう死にたい、死にたいと思っても、家の人がじゃまするもんだから（うーん）・・

T1：自分としてはもう本当にこう死ぬしかないみたいな（ええ）。そういう感じがして（え）。うーん。何もするのも、こういやになっちゃう。

C2：ええ。こんなことをしたってどうせ無意味なんだから、何のためにこん

▶1　来談者中心療法は、はじめ非指示的療法と呼ばれていた。その後非指示的という具体的技術の強調から来談者中心という態度や関係の質が強調されるようになった。

なことやっているんだろうと思って（うーん）・・・
T2：何でも，何をしても無意味な感じ（はい）。はい。
（これは来談者中心療法のすぐれた心理療法家である佐治が実際のカウンセリング事例を教材化したものからの抜粋です）

▶2　佐治守夫　1985　治療的面接の実際──ゆう子のケース　日本・精神技術研究所

　もし，クライエントからC1のようなことが話されたら，あなたはどのように応答するでしょうか。「なぜ，無意味と思うのですか？」と問いかける，「誰でもそういう風に思ってしまうことはありますよ」と慰める，「そんな，死ぬなんてことを思ってはいけません」とたしなめる，「家の人はあなたのことを大切に思っているからこそ止めるのですよ。『じゃまする』のは当然です」と諭す……。しかしこのカウンセラーはそうしませんでした。カウンセラーはクライエントが語る言葉に対して良いとも悪いとも決めつけず，また途中でさえぎったりせずに，ひたすらクライエントが語る言葉に耳を傾け，うなずいています。そしてT1とT2で，クライエントが訴えようとしていることを手短にまとめて繰り返しています。たったこれだけの場面ですが，ここには来談者中心療法の大事な理論と方法が背景にあるのです。

○来談者中心療法の理論

　来談者中心療法の背景にあるものは，ロジャーズ自身の豊かな臨床体験です。彼はさまざまなカウンセリング体験から，人間をどのような存在と捉えるかという人間論と，「人はいかにして変わるのか」という問いに応えた人格変容についての理論（治療論）を展開しました。

　人間論：ロジャーズの人間観は人間の成長力への強い信頼に基づいています。人間は条件さえ整えば，自己コントロールし，他者との関係をより調和的に築き，心理的不適応状態から適応状態に進む能力をもっていると捉えます。人間は本来，困難や障害にあってもいつかは自己実現を果たし自己成長を遂げていくものである，という人間の健康力を重視した人間観です。

　行動変容論：以上の人間観に基づくと，カウンセラーの役割は，クライエントの自己治癒力や自己成長力が発揮されるように関わることになります。ロジャーズは治療の中でクライエントに行動変容が起きる条件として，カウンセラーには次の3つの条件が必要であるとしました。①カウンセラー自身が自由で純粋な心の持ち主であり，混乱せずまとまっていてクライエントとの関係で心が安定していること，②クライエントに対して無条件の肯定的配慮を示し，その存在を受容し，所有的ではない愛情を抱くこと，③共感的理解─すなわちクライエントの私的な世界をあたかも自分自身のものように感じ，相手の立場にたった理解─を行うこと，です。その他に重要なのは，④クライエントがカウンセリング場面で無条件の肯定的配慮を感じ取れるように関わること。すなわち，クライエントがどんな感情でも自由に表現できるようなあたたかで許

V 健康心理カウンセリング

容的な雰囲気を醸し出すこと，⑤クライエントが自己実現への潜在能力をもった人間であると信じ，カウンセラーに依存し過ぎないようにはたらきかけること，などです。

▶3 ロジャーズ，C.R. 伊東博（訳編）1962 カウンセリングの理論 誠信書房

<u>カウンセリングの技法</u>：クライエントがカウンセラーにしっかりと受け容れられていると感じ，共感的に自分のことを理解されていると感じるにはどうしたら良いでしょうか。誠実さや純粋さ，あたたかみなどはもちろん技法によるものではありません。しかしそれは何らかの言葉や態度で伝わっていくものでもあります。来談者中心療法には，これまで述べたような人間論や行動変容理論をふまえた上で，クライエントが少しでも自由な感情表現ができるための具体的な技法があります。その中からいくつか紹介しましょう。

①感情の受容：クライエントの感情や態度を批判したりしないでありのまま受け容れることです。クライエントがどう感じたのかを汲み取りながら話によく耳を傾けます。事例では，カウンセラーがよくうなずきながら聴いています。こうした言語的なものだけでなく，カウンセラーの表情，姿勢，動作など非言語的なメッセージも受容的であるよう配慮します。自分のありのままが否定されずに肯定的に受けとめられ，自分の言葉に相手が積極的に耳を傾けていると知ったとき，クライエントの心の中にエネルギーが湧いてくるのです。

②感情の反射：クライエントが表現した感情（「つらい」「悲しい」「嫌だ」など）をカウンセラーがそのまま返す方法です。クライエントが自分の感情を表現することを促進します。

③繰り返し：事例ではＴ１でもＴ２でもカウンセラーはクライエントの言葉を少しだけ言い換えて繰り返しています。繰り返すことでカウンセラーがクライエントが語ることに関心をもち，正確に理解しようという姿勢が伝わります。また自分が語ったことを客観的に考えることにもつながります。

④明確化：これはクライエントがうまく言語化できなかったり，話がよくまとまらないでいるとき，カウンセラーがクライエントの身になって本当はこういうことが伝えたいのだろうということを，自分の言葉で伝えていくことです。クライエントの中に意識されずにいたことの意識化を促します。明確化によってクライエントの話はより深まりますが，明確化したものがクライエントの心とズレてしまうと，カウンセラー不信にもつながってしまいます。

⑤質問：リードとも言われます。「そのときどんな風にお感じになりましたか？」などと質問することで，こちら側の積極的な関心を示し，話を促進したり整理したりするのです。「開かれた質問（「どう？」「いかがですか？」など）」と「閉じられた質問（「先生のことは好きですか？」などイエスかノーで答える質問形式）」があります。

● 来談者中心療法の事例の検討

さてここで先に挙げた来談者中心療法によるカウンセリングの事例をもう一

度みてみましょう。この中でカウンセラーがクライエントにその場だけの慰めを言ったり、お説教したり、諭したりしないのは、2つの理由があります。一つは、クライエントが、いまは無理でもいつか自分の力で自分の道を見出していくことを信じているからです。もう一つは、いまお説教したり諭したりしてもクライエントはいまここにいる自分を否定されたと思うからです。クライエントは自殺未遂に至る孤独感や無力感を味わうだけでしょう。このカウンセリングでいま必要なことは、クライエントの苦しみを共感的に理解し、何をするにも嫌になってすぐ死にたいと思ってしまう状態から、少しでもプラスの方向に動いていくよう援助することです。カウンセラーの「うなずき」と「繰り返し」は、クライエントが孤独感や無力感から抜け出し少しずつ歩み出すためのエネルギーを与えているのではないでしょうか。

●来談者中心療法によるカウンセリングの効果

来談者中心療法の治療条件が持続的に満たされていくとクライエントは次のような変化を遂げていきます。[4]

①クライエントは次第に自由に自分の感情を表現するようになる。

②自分の感情や気持ちが整理され、自分の問題をより正確に表現できるようになる。内容的にも、自分の経験と「ありたい」と思っていること（自己概念）が一致できなかったことに関係したものが増えてくる。

③過去に自分が意識することを拒否していたり、歪曲して意識していた感情に気づいていく。やがてそれを自分の中に取り入れて、それらを含めた自分を再構成していくようになる。

④自分を再構成することで、自分の経験と自己概念が次第に一致するようになり、精神的防衛も減少し自分の問題に正面から向き合えるようになる。

⑤カウンセラーの示す無条件の肯定的尊重を感じるようになり、自分自身のことも肯定的に捉えられるようになる。

⑥自分の価値観に基づいて自立的に生活するようになる。

●来談者中心療法の健康カウンセリングへの応用

人間は病気でないからといって幸せとは限りません。寂しさ、悲しみ、挫折感、焦燥感、不安、恨み、怒り…などにとらわれ、心身ともに疲弊していたり、不幸な気持で生きている人も少なくありません。ロジャーズは1970年代、人間関係の改善や人間的成長を求める健常者に向けた活動を始めます。対象も個人から人間集団にまで拡がり、教育や結婚、家族問題、人種的・宗教的・政治的対立などの問題解決に向けて来談者中心療法に基づいたはたらきかけを行いました（彼は「パーソンセンタード（人間中心）アプローチ」と呼びました）。人間のもつ潜在的な健康力に注目し、自己治癒力や自己成長力につながる過程を支援する来談者中心療法は、健康カウンセリングの方法としてさらなる応用と発展が期待されるのです。

（菅野　純）

▶4　ロジャーズ, C.R. 畠瀬稔・阿部八郎（編訳）1964　来談者中心療法──その発展と現況　岩崎書店
田畑治　1973　来談者中心カウンセリング　内山喜久雄・高野清純・田畑治　講座心理療法1　カウンセリングの理論と技術　日本文化科学社

V 健康心理カウンセリング

8 行動療法

1 行動療法とは

行動療法（Behavior Therapy）とは端的に言えば、「行動理論（学習理論）に基づいた心理療法」と言えるでしょう。行動療法という言葉は、スキナー（Skinner, B.F.）[1]に始まり、アイゼンク（Eysenck, H.J.）[2]によって一般的に広く知られるようになりました。アイゼンクが「行動療法とは人間の行動と情動を現代行動理論にしたがって、よい方向に変える試みである」[3]と述べているように、行動療法は特定の技法を指すのではなく、行動理論の考え方に立つ技法群の総称なのです。

同様に、問題の見立てと治療に関しても、学習の観点から次のように考えます。不適応な状態（症状など）は、適切な反応（行動）を学習していない「未学習状態」か、不適切な反応を学習してしまった「誤学習状態」と理解でき、したがって治療は、未学習状態ならば適切な反応を学習することで、誤学習状態ならば不適切な反応を学習解除することで、それぞれ可能となると考えるのです。

2 学習理論と行動療法の技法

では、行動療法の基盤となる学習理論の代表的な研究者とその理論、および代表的な治療技法について簡単に触れることにします。

○パブロフ（Pavlov, I.P.）のレスポンデント条件づけ

一般には条件反射という言葉で知られていますが、心理学では「レスポンデント条件づけ」あるいは「古典的条件づけ」と呼びます。パブロフの実験は、犬にベルの音を聞かせた直後に肉片を与える手続きを繰り返すと、犬はベルの音を聞いただけで唾液を分泌するようになる、というものでした。肉片を口に入れると唾液が分泌されるというのは、生得的に備わった刺激-反応の仕組みです。この生得的に備わった反応を「無条件反応」、それを引き起こす刺激を「無条件刺激」と呼びますが[4]、パブロフが発見したのは、本来、唾液の分泌（無条件反応）を引き起こさないメトロノームの音（中性刺激）を肉片（無条件刺激）と一緒に繰り返し提示すると、メトロノームの音が唾液分泌を引き起こす刺激（条件刺激）に変わるという学習です（図5.8.1）。

行動療法では、恐怖症などの不安（無条件反応）を伴う疾患は、本来は不安

▶1 Skinner, B.F., Solomon, H.C., & Lindsley, O.R. 1953 Studies in behavior therapy. Metropolitan State Hospital, Waltham, Massachusetts, Status Report I, Novemver 30.

▶2 Eysenck, H.J.(Ed.) 1960 *Behaviour therapy and neuroses*. New York: Pergamon Press.（異常行動研究会（訳）1965 行動療法と神経症 誠信書房）

▶3 Eysenck, H.J.(Ed.) 1964 *Experiments in behavior therapy*. New York: Pergamon Press.

▶4 祐宗省三 1984 行動療法の特徴 祐宗省三・春木豊・小林重雄（編著）新版行動療法入門 川島書店 pp.28-29.

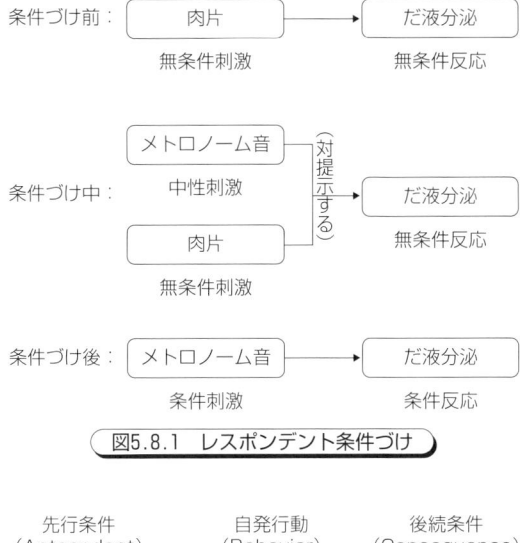

図5.8.1 レスポンデント条件づけ

条件づけ前： 肉片（無条件刺激）→ だ液分泌（無条件反応）

条件づけ中： メトロノーム音（中性刺激）／肉片（無条件刺激）を対提示する → だ液分泌（無条件反応）

条件づけ後： メトロノーム音（条件刺激）→ だ液分泌（条件反応）

図5.8.2 オペラント条件づけ

先行条件 (Antecedent) A → 自発行動 (Behavior) B → 後続条件 (Consequence) C

強化，もしくは罰

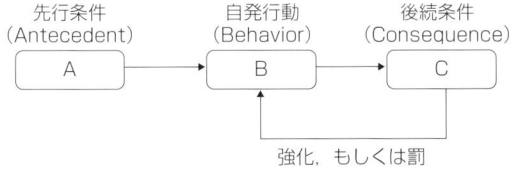

ある状況(A)のときに，ある行動(B)が行われたとき，それに後続して生じた出来事は，次に同じ状況(A)におかれたとき，その行動(B)が生じる確率を増加させたり，減少させたりする。増加した場合を「強化」，減少した場合を「罰」と呼ぶ。

を引き起こすはずのない中性刺激が，レスポンデント条件づけによって不安を引き起こす条件刺激となった状態と捉え，その学習を解除する手続きを踏みます。

たとえば系統的脱感作法は，不安反応と相容れないリラックス状態をおもに筋弛緩などを用いて生じさせた状態で，不安場面を脅威度の小さいものから段階的にイメージし，ステップバイステップで中和し，不安場面に臨んでも不安反応が生じないようにしていく手続きをとります。

○スキナー（Skinner, B.F.）のオペラント条件づけ

ある条件の環境で生じた自発的な行動は，その行動に伴って生じた環境の変化次第で，以降その行動が生じる確率が変化するという学習です（図5.8.2）。自発的な行動を行った者にとって，環境の変化に利益があれば，その行動が生じる確率は増え，不利益があれば減ります。その行動が増加する事態を「強化」といい，減少する事態を「罰」といいます（注意：一般的な意味の「罰」とは異なります）。また，提示した場合に増加をもたらす刺激を強化刺激（あるいは強化子），減少をもたらす刺激を罰刺激と呼びます。

スキナーは，ネズミを用いた「スキナーボックス」による実験で，レバーを押すと餌が出てくる環境にネズミを置いた場合，ネズミは初め偶然レバーを押

▶5 Skinner, B.F. 1938 *The behavior of organisms.* Appleton-Century-Hrofts.

Skinner, B.F. 1956 A case history in scientific method. *American Psychologist,* 11, 221-233.

して餌を得ていますが、やがて自発的にレバーを押して餌を得るようになることを示しました。

これはたとえば、私たちはある状況で何らかの行動をしたときに「いい思い」をすれば、次も類似の状況で同じように行動する傾向が強まるでしょうし、「いい思い」をしなかったり、逆に「嫌な思い」をすれば、その傾向が弱まることに相当します。つまり、対象者が適切な行動をしたら「いい思い」をするように計画することで、対象者の適切な行動を増やすことができます（倫理的な観点から、行動を変えるために、嫌悪刺激を伴わせることは極力しません）。

たとえばトークン・エコノミー法では、ダイエットを行う場合、1日当たりの摂取カロリー制限を守れたらカレンダーに○をつけるとともに、体重の変化をグラフに表して目に付きやすい位置に貼るなどをします。日々の行動に小分けにすることで目標を身近にし、達成しやすくして、その結果得られる「体重の減少」がバックアップ強化子となって、摂取カロリー制限を守る行動を強化してくれるというわけです。

健康の増進とは、健康に繋がる自発的な行動をいかに形成・維持していくかということなので、オペラントの発想はとても重要です。

○バンデューラ（Bandura, A.）の社会的学習理論

バンデューラはスキナーの理論を拡張し、人間の場合、オペラント条件づけが直接経験なしの「観察」だけでも生じることを示しました。つまり認知的な学習の成立を実験で示し、これをモデリング（modeling）と呼びました。また、学習（learning）と行動（performance）を分離し、学習したことが無条件に行動として生じるのではなく、行動として発現するか否かが強化によって決定されると考えました。

たとえば私たちは、食べ過ぎない方がいいということは知っていますが、実際に行動に移したり、それを続けることはなかなか困難です。勉強をもっとした方がいいとか、原稿を早めに書いた方がいい、という事態についても同様です。情報を与えるだけでなく、行動を生じさせるにはどのような強化プログラムを設定するかが重要となるのです。

ところで、近年発展が目ざましい認知行動療法もバンデューラの理論で説明されます。たとえば、多くの人の前で話すという状況について、これを好ましく感じる人もいれば、苦手に感じる人もいます。同じ状況であっても、個人によって反応が異なるのは、その人がその刺激状況をどのように解釈しているか、という認知的な要因に注目することで説明ができます。もし、「自分を表現する良い機会だ」と考えていれば前者のように感じるでしょうし、「失敗したら取り返しがつかない恥だ」と考えていれば、後者のように感じるでしょう。このような認知的な要因にも働きかけることで、治療を効果的に行おうとするのが「認知行動療法」です。しかし、多くの人はその状況について、事実とそれ

▶6 Bandura, A., Ross, D., & Ross, S. A. 1961 Transmission of aggression through imitation of aggressive models. *Journal of Abnormal and Social Psychology*, **63**, 575-582.

▶7 認知行動療法
⇨ V-2 参照。

表5.8.1 学習のタイプと対象の性質および技法

学習のタイプ	対象となる問題の性質	
	未学習（反応の不足）	誤学習（反応の過剰）
レスポンデント	夜尿症	不安・恐怖などの不随意反応
	ベル・パッド条件づけ法	系統的脱感作法，エクスポージャー法など
オペラント	未経験・不慣れな行動の習得	問題や場面の回避・過食などの随意的な不適応行動
	シェイピング（行動形成）法，トークン・エコノミー法など	レスポンス・コスト法，過剰修正法など
社会的（認知的）学習	おもに社会的場面での対処方法の不足	対人不安・うつなどの認知的偏りを伴う症状
	社会的スキル訓練，自己教示法など	認知の修正（狭義の認知行動療法）

（注）倫理的な観点から，対象者に嫌悪刺激を与える方法は極力用いない

についての解釈を混同していることが多く，両者を分ける練習が最初に必要となります。

3 健康心理学における行動療法

上記以外にも，行動療法の技法はきわめて多岐に渡り，技法だけで1冊の本が書かれたほどです（たとえば『行動療法事典』）。しかし，それは対象者個々の問題に最適化するようにアイデアが凝らされた結果に過ぎず，すべての技法は行動理論の枠組みで統一的に理解できるため，一つひとつを覚える必要はありません。というのも行動療法は，先に示した学習理論（3）×対象となる問題が未学習によるのか誤学習によるのか（2）の組み合わせにより，6種類に整理することができるからです（表5.8.1）。最近は複数の治療技法を効果的に組み合わせて用いることが一般的となり，技法を単独で用いることは少なくなりつつあります。

健康心理学領域で使われることが多いのは，オペラント技法と認知的技法ですが，認知的技法はオペラントの発展形であることから，まずはオペラントを理解することが，健康を保ち疾病を予防する行動を形成・維持するために重要と言えるでしょう。

2008年4月から，メタボリックシンドロームやそのリスクのある人たちへのケアにおいて，保健師や栄養士を中心とした医療従事者は「20分以上の個人面接」ないしは「80分以上の集団療法」の行動療法を実施しなければならなくなりました。このように，行動療法は健康の維持や増進に大きな貢献をしています。

（久保義郎）

▶8 Bellack, A. S., & Harsen, M. (Eds.) 1985 *Dictionary of behavior technics.* Pergamon Press. (山上敏子（監訳）1987 行動療法事典 岩崎学術出版社)

参考文献

Watson, J. B. 1913 Psychology as the behaviorists view it. *Psychological review,* 20, 158-177.
佐々木和義 1984 行動療法の特徴 祐宗省三・春木豊・小林重雄（編著）新版行動療法入門 川島書店 pp.4-8.

V 健康心理カウンセリング

9 催眠療法

1 催眠療法の歴史と現状

催眠は心理療法の打ち出の小槌といわれるほど，多くの心理療法の成立過程に影響を及ぼしてきました。その歴史は非常に古く，催眠類似の現象が古代から占い・予言・行といった形で用いられていました。催眠が科学的治療法として扱われるのは18世紀末，動物磁気説を唱えたメスメル（Mesmer, F.A.）に始まります。その後いくつかの論争を経て19世紀から20世紀にかけて催眠療法の研究からフロイト（Freud, S.）の精神分析，シュルツ（Schultz, J.H.）の自律訓練法などが生み出されました。催眠療法の本流は20世紀の半ば，エリクソン（Erickson, M.H.）が，それまで主流を占めていた直接暗示による治療技法から間接暗示やイメージを中心とした治療技法への転換を行い，その流れはエリクソニアンアプローチとして，現在の催眠療法のみならず心理療法一般に多大な影響を及ぼしています。

2 催眠療法の基礎概念

催眠に関する定義はさまざまありますが，もっとも簡潔に表現するならば"暗示など一定の手続きによって導かれる特殊な心身の状態"と言い表すことができます。催眠下で暗示に反応している姿（勝手に腕が上がったり）は暗示現象と言い，催眠についてほんの一部分を示しているに過ぎません。すなわち，催眠には現象を引き起こすまでの誘導の過程（＝催眠法）とその現象が引き起こされている特殊な状態（＝催眠状態）という2つの側面があります。

○催眠法

催眠状態に入るには，現実的感覚をできる限り低減させる必要があります（感覚・知覚の鈍化）。そのための方法を催眠法あるいは催眠誘導法と呼びます。

催眠状態に導く前提としてクライエントの協力，つまり催眠状態に入ろうとする努力（主体的な動機付け）が必要ということになります。手続きでは環境の調整（静かで落ち着ける雰囲気）をはじめ，動機付け，ラポールの構築，心身の弛緩が基本の条件となります。そこにリラックス，選択的な意識の集中，イメージ，眠気，動作などについて，反復して暗示を加えるとクライエントが反応し（暗示現象の発現），さらに反応を見ながら暗示を加えることによって徐々に催眠を深化させることが可能になります。

▶1　**動物磁気説**
メスメル（Mesmer, F.A.：1734-1815）は動物磁気という磁気流体の存在を仮定し，流体のバランスが崩れると健康を害すると論じ，手かざしなどにより磁気の再配分をするという治療を行った。動物磁気の考えは否定されるも治療の効果は認められ科学的催眠研究の基盤となった。

▶2　**精神分析**
フロイト（Freud, S.：1856-1939）は催眠の研究から，患者自身も気づかない抑圧された無意識が症状と深く関わっていることを発見した。ここから人間理解の方法として精神分析理論が構築された。後に無意識を知る手段は催眠から自由連想法へと変化した。

▶3　**自律訓練法**
⇒ V-4 参照。

▶4　**エリクソニアンアプローチ**
⇒ V-12 参照。

▶5　**暗示**
多くは言語によってなされる，クライエントに提示される課題達成の指示。一般に非合理的・非論理的内容であることが多いのだが，それを現実的な検討を経ずに受け容れ，その結果行動や意識に影響が生じるというもの。催眠下になくても実現可能。

▶6　**ラポール**
治療者とクライエントとの間に良好な信頼関係があること。心理療法一般における必須条件でもある。とく

なお，上記は他者による催眠（他者催眠と呼ぶ）ですが，みずから催眠状態に入ること（自己催眠と呼ぶ）によっても同様な効果の得られることも明らかとなっています。

○ 催眠状態

催眠状態は催眠性トランス[7]とも呼ばれ，外的・客観的な環境への現実的適応力は低下する一方で内的・主観的な活動は活発となるため，無意識活動の活性化や被暗示性の高まり，心身の弛緩などが見られます。

治療ではこのような催眠状態における種々の現象を活用しているのですが，どのような現象を中心に扱うかによって以下の3種に大別できます。①リラクセーションの利用（偏ったり歪んだりした緊張，心身のアンバランスさを回復し，平衡状態へと自己調節する機能を促進しようとするもの），②イメージの利用（内界の心の動きをイメージとして体験し，抑えられた欲望を解放したり自己をより深く観察・理解したりしようとするもの），③暗示の利用（自己の潜在能力の活用を動機づけ，自己コントロールの獲得・回復を目指すために，自己暗示・自己訓練を意図するもの）。

催眠療法では，このようにして潜在する能力を解発し利用可能なものにします。催眠を応用した具体的な方法として，わが国独自に考案された技法である動作法[8]，イメージ分析法[9]などがあります。

3 健康心理学における催眠の活用

催眠療法にあるクライエントの本来持つ能力を引き出し利用するという発想は，ある意味ポジティブ心理学[10]そのものともいえます。また，催眠は導入プロセスそのものに休養効果があると考えられており，治療法として用いる他に健康の維持・促進のための技法としても効果が期待できます。

このような催眠療法を健康心理学領域で活用する際のポイントは，心身のリラクセーションや自己イメージの変容への着目にあるといえます。たとえばそれは過剰なストレスから身を守る方策として，あるいはストレスの昂じた状態からの回復に有用でありますし，スポーツや教育領域で自己効力感を高めるためのイメージトレーニング，生活習慣改善のための自己コントロール，などに用いることでも効果が期待できます。

4 活用上の留意点

催眠療法はいまだ誤解や偏見が多く，濫用は固く戒められなければなりません。知識があればどこでも誰でも，というわけにはいかず，活用には倫理観を含む確かな知識の習得と技術向上の研鑽が不可欠です。扱いを誤れば，いかに有用な方法といえども容易に有害なものとなってしまいます。効用と限界を知ることこそ効果的な援助の一歩となることを肝に銘じたいものです。

（渡邊浩司）

に催眠におけるラポールは暗示の受容に大きくかかわってくるため，充分な配慮が必要となる。

▶7 トランス
意識の集中が高まり，心が落ち着き外界への配慮が薄れ心理的な内界に没頭している状態。この際，外的にはうつろなようすで無反応に見えるが，内的には非常に活発な動きが認められる。催眠特有の現象ではなく宗教儀式などにもよく見られる。

▶8 動作法
成瀬悟策（1924～）らによって開発された技法。心身の緊張がおきる要因である，動作に伴って生じる不適切で否定的なイメージを，催眠状態下で動作体験を適切に促進させることによって除去し，緊張が起こらないようにするというもの。V-5参照。

▶9 イメージ分析法
柴田出（1928～）らによって開発された技法。心身が弛緩した状態下で言語刺激を与えることによりイメージを想起させ，そのイメージを分析することによって心的現実を把握するというもの。このイメージに伴う情動体験を理解しフィードバックすることが患者自身の洞察に繋がるという治療機序を有する。

▶10 ポジティブ心理学
⇒Ⅶ-2参照。

（参考文献）
斎藤稔正　1987　催眠法の実際　創元社
佐々木雄二　1989　自律訓練法　日本文化科学社
成瀬悟策　1968　催眠面接法　誠信書房
成瀬悟策（編）　1992　催眠療法　現代のエスプリ297　至文堂
日本催眠医学心理学会　1996　催眠技法研修会テキスト

V 健康心理カウンセリング

10 只観法

▷1 以前は自観法と称していたが2003年頃から技法の特徴をより伝える只観法と称するようになった。
▷2 智顗（538-597）は中国隋代の高僧で天台宗の創始者である。

　只観法は，ヨーガの思想や仏教の無我思想そして禅の思想原理を説いた智顗の摩訶止観法を背景にもつストレス緩和技法です。只観法の中核は「できごとを，価値判断をしない中立的な態度でただ（只）観続ける」ことです。同様の態度を重視する技法として，最近，とくにうつ病の再発予防や境界性パーソナリティ障害への効果的介入法として注目を集めているマインドフルネス瞑想法があります。只観法はそれと重なる部分も多いのですが，次の2つの点で異なっています。一つは，技法の習得に際して，最初から実際のストレス事態を積極的に用いる点です。実際のストレス場面を用いることで，この技法の効果を実感しやすくなるとともに，実際のストレス場面での適用を容易にします。もう一つは，ストレスが強く中立的な態度で只観ることが難しい場合に用いる対処技法として，視点を意図的に転換する手続き，すなわちストレスに巻き込まれている状態からの脱中心化を促進する手続き，を組み込んでいる点です。

1 只観法の具体的手続き

　①椅子に座ったまま楽な姿勢をとります。目は閉じても閉じなくてもよいです。また，途中で目を開けたり閉じたりしてもかまいません。

　②最近，あるいは以前の出来事で，傷ついた，怒った，やるせなかったなど，今でもひどくとらわれている不快な出来事を一つ思い出します。

　③不快な状況を，まさに今そこにいるかのように思い出し，そのときの嫌な感情を十分に呼び起こします。

　④不快な感情を十分に感じられるようになったら，目の前に映画のスクリーンのようなものを思い浮かべ，自分を含めた不快な状況がそこに展開されているのを眺めます。不快な状況から一歩離れて映画を見るようにただ眺めます。不快な体験をしているあなた自身の視点を，その出来事を眺めている視点へと移動することがポイントです。

　⑤ここで重要なのは，眺めている視点は不快な状況を体験している自分の視点ではなく「判断や批判をせず，只観ているだけ」の視点であることです。このように観ていても，不快感が強くなってきたり，批判や反省をしたりすることが生じます。その際には，そういう自分を「只観る」ようにします。「不快感が強くなってきたぞ」「批判しているな」「反省しているな」……というように判断や非難をせず，今，自分に起こっていることをただ観るのです。「不快

感が強くなってきたので（あるいは，批判や反省をしているので），うまくできていないのだ」と考えるのではなく，不快感が強くなってきたり批判や反省をした場合は，その状態を判断や批判をせずにただ観ることが大切なのです。この只観ている視点はつねに中立的であるので，不快な感情が起こる場合は，その感情は観ている視点のものではなく，そのときの出来事を体験しているあなたの視点といえます。しかし不快な感情を抑圧してはいけません。この不快な感情を受け流すのです。これを効果的に実現するためのテクニックが，その不快さをただ観ることなのです。只観法では「観ている視点では判断や批判をせず，中立的な感情状態で只観る」ということを徹底して行います。ちょうど，「鳥が，木の枝に止まって，鳴いて，飛び去っていった」，このような状況を観ているときのあなたのような態度で，不快な出来事の中にいる自分を観る態度を養うのです。

⑥不快感情が強くなって「只観る」ことができなくなった場合は，同じ場面を別の角度から眺めてみます。まず右側から見た出来事の場面を，判断や批判を加えずにただ観ます。次に真後ろ，左側，そして再び正面から眺めた場面をイメージし，それぞれをただ観ていきます。それでも不快感が強い場合は，それぞれの角度から見る時間を短くして，次々に視点を変えていきます（アテンションシフト法）。セラピストがサポートする場合は，一場面あたり1，2秒で「はい」という合図を与え，視点の回転を指示します。

⑦最後に「よいことも悪いことも全てが変化していきます。悪いままということは何一つありません。毎日この方法を続けることでそのことに気づいていくでしょう」という教示を与えます。

以上の手続きを，最初は過去の不快な出来事を対象として行い，慣れてきたら，日常生活で不快な体験をした場合に，すぐにその状況でその体験に対して適用するようにしていきます。

❷ 中立的な態度でただ観ることの重要性

不快な感情を自分のコントロール下に置き，それに振り回されないようにするためには，その感情やそれを引き起こした出来事をしっかりと意識化することが非常に有効です。しかしながら，後悔や怒りといった不快な感情に巻き込まれた視点からこの意識化を行うと，不快な出来事の反芻が起こり，心身の健康を阻害してしまいます。そこで，只観法のような「中立的な視点による脱中心化」を中核にもつ技法が重要となるのです。只観法は，不安や抑うつの低減に有効であることが実証されています。

ここで紹介した只観法や，ヨーガ，マインドフルネス瞑想など，東洋に伝わる心身の健康増進や病気予防のための諸技法は，1990年代以降，西洋の科学的医療を補完する代替医療として大きな注目を集めています。 　　（越川房子）

▶3　Koshikawa, F. et al. 2004 Effectiveness of jikan-ho, a method of self observation, in reducing stress and increasing accessibility of positive memories. In M. Blows et al.(Eds.), *The relevance of the wisdom traditions in contemporary society : The challenge to psychology.* Delft, NL : Eburon.

原世都子・越川房子・大木桃代　2007　がん体験者の精神的健康を指標とする「只観法」「マインドフルネス瞑想法」の効果の検討　日本健康心理学会第20回記念大会発表論文集　p.126.

V 健康心理カウンセリング

11 マイクロカウンセリング

1 マイクロカウンセリングとは

カウンセリングの面接を効果的に進めるためには，より良いコミュニケーションの習得が必要になります。そのためのトレーニングの一つにマイクロカウンセリングがあります。マイクロカウンセリングは1960年代に米国のアイビイ（Ivey, A.E.）らにより開発されました。アイビイらは効果的なカウンセリングに共通のコミュニケーションについて分類したところ，その本質は「かかわり」であるということに気づきました。また，コミュニケーションの中には数多くの言語・非言語的な形があることにも気づきました。マイクロカウンセリングはこれらの要素を分類し体系的にまとめて階層表に表しています。[1]

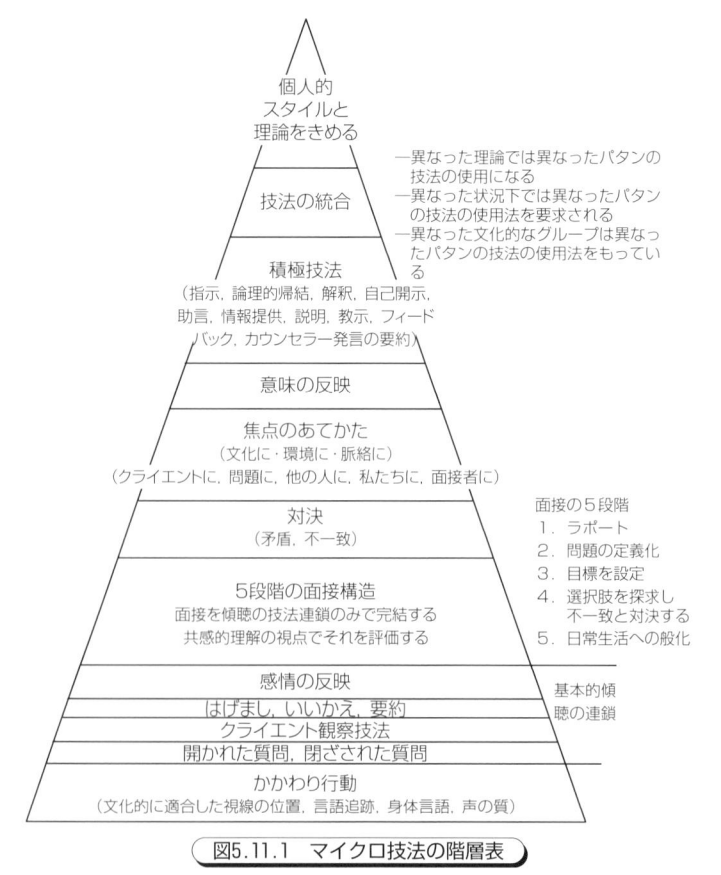

▶1 福原眞知子・アイビイ, A.E.・アイビイ, M.B. 2004 マイクロカウンセリングの理論と実践 風間書房

図5.11.1 マイクロ技法の階層表

（ピラミッド図：下から上へ）
- かかわり行動（文化的に適合した視線の位置，言語追跡，身体言語，声の質）
- 開かれた質問，閉ざされた質問
- クライエント観察技法
- はげまし，いいかえ，要約
- 感情の反映
- 5段階の面接構造　面接を傾聴の技法連鎖のみで完結する　共感的理解の視点でそれを評価する
- 対決（矛盾，不一致）
- 焦点のあてかた（文化に・環境に・脈絡に）（クライエントに，問題に，他の人に，私たちに，面接者に）
- 意味の反映
- 積極技法（指示，論理的帰結，解釈，自己開示，助言，情報提供，説明，教示，フィードバック，カウンセラー発言の要約）
- 技法の統合
  - 異なった理論では異なったパタンの技法の使用になる
  - 異なった状況下では異なったパタンの技法の使用法を要求される
  - 異なった文化的なグループは異なったパタンの技法の使用法をもっている
- 個人的スタイルと理論をきめる

基本的傾聴の連鎖

面接の5段階
1. ラポート
2. 問題の定義化
3. 目標を設定
4. 選択肢を探求し不一致と対決する
5. 日常生活への般化

出所：福原・アイビイ・アイビイ，2004

2 マイクロカウンセリングの技法

マイクロカウンセリングは「基本的かかわり技法」「積極技法」「技法の統合」からなります。

○基本的かかわり技法

聞き手が話し手とともに居ることを示し，話すことに心から関心をもっているということを相手に伝えることで，話し手は励まされ話を継続し展開することができます。その態度はかかわり行動と呼ばれ，身体言語，言語的追跡，声の質や調子などの非言語的なものとして示されます。このかかわり行動を土台として，クライエント観察技法，質問技法，はげまし，言いかえの要約技法，感情の反映技法というコミュニケーションの技法があり，これらは傾聴技法と呼ばれます。

○積極技法

カウンセラーがクライエントの行動に変化を起こすために，新しい話の展開を導きます。指示技法，情報提供や助言を与えること，自己を開示すること，論理的帰結，解釈技法，フィードバック技法と呼ばれるコミュニケーション技法があります。さらに，相手の言語，非言語レベルの矛盾をつく対決，対話の中で人やことがらに焦点を当てる焦点の当て方技法，相手の使用する言語の意味するものが何であるかを聴きとる意味の反映技法は複合技法と呼ばれ，これらを用いることで対話の流れが変わります。

○統合技法

基本的かかわり技法と積極技法を駆使して会話を構成するものです。クライエント観察技法は"感覚"を駆使して全てに関わる重要な技法です。階層表の下位の技法は上位の技法に含まれます。

個人は一人ひとり異なった存在であり，それぞれ異なった問題をもっているため，カウンセリングの面接ではそれぞれのクライエントに，適切な技法を意図的に用いて面接を柔軟に進める必要があります。また，マイクロカウンセリングの各技法は個人面接だけではなく，心理教育などの集団に対するアプローチにも用いることができます。

3 5段階のトレーニング法

階層表を用いてそれぞれの技法を学びます。具体的には次のような手順があります。①技法の説明を聞く，②技法に気づく（ライブデモンストレーションまたはVTRを見る），③文献を読む，④練習（ロールプレイ），⑤日常生活への適用の可能性（一般化について考える）。

（小澤敬子）

▷2　傾聴
カウンセリングの基礎におかれる話の聴き方。相手を否定したり評価したりせずに気持ちを理解しようとする聴き方。

▷3　論理的帰結
もしこうすればこのような結果になるという，ある行動をとったことによる具体的な結果。

V　健康心理カウンセリング

12 ブリーフカウンセリング

1 カウンセリングへのニーズ

　就労者・学生といった社会的役割や，夫婦・親といった家族役割などを担いながら生活している人々の支援をするカウンセラーは，日常生活の中でいかに効率よく，そして適切な頻度でクライエントと関わりをもつかについて高い意識が必要であると考えられます。心理的サービスが費用の面も含めてできる限り毎日の生活に支障がない形で提供されることは，援助を受ける側の負担が軽減される望ましい支援であるのではないでしょうか。近年みられるブリーフセラピー的アプローチは，そうしたニーズを意識したものと言えます。

2 ブリーフセラピーのスタイル

　ブリーフセラピーの共通特性として内山は，①時間的制約を設ける，②クライエントの問題について治療の焦点を選択，決定する，③課題を設定する，の3点を挙げています。ブリーフセラピストとクライエントとの関わりにおいては，どれくらいの期間を何のテーマについて取り組んでいくかについて，クライエントの置かれているさまざまな状況や背景が考慮されながら決定され，また問題解決の上で利用可能な宿題を設定しクライエントはそれに取り組む，という点が共通してみられるということです。また，ブリーフセラピーの簡単な定義としてホイト（White, M.）は「心理的苦痛を緩和し，成長を促進するための時間に配慮した治療」と述べています。ブリーフセラピーの領域では，おおよそこのようなスタイルをもって，さまざまな立場の心理療法家が活動をしています。

3 ブリーフセラピー的な発想

　さらにホイトは，ブリーフセラピーの源流を作ったエリクソン（Erickson, M. H.）が基本としていた「ユーティリゼーション」という技法を紹介しています。これは，クライエントがセラピーの現場に持ち込むあらゆる能力や技能を認識して，治療的に利用（あるいは活用）する方法を見出すという考え方のことです。

　健康心理学における実践的活動の対象者は，カウンセリングの場に訪れたクライエントや健康教育の講座の参加者，また医療機関や福祉施設など健康関連

▶1　内山喜久雄　1992　ブリーフサイコセラピーと行動療法　ブリーフサイコセラピー研究, 1, 1-9.

▶2　ホイト, M. 2002　より効果的なブリーフセラピーを目指して　ブリーフサイコセラピー研究, 11, 7-12.

▶3　ホイト, 2002　前掲書

施設の一員などが想定されます。そのような対象者からの訴えを聞いていると，彼らが大変困っていたり，一見弱っているようにも見えるかもしれません。しかし，クライエントの中に「援助や情報を求める姿勢」があることはすでに，問題解決のための能力や知識をもっているとも考えられます。この視点をもって心理士が関わり始めること自体，対象者のもつ健康的な姿勢をさらに促進することにつながるのです。

4 問題の眺め方をかえてみる

さて，私たちは物事がうまく行かないとき，一刻も早くその状態から抜け出したいと思いつつも，まるで底なし沼でもがいているかのように，くよくよと考え続けてしまうときがあります。そのとき考えているのは，「どうしてうまくいかないのか」など，その原因であることが多いのではないでしょうか。

でもちょっと方向性を変えて考えてみてください。たとえ困った状況の中でも，じつは少しはうまくいっているときもあるのではないでしょうか。もしそうならば，それは具体的にはどんなことでしょうか。また，もっとも悪い状態であったときに比べてみて，今はまだ「まし」だというときもあるのであれば，以前と何が違っているのでしょうか。ブリーフセラピーのモデルの中には，原因よりも「なにが解決につながるか」に焦点をあてていくものがあります。「問題だらけの底なし沼だ」と思っているような状況の中でも，意外と自分の近くに事態が好転するためのきっかけが沈んでいるかもしれません。そのようなきっかけがないかとあれこれと考えてみることによって，部分的であってもすでにうまくいっている「例外」を探していくことにつながります。

森・黒沢はこの例外の定義を「既に起こっている解決の一部である」と述べています。底なし沼の中では，まずは沈まずに浮き上がれるための解決策を見つけるのが先決ではないでしょうか。とりいそぎ小さなきっかけを集めてそれにつかまることで，沼での身動きも少しは楽になることでしょう。

5 どんなスタンスで支援をするか

カウンセラーの支援はかならずしも期間が短ければよいとは一概には言えません。しかし，問題がある状態からなるべく早めに抜け出そうとクライエントと協働で取り組む姿勢をもっていると，結果的にカウンセラーと対象者との1回の関わり自体が短く済むことが予想されます。そして必要なときに必要なだけ，心理的な援助が利用されることで，健康心理学的な情報が生活の中でクライエントによって生かされていくとも考えられます。集団を対象とする健康教育という支援の上でも，個々人のもつ健康観に基づきカウンセリングを行う上でも，ブリーフセラピー的なアプローチは優れた示唆を与えてくれるといえます。

（髙橋有子）

▷4 森俊夫・黒沢幸子 2005 〈森・黒沢のワークショップで学ぶ〉解決志向ブリーフセラピー ほんの森出版
▷5 協働
ともに調子を合わせて働くこと。コラボレーション。
▷6 宮田（2004）は，狭義のブリーフセラピーのモデルに見られる特徴として，介入にあたって「あらゆるレベルの社会的組織も考慮に入れている点」を挙げている。
宮田敬一 2004 ブリーフセラピー入門 金剛出版

参考文献
ディヤング, P.・バーグ, I.K. 玉真慎子・住谷祐子・桐田弘江（訳）2004 解決のための面接技法 金剛出版

V 健康心理カウンセリング

13 グループ・エンカウンター

1 グループ・エンカウンターの概要

グループ・エンカウンターとは，アメリカの心理学者であるロジャーズ (Rogers, C.R.：1902-1987) が名づけたベーシック・エンカウンター・グループに由来する集団心理療法の一種です。

ロジャーズは，エンカウンター・グループを「経験の過程を通して，個人の成長，個人間コミュニケーションおよび対人関係の発展と改善を意図した集中的グループ体験である[1]」と定義しています。そのため，グループ・エンカウンターでは，面接室でクライアントとカウンセラーが1対1で行うカウンセリングの手法とは異なり，10人程度のグループで行います。参加者は，グループ内でのコミュニケーション活動を通して，「自己受容」や「他者理解」を実際に体験し，理解を深めていきます。このように他者との交流を通して，参加者が相互に人間的成長を促進させることを目的としたサイコ・エデュケーションの一形態がグループ・エンカウンターです。

通常，このグループには，コミュニケーションの促進を図るためのファシリテーターという心理学の専門家が加わり，グループ内のコミュニケーション活動の進行を側面からサポートします。

2 グループ・エンカウンターの推進方法

グループ・エンカウンターの推進方法には「非構成的グループ・エンカウンター（非構成法）」と「構成的グループ・エンカウンター（構成法）」の2種類があります。非構成法は，計画されたエクササイズを用いないのに対して，構成法では計画されたエクササイズを活用します。以下，各グループ・エンカウンターの特長を見てみましょう。[2]

○非構成的グループ・エンカウンター：非構成法 (Basic Encounter Group：BEG)

創始者のロジャーズが行っていたベーシック・エンカウンター・グループがこれにあたります。プログラムの内容やテーマの設定を行わず，グループ活動のプロセスがすべて参加者の自発性と主体性によって進められます。そのために，参加者相互の関係性が自由であり，各自の内面的な感情や体験などが表出しやすく，治療的な要素が強いことが特徴です。この手法を用いる場合，専門のトレーニングを受けたファシリテーターが必要です。

▶1 ロジャーズ, C. 1970 畠瀬稔・畠瀬直子（訳） 1982 エンカウンター・グループ――人間信頼の原点を求めて 創元社

▶2 具体的にSGEを実施するプロセスとして，①リーダーによるインストラクション（図5.13.1），②参加者の思考・感情・行動を喚起させるためのエクササイズ（図5.13.2），③参加者の思考・感情・行動を修正し，自分自身を振り返るためのシェアリング（図5.13.3）の3つのプロセスから成り立っている。

○構成的グループ・エンカウンター：構成法（Structured Group Encounter：SGE）

この手法は，日本において独自に開発・推進が行われてきた経緯があります。創始者の國分康孝は，SGE を「ありたいようなあり方を模索する能率的な方法として，エクササイズという誘発剤とグループの教育機能を活用したサイコ・エデュケーションである」と要約しています。この手法は，パーソナリティや人間関係の教育開発をねらいとした体験型学習形態であるため，学校現場に広く導入されており，教師をリーダーとした取り組みが盛んに行われています。

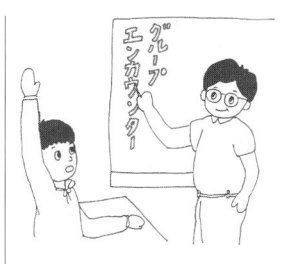

図5.13.1 インストラクション

イラスト提供：煙山千尋（以下同）

3 健康心理学領域でのグループ・エンカウンター

健康の増進や心理的問題の予防を意図したグループ・エンカウンターの実践は，健康心理学領域においても重要な研究課題であると言えます。職場の人間関係の円滑化，学校における子どもの問題行動の変容，薬物依存からの脱却，患者と家族の不安低減など，集団の力を利用したアプローチ方法により，望ましい心理的な状態へと変容させることが期待されています。とくに，現代人特有の"触れ合い体験の欠如"に起因する対人関係問題の予防効果はもとより，高度なコミュニケーション・スキルを必要とする企業・福祉・看護・教育などの職務従事者を対象とした研修などにも活用されています。また，集団体験志向であることから，個人面接志向のカウンセリングよりも効率的な介入手段であるとも言われています。

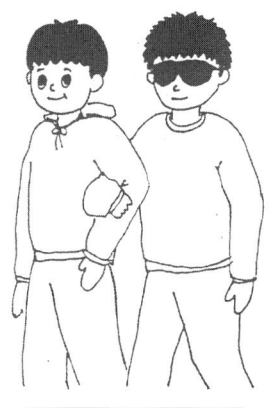

図5.13.2 エクササイズ

○学校での実践

現在，わが国の学校現場では，少子化，核家族化，コミュニティーの崩壊など，人間関係の希薄化を要因とした児童・生徒の社会的スキル（ソーシャルスキル）の欠如や感受性の低下が問題となっています。その対応策として，多くの教師が体験型学習を重視しています。グループ・エンカウンターは，授業方法の形態を変えることにより，比較的容易に授業内に導入することが可能であることから，サイコ・エデュケーションとしての効果が期待されています。その結果として，わが国の学校現場への普及が進んだものと考えられます。とりわけ，「教育相談（いじめ・不登校・非行の予防）」，「健康教育（対人関係スキル・アサーションスキル・ライフスキルの育成）」を目的とした内容のプログラムが作成され，「学級活動（学活時間・特別活動・総合的学習）」の時間を活用して実践され，多くの成果が報告されています。

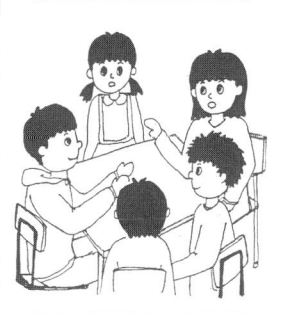

図5.13.3 シェアリング

○医療機関での実践

医療機関におけるグループ・アプローチは，患者のQOLを高める上で，重要な役割を占めています。摂食障害，がん，薬物依存などの患者やその家族を対象としたグループ・エンカウンターが実施されており，再発防止や緩和ケアーとしての有効性を示しています。

（清水安夫）

▶3 広瀬寛子 1999 がん患者のためのグループ・アプローチ 野島一彦（編） グループ・アプローチ 現代のエスプリ385 至文堂 pp.152-164.

参考文献

國分康孝（編） 1992 構成的グループ・エンカウンター 誠信書房

國分康孝他 2000 エンカウンターとは何か──教師が学校で生かすために 図書文化

V 健康心理カウンセリング

14 コーチング

1 コーチングとは

　コーチングとは，チームあるいは個人のパフォーマンス（能力・成績）を向上させることであり，クライエントのもっている能力を最大限に引き出すことです。

　「コーチ」の語源を見てみるとその意味するところが理解できます。この言葉がはじめて使われたのは，1500年代のことであり，「馬車」のことを指していました。その後，「大切な人を現地（目的地）まで送り届けること」を意味する動詞として使用されるようになり，1840年代，オックスフォード大学（イギリス）における受験指導の個人教師をコーチと呼ぶようになりました。そして，1880年代，オックスフォード大学におけるボートの指導者をコーチと呼んだのをきっかけに，多くのスポーツにおいて，コーチという言葉が使われるようになりました。そして，今では，スポーツ分野だけでなく，健康心理カウンセリング，ビジネスなど多くの分野においてさまざまなコーチが活躍しています。

　つまり，コーチが行う，クライエントをある目標に導く行為，クライエントの能力を最大限に引き出す行為をコーチングと呼んでいます。

2 コーチングに重要な"きく力"

　コーチングにはさまざまな能力が求められます。理解力，観察力，知識，情熱など挙げるときりがありません。どれが一番重要なものかと順位をつけることは大変難しいのですが，あえて，その中でもっとも大事なものはと問われれば「信頼感」と言えるでしょう。そして，その信頼感を得るためには，「コミュニケーション能力」は欠かすことができません。

　いくら素晴らしい知識をもっていたとしても，クライエントに伝えるコミュニケーション能力に問題があれば，力を十分発揮することはできず，クライエントの能力を十分に引き出すこともできません。

　コミュニケーションとは，「相互の意志の疎通」であり，「自分が考えていることを相手に伝えること。そして，相手の考えていることを聞くこと。」つまり，言葉のキャッチボールが重要です。クライエントの話を聞き，心で受け止め（聴く），質問する（訊く）。これにより，クライエントみずからが，やるべきことに気づき，みずから進んで実行をする。このようなクライエントの行動

▶1　アカデミックな観点からコーチングという用語を使用したのは1920年のアメリカの心理学者グレフィス（Griffith, R.C.）といわれる。彼はスポーツ心理学に関する研究を数多く行ない，コーチは単なるインストラクターではなく，教師でありその人の独自性をつくりあげ，パーソナリティを形成する者であるとした。

を引き出すことが，まさにコーチングなのです。

つまり，コーチングのキーワードは"聞く力，聴く力，訊く力"です。

③ コーチングスタイル

クライエントの能力を引き出す方法は，「○○しろ！」という命令型から，「こんな方法もあるのではないか？」という提案型へ，そして，質問をし，クライエント自身に気づかせる認知型へとスタイルが変化してきました。

それは，自分が考え，決定し，実行したことは，最後まで頑張れる可能性が高いことに起因しています。やらされるのではなく，みずから進んで行うようになることが重要です。そういう意味で，認知型あるいは質問型と呼ばれる方法は，モチベーションを高めるコーチングスタイルといえます。このスタイルで指導を進めるためには，先に述べた「訊く力」いわゆる「質問力」が重要となります。

この「質問力」を身につけるには，相手のことを良く知ろうという姿勢が必要です。相手の存在を認め，共感し，変化に気づくことを心掛けるようにしましょう。

④ アクノリッジメント

「アクノリッジメント（acknowledgment）」という言葉があります。意味は，承認することであり，「私はあなたの存在をそこに認めています」ということを伝える全ての行為，言葉のことです。「人が求めることは2つ。人にほめられることと，人に認められること」と言われます。この「人を認める」ことが，コーチングでいうアクノリッジメントです。

なぜ，挨拶をする必要があるのでしょう。「きちっと挨拶しなさい」と誰かから言われたからでしょうか。そうではありません。それは「あなたの存在に気づいていますよ」という証です。人間は自分の存在を認めてもらえることに大きな喜びを感じます。逆に無視されたり，相手にされなかったりすると大きな寂しさ，悲しみを感じます。

つまり，挨拶はアクノリッジメントの一つなのです。お互いの存在を認め合い，コミュニケーションを円滑にし，信頼感を増すためには，大きな声できちっと挨拶することは非常に重要です。さらに，「○○さん，おはよう」など名前も呼べば，名前まで知っているのか，私に挨拶してくれているのだとわかり，効果は抜群で，大いに信頼感は増します。家族，友達，先生など，多くの人に挨拶の輪を広げましょう。コーチングはここから始まります。

（宮﨑光次）

▷2　コーチングの技法として，現在さまざまな方法が採用されている。多く使用されているのは，認知行動的コーチング，目標焦点的コーチング，問題解決コーチングであるが，その他にも神経言語プログラミング（NLP）コーチング，ゲシュタルトコーチング，人間中心コーチング，精神力動的コーチングなどがある。

コラム 10

痩身願望

1 マスメディアによるやせ志向礼賛の影響

　人間は年齢に関係なくつねに自己の身体に関心をもっています。とくに女性の場合、理想とする体型に関して、雑誌やテレビなどマスメディアからの情報発信は多く、女性のプロポーションに関する話題は世界中で事欠きません。かつて肥満は経済的な豊かさの象徴であり、肥った人は穏和な性格であるといわれてきました。ところが、1960年代後半から、美しい女性はスリムであり、やせていることが女性の地位と富の象徴となりました。現代社会は身体体型に敏感な社会です。すらりとした贅肉のない体型を理想として価値を置く人は多く、痩身は多くの女性にとり、あこがれでもあり、努力目標でもあるといわれています。そして「痩身願望」、「やせ願望」が出現します。ストーザ(Storz, N.S.)は、やせ志向の原因について、"やせ"を強調する情報誌、ラジオ、テレビ、新聞等が女性を体重減少に追い込み、多くの女子学生が自己満足やより魅力的な容姿等のために食事制限をしていると報告しています。マスメディアが提示する「痩身メッセージ」を引き受け、さらにやせ志向へ向かい、やせていることの価値を強化し、やせ願望を抱くことになります。

2 やせ志向礼賛が個人の心身に与える影響

　やせ志向礼賛の文化の中、過剰な「やせ願望」をもった個人がダイエットへと向かい、心身のバランスを崩すことになります。

　一般にダイエットという用語は、"適正体重を維持するための食事あるいは食事療法"と理解されますが、ここでは「やせる、減量を行う」という意味で用いています。

◯ダイエットがもたらす身体への侵襲

　無理なダイエットは、個体の骨格、筋肉などの順調な発達過程を無視することを意味します。やせることへの追求は個人にさまざまな悪影響を与えます。すでにダイエットと貧血、骨粗鬆症、月経異常などとの関係が明らかになっています。無理なダイエットが身体への侵襲を大きくし、摂食障害への移行につながるなど、食行動異常も引き起こされます。

　摂食障害は拒食や過食など食行動の異常を示す精神疾患で、従来思春期の女性に多くみられましたが、近年は若年化して小学生の報告もある一方で、30代、40代の成人の例も増加しています。マスメディアの影響などによる極端なダイエットがきっかけとなることも多く、原因として、個人の素因や家族要因、社会的背景、ジェンダー観、ストレス、発達課題など複合的な要因が考えられています。

◯やせ志向礼賛文化を受け止める心理的要因

　「やせていることが望ましい」という価値観によって、やせている、あるいは、太っているという体型の認識は自己評価の一つになります。

　やせていることに高い価値をおき、それにこだわる場合、「やせている」という認識は、自尊心などの心理面に影響します。本人の心理面ばかりでなく、外観による他者評価にも影響し、やせた体型を獲得するこ

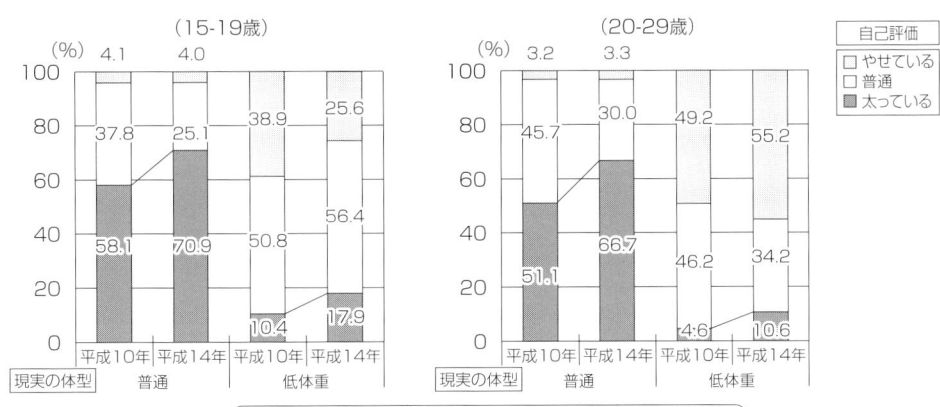

図C10.1 現実の体型別体型に対する自己評価（女性）

出所：厚生労働省　2002　国民栄養調査

とは，両面から個人の自尊心を高くすると報告されています。[15]

痩身願望については多様な心理的影響が報告されています。女子中・高生では痩身願望が強いほど自己受容が低いことが示されています。[16] また，女子大学生では，痩身願望が強い者は自尊感情が低く，特性不安が高いことから，情動的摂食や，不安定な心理状態がひきおこされることが明らかにされています。[17] 男子大学生への調査では，痩身願望に至るルートとして，自己顕示欲，自己不満感・不安感，肥満度の意識からの3ルートが見出されています。[18]

〇人はどこまでやせたいと考えるのか：もっとやせたい人々

このようなやせ志向を背景に，人は自分のボディイメージ（自分の体型に対する知覚）をどのように捉えているでしょうか？ BMI（体重：kg÷（身長：m）^{2}）18.5以下の低体重者は，とくに20代，30代の若い女性において最近20年間で2倍に増えています。また，体重が普通または低体重であるにもかかわらず，「太っている」と過大評価する人の割合（図C10.1）が増加しています。やせ志向の傾向を反映した数値といえます。

3　やせ願望への関わり

やせ願望を抱く過程においては，やせ志向礼賛の文化の中で「やせることが望ましい」という価値付けや信念などの思考が生まれます。その価値付けをどう認知し，同調するかによって，個人がもつやせ願望への強さが規定され，ダイエット行動への傾倒が決定付けられます。ダイエットによる身体への侵襲をなくすことはもとより，ボディイメージに関する認知の歪みを修正することで，自己コントロールする能力を高め，より健康にアプローチできることが必要です。

(藤井智恵美)

▷1　佐々木大輔　1999　現代の若い女性の「やせ」志向とダイエット　母子保健情報，**40**，8-11．
▷2　今田純雄　1997　現代心理学シリーズ16　食行動の心理学　培風館
▷3　Storz, N. S. 1982 Bodyweight concepts of adolescent girls in the home economics classroom. *Journal of Home Economics*, **74**, 41-43.
▷4　江澤育子　1999　ダイエットと骨そしょう症　母子保健情報，**40**，40-43．
▷5　竹内聡・早野順一郎・神谷武・堀礼子・向井誠時・藤波隆夫　1991　ボディイメージとセルフイメージ（第1報）　心身医学，**31**(6)，367-373．
▷6　川田麗　2009　思春期の女子における痩身願望と自己受容の関連　臨床発達心理学研究，**8**，16-26．
▷7　田崎慎治　2007　大学生における痩身願望と主観的健康観および行動との関連　健康心理学研究，**20**，56-63．
▷8　浦上涼子・小島弥生・沢宮容子・坂野雄二　2009　男子学生における痩身願望についての研究　教育心理学研究，**57**，263-273．

コラム 11

健康とコミュニケーション教育

1　コミュニケーションとは何か

　コミュニケーションは，人が他者との間で交わす情報交換です。そこで交換する情報は話者と聞き手の関係によってさまざまです。

　この情報を伝えるものには，言語的，非言語的，パラ言語的なものがあります。言語的とは文字通り，言葉によるもの，非言語的とは，表情，しぐさ，体の動き，アイコンタクトなどの身体言語です。パラ言語的とは，音量，タイミング，音調，アクセント，相槌，頷きなど言葉を補足する役割をもつものです。この3つの種類は聞き手の傾聴のレベルでもあります。相手に情報を伝えるコミュニケーション過程は，話者の動機や感情など話者自身の発信の段階，伝えたい話題を送る送信の段階，聞き手が情報を受け取る受信の段階があり，3つの段階が繰り返されて相互作用のコミュニケーションとなります。

　コミュニケーションの問題は，このすべての段階でおきます。コミュニケーションは，広義には，人と環境とのあらゆる情報交換を指しますが，対面的な関係のコミュニケーションを対話といいます。教育や健康との関係で論じる場合，対話がおもなテーマとなります。

2　コミュニケーション教育と健康障害

　コミュニケーション教育は，健康障害によってコミュニケーション障害になったとき，その解決方法を学習するために必要です。コミュニケーション障害の患者自身もそうですが，医療福祉職者が患者さんへの対応を学ぶことも教育的課題です。

　コミュニケーション障害は，疾病や知的・精神・身体・老化等の障害によって，二次的に発話・言語機能，および理解が低下することです。発話障害は，音声言語をつくる喉頭，声道などの器質的な障害によっておきます。言葉を話すためのブローカ中枢が，脳梗塞や認知症などの脳萎縮によって障害されておきることもあります。また，言葉の理解に関わるウェルニッケ中枢が障害されれば理解力が低下し，音声は発しますが意味が理解できなくなります。これは知的障害や認知症による知的能力の低下や，交通事故などの外傷によって障害されることで生じます。また，伝達の問題は，吃音や言語発達遅滞，口蓋裂言語などで生じ，相手に聞き取りにくさを与えてしまいます。このような聞き取りにくさは難聴の場合にとくに問題が生じますが，周囲の雑踏や不要な雑音からも悪影響を受けます。しかし，難聴による聞き取りにくさは，補聴器の開発によって，明瞭さや音声の大きさなどを調整して聞くことができます。

　次に心理的な問題があります。話し手の中に話したくない感情や相手を避けたい不安が生じることです。このような心理的な問題は，相手との共通理解を阻害する要因となります。それは相手との真の理解である，共感的理解に至らないためです。私たちの対話は，相手との情報の交換によって同様の理解に達することが大切です。たとえ身体的な機能低下が影響を及ぼしても，言葉に依存せず，伝えたい気持ちを身体言語やパ

ラ言語に置き換え，文字盤や補聴器などの補助的な器具を使用して，「心を伝え合う」ことが重要です。

もともとコミュニケーションという言葉は，「心と心が通い合う」という意味があります。コミュニケーションとコミュニティは語源をともに「一緒に責任をとりあう」という意味があるのです。

現代では言語の操作に頼って対話しようとする偏重があります。電子メールで生じる問題にみられるように言葉だけでは伝わらない心があります。共通言語に乏しい異文化の人々や価値の異なる人々の間でも豊かな心の交流ができるのは，言葉に依存しないメッセージが伝わるからです。

医療福祉職者が患者のコミュニケーション障害に対応する場合，まず患者さんの訴えを正しく聞き取ることが大切です。そのためには相手への威圧的な関係が取り除かれ，人間対人間の公平な立場で対話することが求められます。患者さんが十分表現できなければ家族等からの情報を補足し，診断的な検査を補足することで身体的・心理的・社会的情報を収集します。患者さんに難聴や認知症などのコミュニケーション障害がある場合は，相手の理解の程度にあわせて言葉だけに頼らない対話方法を選択します。医療福祉場面では，伝えるべきことが伝わったかを確かめることも必要です。とくに治療や生活に関する情報は患者さんに直接の関係があるため，共感的な理解に至ることが求められます。

3　コミュニケーション教育の方法

コミュニケーション教育の方法は，カウンセラーの養成プログラムで相談技法として活用されているものがあります。アイビー（Ivey, A.E.）がまとめたマイクロ技法がその一つです。専門家でなくても，基本的傾聴の連鎖により，「傾聴」する具体的なパフォーマンスを学ぶことができます。

また，老年者との対話に戸惑う学生用に老年者コミュニケーション・プログラムが，筆者らによって開発されています。これは，モデルを見て上手な対話場面をイメージし，ロールプレイによって実際に演じて，試してみるという実演プログラムです。少し詳しくのべますと，マイクロ技法と模擬患者演習で構成されています。マイクロ技法の基本的傾聴の連鎖部分を使用し，講義と学生同士のスモール・グループでロールプレイを行います。そして，ベテランのカウンセラーと老年者模擬患者（老年患者を演じる訓練された人）の対話場面を見学し，その後学生がカウンセラーと交替して，同じシナリオで対話を行います。演技者を見ての感想を見学している学生にきくことで，共感を得ながらの学習が可能となります。

いずれも，スモール・グループで実施し，自分の演技を相手から評価してもらう，フィードバックが効果的です。自分の気づかない話し方の癖を修正し，上手なパフォーマンスを形成することができます。

医療福祉職者と患者さんの関係では情報が伝わると同時に，対話によって患者さんの不安や心配が解消することもあります。「癒す」ことができるのも，対話の目的です。

患者さんとの対話では，情報を正しく伝える心配りとともに，相手に優しく接し，微笑みかけ，傾聴することを重要視したいものです。このような対話を生む姿勢は，対話的態度といいます。重病の患者さんの傍にいてまなざしを注ぎ，そこにいることで相手を癒すことができます。この対話的態度は，医療福祉職にかかわる人に体得してほしい態度です。

（清水裕子）

▶1　Burnard, P.　永野ひろ子（監訳）　2006　保健医療職のための伝える技術・伝わる技術　医学書院
▶2　詳しくは V-11 を参照のこと。

VI 健康教育

1 健康教育

1 健康教育とは

　健康教育という用語が日本で一般的に使われ始めたのは比較的新しく，1980年代に入ってからです。それまで公衆衛生や労働衛生の分野では衛生教育，学校保健の分野では保健教育と称されていました。

　健康教育とは何を指し示すのかについて，WHOの専門委員会では1969年に「健康教育とは，健康に関する知識，態度，行動などについての個人や集団，地域社会などのもつすべての経験を活用するとともに，必要な多くの場合，これらの知識，態度，行動などを変容させる努力や過程を重視する保健活動のすべての段階において，専門家によってなされる教育的・支援的な活動を包含するものである」と規定しています。また，健康教育の第一人者であるグリーンら（Green, L.W. et al.）[1]は，健康教育について「個人，グループ，コミュニティにおいて健康のためになる自発的な行動を準備し，実現し，強化するために計画されたあらゆる学習経験の組み合わせ」[2]と述べています。

2 健康教育の目的

　健康教育の目的は，健康を保持増進し，よりよい生活をもたらすことにあります。具体的には，知識・態度・行動の三側面を含み，健康問題について，①正しい知識をもち，理解をすすめる（知識の習得，理解），②好ましい態度をもつ（態度の変容），③必要なことを実行し，よくないことをやめる（行動の変容）を目指します。

3 健康教育の実施場面

　健康に関する人々の関心は高まる傾向にあり，新聞・雑誌・図書やテレビ・ラジオなどのマスメディアでも，健康推進のための知識や方法などに関する情報が多く提供されています。健康教育を広義に捉えた場合は，これらマスメディアの影響や，家庭でのしつけなど，日常的な経験も含まれます。

　一方で意図的に計画された組織的な健康教育は，主として学校・地域・産業機関（就労場所）などで実施されます。

　健康教育の担い手として，学校では，養護教諭や保健・体育の指導教諭，学級活動の指導にあたる学級担当教諭，栄養教諭などが挙げられます。地域では

[1] 福渡靖　1998　衛生行政と健康教育　石井敏弘（編著）　健康教育大要――健康福祉活動の教育的側面に関する指針　ライフ・サイエンス・センター
[2] グリーン，L.W.・クロイター，M.W.　紙馬征峰・岩永俊博・松野朝之・鳩野洋子（訳）1997　ヘルスプロモーション　医学書院

保健福祉センターの医師・保健師，医療機関の医師・看護師をはじめとして行政の社会教育担当者，社会福祉協議会の構成員，スポーツジムなどの健康関連施設職員，健康関連団体やNPOメンバーなどが関わります。産業では，産業保健医や保健師・看護師，保健組合の担当者，総務部などの労務管理担当者，などが健康教育を担当しています。

これらの健康教育の各場面において，健康教育のカリキュラムづくりに，健康心理学の視点が積極的に導入されることが期待されます。

4 健康教育の対象

健康教育を行う際には，対象者を明確にし，現状評価に基づいて目標を設定する必要があります。健康教育的な介入は，喫煙・飲酒・アルコール摂取・薬物依存などをはじめとする健康上問題となる生活習慣をもち，特別なニーズを有する対象に向けたプログラムと，健康の保持増進や予防的な働きかけを目的とする一般に向けたプログラムに大別することができます。

健康の保持増進を目指す健康課題は，個人のライフスタイルによって異なりますが，これは一般に発達期および社会的立場によって異なると考えることができます。また，対処すべき健康上の問題におけるニーズも，発達期や社会的立場が関与する場合が多いといえます。

Ⅵでは，発達期と社会的立場ごとの健康課題と健康教育について検討します。

5 健康教育の実践と評価

健康教育を包括した総合的なヘルスプロモーションの理論モデルとしては，グリーンらによって提唱されたプリシード・プロシードモデルが知られています。このモデルでは，QOLの改善を目標として，対象の地域や個人を評価してヘルスプロモーション活動を計画し，その計画を実行・評価するプロセスを示しています。

介入のためのプログラム開発には，さまざまな枠組みやアプローチがあります。その内容を精査すると，一般化されたプログラム開発のモデルには，図6.1.1に示されるような6つの課題が内包されていることが明らかになっています。

（森　和代）

▶3　グリーン・クロイター　前掲書
▶4　**プリシード・プロシードモデル**
⇨Ⅵ-2参照

▶5　McKenzie, J.F., Neiger, B.L., & Smeltzer, L. 2005 *Planning implementing, and evaluating health promotion programs : A primer.* San Francisco : Benjamin Cummings.

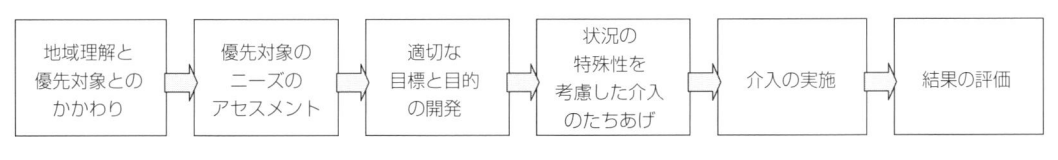

地域理解と優先対象とのかかわり → 優先対象のニーズのアセスメント → 適切な目標と目的の開発 → 状況の特殊性を考慮した介入のたちあげ → 介入の実施 → 結果の評価

図6.1.1　介入のためのプログラム

VI 健康教育

2 健康教育のモデル①：理論・モデルの変遷

1 健康教育とは

健康教育とは健康の維持・増進，疾病の予防と治療に貢献する取り組みを指します。健康教育を実践するためには，それにふさわしい理論やモデルが要求されます。健康教育を実践するための理論・モデルから，吉田は健康教育を5つの時代に分類しました[1][2]（図6.2.1参照）。これによると，1940年代頃までは，知識普及の時代で，健康教育の理論やモデルというよりも素朴な実践スタイルと言うべきものでしょう。1950年代以降に登場した理論・モデルを以下に簡単に紹介します。

2 健康教育の理論とモデル

○KAPモデル（知識からの健康行動）

1950年代から60年代頃には，KAPモデル（Knowledge Attitudes Practices モデル）と呼ばれるモデルが提唱されました。このモデルでは，健康に関する知識の普及が望ましい態度を形成し，健康的な生活習慣が形成されるとされます。これは，専門的知識をもった専門家が一般の人に知識を啓蒙的に与え，普及さ

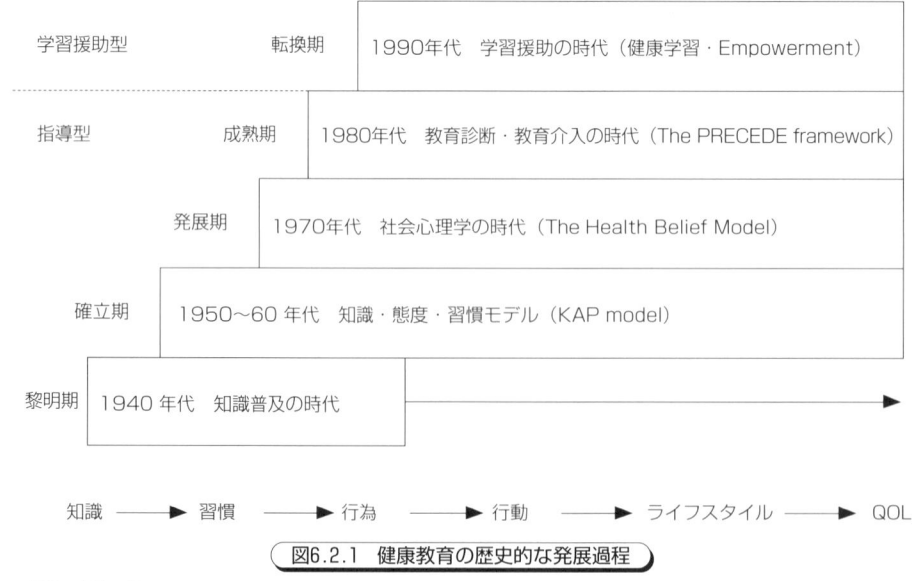

[1] 吉田亨 1994 健康教育と栄養教育（1）健康教育の歴史と栄養教育 臨床栄養，85(3)，317-323.
[2] 本文の構成は，吉田（1994）のモデルに基づいたものである。健康教育モデルの分類には他にも小笠原・津田(2003)（▶9），などさまざまな切り口がある。

学習援助型	転換期	1990年代 学習援助の時代（健康学習・Empowerment）
指導型	成熟期	1980年代 教育診断・教育介入の時代（The PRECEDE framework）
	発展期	1970年代 社会心理学の時代（The Health Belief Model）
	確立期	1950～60年代 知識・態度・習慣モデル（KAP model）
	黎明期	1940年代 知識普及の時代

知識 → 習慣 → 行為 → 行動 → ライフスタイル → QOL

図6.2.1 健康教育の歴史的な発展過程

出所：吉田, 1994

せるというイメージを思い浮かべるとわかりやすいでしょう。このモデルに基づく健康行動の促進は、健康に関する知識が不足しているような地域・時代では一定の成果があげられるかもしれません。しかしながら、知識の理解・獲得がかならずしも健康行動を促進するとは限りません。現在のようにマスメディアが発展し、健康に関する知識が増大してもなお健康行動が獲得されていない多くの人がいることからも明らかでしょう。健康行動を獲得・促進することは、知識ある人からの啓蒙や知識の獲得によって達成できるというような単純な問題ではないのです。

○認知を重視するモデル

1970年代には、健康行動の背後にある認知・信念が注目されるようになり、健康信念モデル（Health Belief Model）が台頭してきます（図6.2.2）。これは、ローゼンストック（Rosenstock, I.M.）[3]が理論を提唱し、ベッカー（Becker, M.H.）[4]が発展させた理論です。このモデルでは、疾患に対する知識や脅威に関する情報に対し、健康行動の効果についてどのように判断・評価するかという点や現実的な損得勘定の勘案などによって健康行動の生起が決定されるとするものです。このモデルは、健康診断や予防接種などの保健行動に一定の効果をあげたと考えられています。疾患に対する知識＝事実よりも、そのことに対する認知や信念の方が健康行動により重要であるとする視点は、提唱された当時に注目されていた社会的学習理論の影響が見られます。

健康行動の背後にある認知・信念に注目した理論・モデルとしては、他にもロジャーズ（Rogers, R.W.）[5]の予防動機づけ理論（Protection Motivation Theory）

▷3 Rosenstock, I. M. 1966 Why people use health services. *Milbank Memorial*, **44**, 94-127.
▷4 Becker, M. H. 1974 The Health Belief Model and personal health behavior. *Health Education Monographs*, **2**, 324-473.
▷5 Rogers, R. W. 1975 A protection motivation theory of fear appeals and attitude change. *Journal of Psychology*, **91**, 93-114.

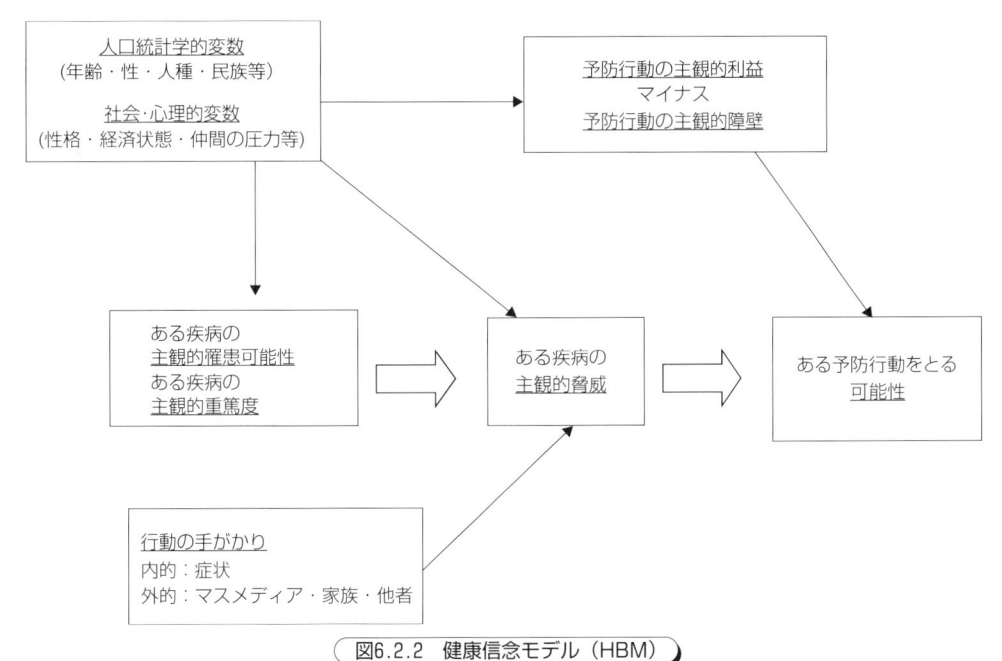

図6.2.2 健康信念モデル（HBM）

出所：Becker, M. H., & Mainman, L. A. 1975 Sociobehavioral determinants of compliance with health and medical care recommendation. *Medical Care*, **13**, 10-24.

やアイゼンとフィッシュベイン（Ajzen, I. & Fishbein, M.）の合理的行為理論[16]（Theory of Reasoned Action）なども該当します。予防動機づけ理論では，自己効力感や予防行動への効力感（対処行動への評価・認知）が動機づけを通して健康行動へ影響を与えるという点が注目されます。自己効力感や対処行動への評価は先に述べた認知に他なりませんから，このモデルでも社会的学習理論の影響が見られます。合理的行為理論では，健康行動の直接的な原因を意図・意思におきますが，その背後に行動が結果をもたらすという信念や結果に対する評価，社会規範的信念などが影響を与えるとされます。このモデルでも認知や信念の重要性が指摘されています。

　行動の背後に認知が存在することを重視するモデルの問題点，限界をあえて指摘するなら，健康行動の生起の要因として個人の認知や信念を重視しすぎた点にあると言えるかもしれません。たとえば，社会的要因や環境など，個人に帰することができないような諸問題・諸要素が，健康行動へどのように関わっているかなどの問題意識が不足していたと考えることができます。

○社会的要因や環境要因への注目（プリシード・プロシードモデル）

　1980年代に入ると，グリーンら（Green, L.W. et al.）[17]が提唱したプリシードフレームワーク（PRECEDE framework）が登場し，グリーンとクロイター（Green, L.W. & Kreuter, M.W.）[18]はWHOが提唱したヘルスプロモーションの理念を取り入れたプリシード・プロシードモデル（PRECEDE-PROCEED model）へと発展させました（図6.2.3参照）。PRECEDEとは，Predisposing, Reinforcing, and Enabling Constructs in Educational/environmental Diagnosis and Evaluation（教育的・環境的診断と評価における前提・強化・実現要因）のことで，社会診断，疫学診断，行動・環境診断，教育・組織診断，行政・政策診断の5段階からなっています。PROCEEDとは，Policy, Regulatory, and Organizational Constructs in Educational and Environmental Development（教育・環境開発における政策・法規・組織要因）のことで，実行，プロセス評価，影響評価，結果評価から成ります。プリシード・プロシードモデルでは，健康信念モデルのように認知や信念などの個人的な要因だけではなく，社会的要因や環境要因も含めた視点を有している点でより発展した包括的な理論モデルになっています[19]。また，QOLなどの目標設定とそのための具体的な介入プログラムの作成，実施，実施者へのフィードバック，および評価などの一連のプロセスを設けることで，さまざまな現場での実践と評価ができやすくなっている点も注目に値するでしょう。

○健康学習援助とエンパワメント

　1990年代以降，対象者自身が日常生活を自己決定し，コントロールしていく能力を開発することが重視されるようになってきました。これまでの理論・モデルでは，対象者が健康行動の獲得に受身的に参加していたのとは対照的です。

▶6　Ajzen, I., & Fishbein, M. 1980 *Understanding attitudes and predicting social behavior.* Englewood Cliffs, NJ : Prentice-Hall.

▶7　Green, L. W., Kreuter, M. W., Deeds, S. G., & Partridge, K. B. 1980 *Health Education Planning : A Diagnostic Approach.* Mayfield Publishing.

▶8　Green, L. W., & Kreuter, M. W. 1991 *Health promotion planning : An educational and environmental approach.* 2nd ed. California : Mayfield Publishing Company.（神馬征峰・岩永俊博・松野朝之・鳩野洋子（訳）1997 ヘルスプロモーション──PRECEDE-PROCEEDモデルによる活動の展開　医学書院）

▶9　小笠原正志・津田彰 2003 健康行動のモデル 日本健康心理学会（編）健康教育概論　実務教育出版社

　厚生労働省 2007 特定保健指導の実践定期指導実施者育成プログラム　http://www.mhlw.go.jp/bunya/shakaihosho/iryouseido01/pdf/info03k-05.pdf

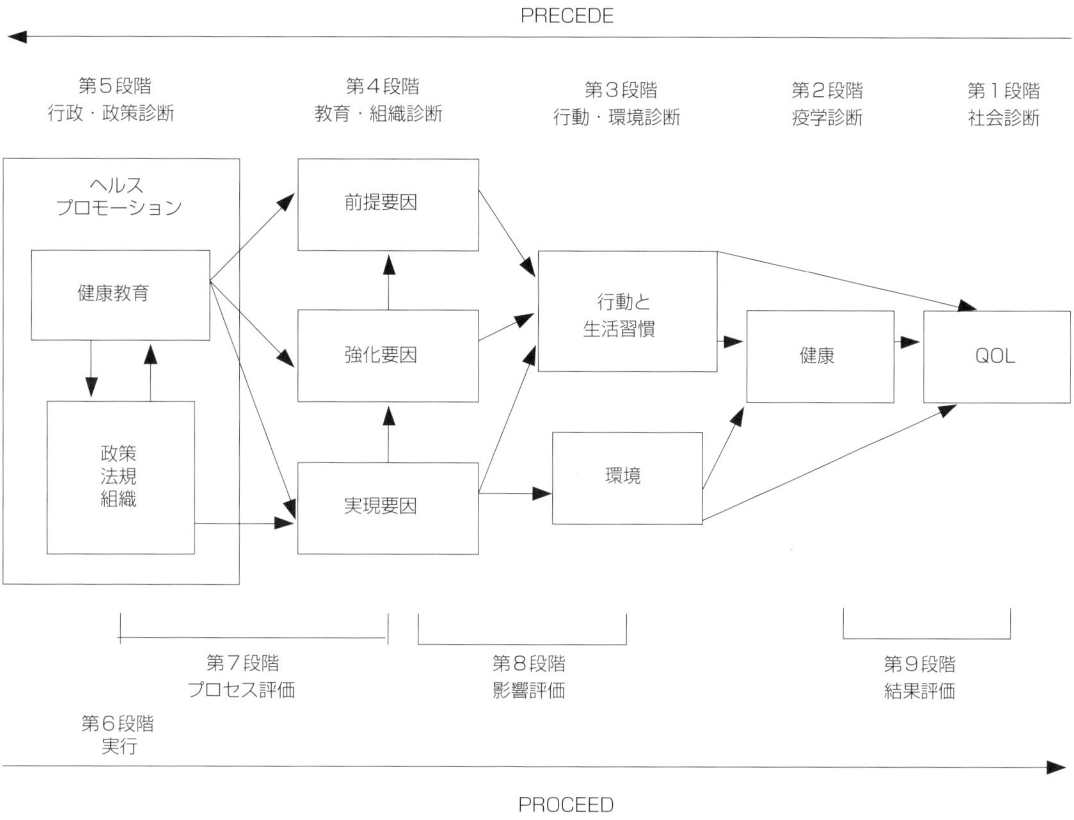

Ⅵ-2 健康教育のモデル①：理論・モデルの変遷

PRECEDE →

第5段階　　　　第4段階　　　　第3段階　　　　第2段階　　　第1段階
行政・政策診断　　教育・組織診断　　行動・環境診断　　疫学診断　　　社会診断

```
ヘルス
プロモーション
 ┌──────┐
 │ 健康教育 │──→ 前提要因
 └──────┘
   ↓↑         強化要因  →  行動と
 ┌──────┐              生活習慣  →  健康  →  QOL
 │ 政策  │──→ 実現要因  →  環境
 │ 法規  │
 │ 組織  │
 └──────┘
```

第7段階　　　　　第8段階　　　　　第9段階
プロセス評価　　　影響評価　　　　　結果評価

第6段階
実行

→ PROCEED

図6.2.3　プリシード・プロシードモデル

出所：Green & Kreuter, 1991

主役は対象者自身であり，そのために個人や地域社会などのコミュニティを活性化させ，対話型・参加型のプロセスを重視しています。アメリカではエンパワメントという用語も用いられていますが，健康行動に関する学習援助とでもいうべき取り組みです。この取り組みでは，専門家と対象者とがいわば並列の関係にあり，相互のコミュニケーションや対話，参加によって仲間意識や問題意識を高め，そのことが健康行動を促進することにつながります。このため，このモデルでは，参加者の相互作用が大変重視されます[10]。この相互作用があるからこそ，健康行動の自己組織化が生じるのです。このような新しい取り組みは学校教育現場，職場，地域社会などのコミュニティとの相性も良いことから，今後，ますます加速していくことでしょう。

（鈴木　平）

▶10　清水準一　1997　ヘルスプロモーションにおけるエンパワーメントの概念と実践　看護研究，**30**(6)，9-14.

VI 健康教育

3 健康教育のモデル②：多理論統合モデル

今日の健康教育において求められているものは何でしょうか。それは，コミュニティを対象としながらも，個別最適化した効果のあるプログラムをコミュニティ全体に効率よく伝達して，望ましい行動変容が多数の人に生じる有効な働きかけです。ここでは，これらのニーズに適ったモデルとして，その有用性が注目されている多理論統合モデル（Transtheoretical Model, TTM）について，ストレスマネジメント教育を例にして述べます。

1 ストレスマネジメント教育

有効性の高いストレスマネジメント技法を中心とした，真のストレスマネジメント健康教育とは何でしょうか。

○科学的根拠のあるストレスマネジメント教育とは

ストレスマネジメント教育は，証明された理論に基づいて正しく行うことが大事です。ストレス理論としての信頼性と妥当性が検証されているトランスアクショナル・モデルに従って，個人がストレスに対するセルフコントロールを効果的に行えるようになることを目指します。

○ストレスマネジメント教育の内容

①ストレスの本質について理解する。ストレスは，生きる上で避けられませんが，上手にコントロールすることで，心身の健康や成長に役立ちます。②自分のストレスについて気づく。思い通りにならないことや見通しが立たないストレッサーがあると，どんな影響（ストレス反応）が出てくるのか自覚します。自分のストレスに気づけば，何とかしようと思います。そこで，③ストレス対処法（コーピング）を習得する。リラクセーション法やものの見方や行動の起こし方を変える方法，人に援助を求めたり得たりするスキルなど，コーピングのレパートリーを増やします。④ストレス対処法を活用する。実際に，問題に対してコーピングを活用し，その有効性を実感します。

2 TTMによるストレスマネジメント教育

ストレスマネジメント教育を行う場合，限られた時間の中で伝えなければならないことは何でしょうか。

○ステップ1：行動変容のステージを捉える

最初に，ストレスマネジメント実践に対しての準備状態が異なる人に対して，

▶1　津田彰・プロチャスカ，J. O.（編）2006　新しいストレスマネジメントの実際　現代のエスプリ469　至文堂

▶2　多理論統合モデル（TTM）
プロチャスカ（Prochaska, J.O.）らが開発した，これまでの健康行動の変容に関するさまざまな理論を統合させたモデル。ステージ変容モデルとかトランスセオレティカルモデルなどとも称されている。禁煙，減量，運動などさまざまな領域で，その効果が実証されている。

▶3　プロチャスカ，J. O.・ノークロス，J.・ディクレメンテ，C.　中村正和（監訳）2005　チェンジング・フォー・グッド　法研

▶4　ストレスマネジメント
ストレスマネジメントの定義は人によって異なるが，自分のストレスに気づき，心身の健康のために何らかの措置を予防的に講じてストレスに関わること。効果的なストレスマネジメント行動として，「毎日，20分程度，人との会話，運動，定期的な息抜きといったストレスをコントロールするための健康行動の実践」が定義づけられている。

▶5　トランスアクショナル・モデル
ストレスは，ストレッサーとしての心理社会的要請と

その人の気持ちやニーズに応じたステージ分けを行います。TTM では，ストレスマネジメント行動に対する準備状態と現在の実際の行動に応じて，前熟考期，熟考期，準備期，実行期，維持期の5つに分けます。

◯ステップ2：意思決定のバランス

ストレスマネジメント行動の変容に対して感じる負担感と恩恵を評価します。前半のステージでは，負担感が高く，後半のステージでは，恩恵が高くなりますので，それをめざします。

◯ステップ3：自己効力感

自己効力感は，ストレスマネジメントが「できる」という気持ちです。また，元の望ましくない習慣に逆戻りさせてしまう誘惑に抵抗する自信です。自己効力感が増加すると，行動変容ステージが上がります。

◯ステップ4：変容のプロセス

変容のプロセスは，次の行動変容のステージに移行するために，その人が用いる考え方や感情，行動です（表6.3.1）。人はこれらのプロセスを踏みながら，次のステージに進んでいきますので，ステージに見合ったプロセスに働きかけると変容が促進し，次のステージへ進みやすくなります。

行動変容に応用する変容のプロセスに働きかける際，その人の行動変容のステージに合わせることが大切となります。前熟考期や熟考期では，意識化の高揚，感情的な体験，環境の再評価，自己の再評価といった経験的・認知的なプロセスを使用します。準備期から維持期では，自己の解放，強化マネジメント，拮抗条件づけ，援助的関係，刺激コントロールなどの行動的プロセスを使用します。社会的解放はすべてのステージで共通して利用できます。

（津田　彰・津田茂子）

個人の対処資源との間の相互作用から生じることを心理学的に説明したモデル。日常生活の苛立ち事や人生上の出来事が，その人にとってストレスフルなものかそうでないかは，パーソナルコントロール，すなわちストレッサーに対して自分が適切に対処できるかどうかといった受け止め方や対処の仕方などの要因が重要とされている。

▶6　津田彰・田中芳幸 2008　心理　二木鋭雄（編）ストレスの科学と健康　共立出版　pp.80-87.

▶7　**行動変容のステージ** TTM を説明する構成概念の一つ。問題行動の修正や望ましい行動の獲得といった行動変容の過程を示す段階。

表6.3.1　変容のプロセスの定義

変容のプロセス	定義
意識化の高揚	問題行動に関する情報を探したりして，行動変容に関心をもつこと
環境の再評価	問題行動が周囲に影響を与えているかについて考えること
感情的な体験	問題行動が健康に影響を及ぼすことを感情的に経験すること
自己の再評価	健康行動や問題行動に関して，自分で評価すること
社会的解放	健康行動が社会でどのように注目されているか気づくこと
自己の解放	問題行動を変化させるために行う，その人の言葉や信念のこと
強化マネジメント	健康行動を維持するための自分または他者からの報酬のこと
拮抗条件づけ	問題行動の代替として，健康行動を行うこと
援助的関係の利用	健康行動を行うために，他者からの援助を受けること
刺激コントロール	問題行動を促す刺激を避け，健康行動を促す刺激を増やすこと

VI　健康教育

4　乳幼児の健康教育

1　乳幼児期の発達的特徴

○発達的特徴とは

　乳幼児期の子どもの発達的特徴は，「心身ともにいちじるしい発達を遂げる時期」といえます。生後1年間で身長は約1.5倍に，体重は3倍になります。五感を通して周囲の環境に積極的に働きかけ，ものごとの理解が進みます。身体的・認知的側面の発達とともに，養育者との関係を中心とした愛着の形成や，それに伴う対人関係の発達もまた重要な発達課題といえます。幼児期に入ると，身体発育が乳児期に比べて緩やかになる一方で，言語の獲得や歩行開始などによって活動範囲が拡大し，家族から地域社会へと人との関わりが広がっていきます。家族以外の集団や仲間との出会いを通じて，さまざまな経験を重ねていく中で，コミュニケーション能力などの社会的な側面が発達していきます。

○子どもの健康とは

　乳児の場合では，母子保健の視点で検討されることが多いですが，幼児期になると子ども自身の体力や精神力，周囲の生活環境に適応できる健全な能力の発達といった視点がより重視されます。発達過程によって健康の視点が異なることが容易に予想され，子どもには子どもなりの「健康」があります。

　子どもの健康の維持・増進には，大人の援助が欠かせないものですが，身辺自立が確立する「幼児期」こそ，生涯にわたり健康的な生活を送るための基礎が作られると考えられます。

2　乳幼児の実態

　近年，乳幼児を含めた子どもたちの生活習慣の乱れや体力低下といった点が，子どもの健康上の問題とされています。たとえば保育園児を対象とした調査では，就寝時間が遅い子どもほど自分で目覚めることが難しい実態や，朝食を毎日きちんと食べている子どもは約68％という報告があります。

　子どもの生活状況を考えると，近年子どもが幼稚園や保育園といった家庭以外での場面において過ごす時間が長くなってきており，延長保育を実施している園は，1998年の28.6％から2006年には65.3％に増加しています。そのため，家庭での生活環境はもちろんのこと，家庭以外での生活環境もまた，子どもたちの健康を考えていく上で検討する必要があるといえます。

▶1　**愛着形成**
愛着（アタッチメント：attachment）は，ボウルビー（Bowlby, J.）によって提唱された概念で，一般に「ある特定の人間もしくは動物と，他の特定の人間もしくは動物との間に形成される情愛のきずな」と定義づけられている（繁多，1987）。とくに乳幼児における愛着形成は重要な視点といえる。
　繁多進　1987　愛着の発達　大日本図書　p.41.
▶2　近藤充夫　1990　領域・健康　同文書院

▶3　小伊藤亜希子・岩崎くみ子・塚田由佳里　2005　帰宅時間の遅延化が子どもの家庭生活に及ぼす影響——延長保育実施園に通う子どもの調査より　日本家政学会誌，56（11），783-790.
▶4　Benesse教育研究開発センター　2006　第3回幼児の生活アンケート報告書・国内調査　Vol.35
▶5　厚生労働省　平成18年社会福祉施設等調査

3 乳幼児の健康教育

現在「健やか親子21」運動がわが国で提唱され，2014年までの母子保健の国民運動計画が設定されています。目標の一つに子どもの心の安らかな発達の促進と育児不安の軽減が挙げられ，地域保健におけるさまざまな取り組みが紹介されています。

乳幼児に対する健康教育では，基本的生活習慣の確立・安全確保・集団生活での経験等の側面に対して，家庭や保育の現場が十分な教育的配慮をするばかりでなく，子ども自身の自主的な関わりを重視したサポートが重要であるといえます。

○基本的生活習慣

基本的生活習慣には，①身体的・生理的生活を整え，健康を維持し，よりよい身体的発達をもたらす生活習慣を確立すること，②心理的に自分のことは自分でするという，自立の習慣を身につけること，の2側面があるといわれ，具体的には，睡眠・食事・排泄・着脱衣等の生活習慣の形成を示します。生活習慣の形成には順序があり，一つの生活習慣が次の習慣の基礎になると考えられます。生活環境の整備と自立への指導を促すためには，養育者や幼児教育指導者に向けた健康教育が必要と考えられます。

○自立性・社会性の発達

愛着の形成はとくに乳幼児期の子どもにおいて，その意味は大きいといわれています。愛着理論では，愛着の形成を基盤として集団社会などの新奇場面での積極的な探索や，主体的な社会的関わりが推進されると考えられます。また幼児期には，社会的集団の中で，子ども自身が相互交渉を通して自己主張や自己統制の力などを伸ばしていきます。家庭や保育の場で，試行錯誤の機会をサポートし，助言や教育的な支援を行うことが望まれます。

○身体活動

十分な身体活動は，身体的・情緒的・知的発達にとって不可欠です。身体活動の効用・効果として生活習慣病等のリスク減少，筋肉の発達や操作活動の発達・精神的発達・促進等が示されており，身体活動は健康の維持増進ばかりでなく，社会性の発達においても不可欠な要因であるといえます。

乳幼児に対する健康教育としての身体活動を考える場合，訓練として実施するのではなく，遊びを通して身体活動の楽しさを実感させ，運動志向性を高めることが，将来の身体活動量の向上につながります。このような視点を基に，健康心理学の立場から乳幼児に対する身体活動の維持増進を目指した健康教育プログラムを検討することが求められます。「健やか親子21」では，地域や団体の取り組みのデータベースを提供しており，活用することができます。

(阿部道代)

▶6 健やか親子21
21世紀の母子保健の主要な取組を提示し，推進する国民運動計画。母子保健は生涯を通じた健康の出発点であり，次世代を健やかに育てるための基盤となるものと考えられている。
http://rhino.med.yamanashi.ac.jp/sukoyaka/

▶7 岸井勇雄・無藤隆・柴崎正行 2003 発達の理解と保育の課題 同文書院

▶8 内田伸子 2002 発達心理学 放送大学教育振興会

▶9 浅井利夫 1996 今，子どもたちの体にはこんな問題がある 体育の科学，46(4), 278-285.

Ⅵ 健康教育

5 児童の健康教育

1 現代の児童における健康上の問題点

　国立教育政策研究所によれば，テレビ・ビデオ（DVD）を1日3時間以上視聴している児童生徒は，45.8％にのぼります。長時間の視聴は，生活リズムを歪ませ，就寝時間は遅くなります。文部科学省の調査では，体力や運動能力も親世代と比較して低いことが示されています。室内遊び時間の増加による，身体活動時間の減少や遊び場の減少，仲間の減少が背景にあると考えられています。座位中心のライフスタイルが子どもにも増加しています。現代の子どもは高脂血症，高血圧，肥満，ストレス，運動不足などのリスクファクターを10人中4人がもっており，なお増加傾向にあると報告されています。このような生活習慣の問題とともに，社会的適応の問題も顕在化しています。文部科学省の報告によると，2010年度の児童生徒の暴力行為（対教師暴力，児童間暴力，対人暴力，器物破壊）の発生件数は6万件を超えて過去最高であり，自殺者も増加しています。いじめ，30日以上の学校欠席者は減少傾向が見られるものの依然として多いことが示されています。この背景に，子どもたちが問題解決場面で適切な対応を行うスキルが十分でないことがあると想定できます。

　児童におけるこのような生活習慣および社会適応の問題を改善し，生涯にわたる心身の健康を促進する「健康教育」の実践が求められています。

2 従来の健康教育

　これまで学校場面における健康教育は，知識の獲得を主とした保健学習と実践を主とした保健指導が行われてきました。保健学習とは，保健体育の教科の中で行われる基礎的な知識の学習を指します。児童が日常の生活習慣を見直し，健康の原理を見出して，そこに成立する科学的な法則に基づく行動を獲得することを目的としています。一方，保健指導は，特別活動，安全指導，学校給食指導などを通じて，子どもが主体的に健康な生活を営み，自己の健康を維持・増進していけるための指導を目的としています。

　これらの目的の達成には，健康問題を児童が実践的・主体的に理解し，みずから判断し，意思決定を行いながら対処できるように援助する必要があります。

▶1　国立教育政策研究所　2008　平成20年度全国学力・学習状況調査報告書　http://www.nier.go.jp/08chousakekkahoukoku/index.htm

▶2　文部科学省　2010　平成22年度全国体力・運動能力，運動習慣等調査結果　http://www.mext.go.jp/component/a_menu/sports/detail/__icsFiles/afieldfile/2010/12/16/1300085_1.pdf

▶3　大国真彦　1999　子どもの生活習慣病——今日からできる予防法　芽ばえ社

▶4　文部科学省　2010　平成21年度児童生徒の問題行動等生徒指導上の諸問題に関する調査について　http://www.mext.go.jp/b_menu/houdou/22/09/__icsFiles/afieldfile/2010/09/14/1297352_01.pdf

▶5　嶋田洋徳　2003　人間形成の場における健康教育　日本健康心理学会（編）健康心理学基礎シリーズ4　健康教育概論　実務教育出版　第6章

▶6　嶋田　前掲書

③ 健康心理学的立場からの健康教育

　健康教育がめざしているものは，身体的，精神的，社会的幸福という広い意味での健康の増進です。子どもたちへの健康教育は，その一生を通じて，質の高い人生を送ることができる基礎をつくることを目的としています。児童期の健康教育には，学校における教育活動を中心に，児童をとりまく環境諸要因や社会的介入の評価，家庭や地域社会での活動や，学校外の健康教育を担う推進者の育成など，生活全体を包括する取り組みが必要とされます。

　児童の健康教育課題を考慮すると，学校場面における健康教育はもっとも重要な場の一つであるといえます。社会や生活環境の変化により，地域や近隣で遊ぶ機会の少なくなった最近の子どもにとって，1日の大半を過ごす学校の中で経験する友だちや教師との人間関係が，相対的に重要な意味を持つようになってきたためです。さらに，健康上の問題は小学生もしくは中学生の段階で明確に顕在化すると考えられ，小学生のころは生涯にわたる健康の基礎づくりとしてもっとも適した時期であるといえます。

　このような健康教育の理念に照らし合わせると，従来の学校保健教育に加えて，健康心理学の立場から，独自の取り組みを行うことが期待されます。児童における社会適応の問題を考慮すると，ストレスマネジメント教育やソーシャルスキル教育，構成的グループエンカウンターなどが有効であることが介入実践研究から明らかにされています。

　これらの体系化された教育の特徴は，具体的な方法論を複数用いて，子どもの健康に関する理解を深め，学校で遭遇すると考えられるさまざまな問題に対する対処能力を高めることを視野に入れている点です。したがって，最近の学校教育の理念と目標として掲げられる「生きる力」を育む，具体的な方法論の一つとして，健康心理学的立場からの健康教育が注目されてきています。

　児童における生活習慣の問題も重要な健康教育課題といえます。身体活動量の低下を改善し，運動習慣を身につける教育的働きかけが重視されています。身体活動は生活習慣病の改善に有効であり，健全な発達を促進し，生活の質を向上させると考えられています。子ども時代の身体活動は，子ども時代だけでなく，おとなになってからの身体活動や健康と関連することが示されています。つまり子どもの身体活動の強化が生涯の健康状態の改善につながるのです。

　文部科学省の委託により，日本レクリエーション協会は，子どもの体力向上ホームページ（http://www.recreation.or.jp/kodomo/）を運営しており，生活習慣改善をめざしたセルフモニターチェックシートや子どもおよびおとな向けの健康情報の提供およびイベントの企画などを提示しており，活用されています。

　健康心理学の理論に基づく包括的な健康教育の今後の実践が期待されます。

（永田一誠）

▷7　島井哲志　1997　健康教育からみたストレス・マネジメント教育　竹中晃二（編著）　子どものためのストレス・マネジメント教育——対症療法から予防措置への転換　北大路書房　8章
▷8　嶋田　前掲書
▷9　三木とみ子　2003　子どもの健康課題と教育——学校における健康教育の果たす役割　子どもと発育発達，1(1)，23-27．
▷10　ストレスマネジメント教育
現在および将来起こりうるストレスに対する予防を目的とした教育活動の一つである。ストレスに関する理解を深めることや上手く対処するスキルを早い発達段階で学習しておくことは，ストレス関連問題の「予防」につながり，より健康的で充実した生活につながっていくと考えられる。
▷11　ソーシャルスキル教育
社会性，とりわけ対人関係を円滑に運ぶため（協調的でしかも自己表現を適切に行えること）の知識とそれに裏打ちされた具体的な技術やコツを学ぶ。
▷12　構成的グループエンカウンター
指示された課題をグループで行い，気持ちを率直に語り合うことを通して，徐々にエンカウンター体験（ホンネを表現し合い，それを互いに認め合う体験）を深めていく。Ⅴ-13 参照。
▷13　竹中晃二　2002　子どもに身体活動が欠かせない訳　体育科教育，8，18-22．

VI 健康教育

6 成人の健康教育

1 成人期における健康への自己管理

ライフサイクルにおける成人期は，社会的にもっとも活動的な年代である20～40歳前後（成人前期）と，メタボリックシンドロームをはじめ，生活習慣病が増加する40歳以上（成人後期）の健康への関心が高くなる時期でもあります。とくに成人期は人間関係による心の不調や仕事などのストレスによってさまざまな体の病気（心身症）を引き起こしやすくなります。また，これらの心身の変化はその後の健康状態を予測する重要な要因の一つにもなり，健康増進に大きな影響を及ぼします。したがって，この時期は健康に対する意識（動機付け）を高め，望ましい生活習慣づくりを行うのに必要な健康教育とともに，積極的に自己管理できるようにメンタルヘルスケアが必要であることはいうまでもありません。

さて，個人が抱えている問題や状況を重視しながら，不適応な考え方や行動を変容させる支援の一つとして，認知行動療法（Cognitive Behavior Therapy：CBT）による健康教育が推奨されます。認知行動療法は心理理論に基づき，行動的・認知的技法を用い，問題となるネガティブな考え方・行動に積極的に働きかけ，問題を改善していく心理教育的アプローチです。

2 健康・予防教育に活かす認知行動療法

心身の健康の維持，増進のための健康・予防教育に重要なことは，まず，個人の生活習慣の改善を求めるところを明確にし，望ましくない生活習慣に気づかせることです。認知行動療法は，①個人が抱えている問題行動の背景にある考え方や感情を重視しながら，②望ましくない生活習慣を学習した過程や生活環境に注目し，③健康行動の形成（増やす）・維持のために心理教育的働きを行い，④問題行動などを改善していく心理治療法の一つです。臨床では，ある特定の状況や症状に置かれている患者を対象に心理教育的働きを通し，問題解決の対処や自己管理を積極的に治療へ取り入れ，さまざまな問題に効果的に対処できるように心理教育的な援助を行います。実際に自覚症状がない成人期の予備群を対象とし，効果的な健康・予防教育を行うためには，個人が抱えている問題行動やおかれている状況を具体的に把握し，教育（介入）の糸口をつかむことのできる健康に対する意識づくりから始まります。つまり，個人の健康意

▶1 メタボリックシンドローム（Metabolic Syndrome）
内臓肥満・腹部肥満に生活習慣病（肥満，糖尿病，高血圧，高脂血症など）が合併した状態をメタボリック（Metabolic：代謝）シンドローム（Syndrome：症候群）という。2005年4月に診断基準が作られ，次の3つの症状のうち2つ以上該当した場合，メタボリック症候群と診断する。①中性脂肪150mg/dl 以上，HDLコレステロール40mg/dl 未満のいずれかまたは両方，②血圧が上で130mmHg 以上，下で85mmHg 以上のいずれかまたは両方，③空腹時血糖が110mg/dl 以上（日本肥満学会，日本糖尿病学会，日本動脈硬化学会など8学会が合同で公表した「メタボリック症候群の診断基準」より）。

▶2 認知行動療法
⇨ V-2 参照。

VI-6　成人の健康教育

	以前経験したことがある出来事（習慣）	変わったこと（改善）（考え方や行動など）	何年前から今でも続いている（維持）	ライフスタイル（生活の変化）
10年以前	若い（20代）時は，毎週テニスをしたが，今はしていない。	人に命令したり，お願いすることが苦手で，あまり，仕事以外のことで同僚と話す機会がない。		25年前に結婚・出産。
5年前				
3年前				仕事の関係で単身赴任。
1年前			日記を書く。	子どもの結婚（自立）。
6ヶ月前	体重が気になり，3ヶ月間ジムに通ったことがある。（1年に4kg増えた）			入院（腸ヘルニア手術）1ヶ月後仕事に復帰。
3ヶ月前		今は立場上，自分を変えようと仕事後に，積極的に部下と付き合うように努力している。		
現在	ほとんど運動しない。		今でも続けている。	一人暮らし3年目，食生活不規則。

図6.6.1　過去の出来事から情報を引き出す工夫

識や状況に合わせて，適切な働きかけを行うことです。そして，行動変容に向けての目的意識を向上させ，自分の習慣に関心を高めていきます。そのためには，現在の生活習慣や個人特有の考え方などの問題行動を予測できるよう，過去の出来事をふまえた生活様式などの情報収集の工夫が必要です（図6.6.1参照）。問題となる行動や考え方がどのように学習され，維持しているか理解しやすくなると同時に，個人の状況に合わせて働きかけることができます。たとえば，普段運動をしてない人に「ひと駅前で下車して歩く」というような指導をするより，個人の過去の経験を意識しながら，日常生活で体をこまめに動かすなど運動以外の体のエネルギー代謝を高める方法を提案することで次の段階に進みやすくなります。

　生活習慣を改善するための教育（介入）のカギは，毎日の環境の変化（生活リズム，家庭・職場での変化，サポートの有無，出来事など）に注目し，実際に日常生活中で実践できる指導をすることです。そして，考え方や行動の変化を起こすノウハウを提供し，みずから行動の変化を起こさせる働きかけが重要です。個人によっては過剰に頑張り続け，過度なストレスにさらされ，体に悪影響を及ぼすことも少なくありません。逆に，何をしても意欲がわかない，続かない，何をどうすればいいのかわからないこともあります。対象者みずからの考え方，受け止め方の解釈など，個人の性格特性や環境を考慮した上で指導を進めることが健康行動の獲得・維持の促進につながります。

　つまり，生活改善に関する健康教育は，個人の自己管理のスキルを高めることです。本人の自覚がなければ変化を望むことはできません。成人前期から個人の自己管理の能力に合わせて生活習慣づくりに必要な健康・予防的教育を早期に積み重ねることで，小さな変化や改善の見通しを立てることができ，年齢とともに積極的に自己管理を続けられると考えられます。

（金　外淑）

VI 健康教育

7 高齢者の健康教育

1 高齢者に対する健康教育の背景と目標

　高齢社会では，健康に長生きすること，すなわち，老年期のQOLの高い状態，あるいはサクセスフル・エイジングを達成することが望まれます。
　老化は疾病ではない自然現象ですが，老化にともない種々の疾病の有病率が高まることは事実です。老化を受け入れつつ，高齢者のQOLを維持するためには，客観的環境の整備とともに，疾病や傷害に伴う行動能力の低下を可能な限り予防し，機能的健康を高く保つことが現実的な目標といえるでしょう。疾病の予防，治療，リハビリテーションが重要であることはいうまでもありません。しかし，高齢者の健康を考える際にはとくに，行動能力とその基盤としての日常生活動作（ADL）の自立度が高い状態，すなわち機能的健康の維持を健康教育の目標の一つとして位置づけることが現実的だと考えられます。
　ロウとカーン（Rowe, J.W., & Kahn, R.L.）[1]は，加齢の過程として，老いて衰え疾病に罹患し心身の機能が低下する状態に対して，疾病が無く，認知および身体的機能が高く維持されており，積極的な生活を送っている加齢の過程をサクセスフル・エイジングと呼びました。一方，バルテスら（Baltes, P.B. et al.）[2]は，寿命，身体的健康，精神的健康，認知的能力，社会的能力と生産性，個人的統制，生活満足感をサクセスフル・エイジングの要因として指摘しています。つまり，一定以上寿命が長く，心身ともに健康で，認知機能の異常な低下がなく，社会的活動を通して社会に一定の貢献を果たし，自分の欲求や行動を自分自身で統制でき，満足を感じて生活をしているということがサクセスフル・エイジングの基本的な状況といえます。こうした視点からは，心身の疾患の予防や機能的健康の維持と同時に，高齢者の社会参加や社会活動，あるいは有償労働，無償労働，相互扶助，ボランティア活動などを含む社会貢献に対する支援なども広義には健康教育の中に含まれる必要があるとも考えられます。

2 高齢者に対する健康教育の枠組み

　高齢者の健康教育の守備範囲は広く，下記のような観点で分類できます。
　①健康教育の目的：老化の予防を含む健康の維持増進，社会参加・社会活動・社会貢献の維持向上，特定の疾患の予防，要介護状態の予防，疾患の治療効果の増進，疾患の悪化の防止，リハビリテーションの動機づけや効果の増進，

▶1　Rowe, J.W., & Kahn, R. L. 1998 *Successful aging*. New York：Pantheon.

▶2　Baltes, P. B., & Baltes, M. M. 1990 Psychological perspectives on successful aging：The model of selective optimization with compensation. In P.B. Baltes & M. M. Baltes (Eds.), *Successful aging：Perspectives from the behavioral sciences*. Cambridge：Cambridge University Press. pp.1-34.

▶3　要介護予防
2006年4月に改正された介護保険法により，要介護状態の予防を目的とした地域支援事業が導入された。介護予防事業とよばれる6事業は，運動機能向上，栄養改善，口腔機能向上，閉じこもり予防・支援，認知症予防・支援，うつ予防・支援である。

再罹患の防止

②健康教育の対象：高齢者の心身の状況（健常，要介護，要支援，リハビリテーション中など）

③健康教育の場：家庭（自己学習・訪問プログラムなど），滞在・居住型施設（病院・福祉施設・保健施設など），通所施設（デイサービス・デイケア・病院の予防教室など），健康増進教室などの地域住民向けプログラム，ボランティア活動，趣味活動

④健康教育の領域：ライフスタイル，栄養，運動，知的活動，社会活動，生きがい

⑤健康教育の方法：個人・集団，講義／講演（受動）形式・体験／実習（能動／参加）形式，随時実施・計画的実施

3 高齢者への介入プログラム

柴田[14]は高齢者の身体活動と健康に関して考察する中で，高齢者に介入プログラムを実施する際には，Home basedプログラムとGroup basedプログラムと教育プログラムの連携が必要であると指摘しています（図6.7.1）。高齢者は学生や勤労者と比較して，自宅もしくは自宅の地域で過ごす時間が長い場合が多いといえます。したがって，たとえば地域高齢者に対して，社会参加や社会貢献を支援するために運動プログラムを行う場合には，地域でグループ作りをして運動トレーニングを行うとともに，そのグループで身につけた運動を自宅でも行えるような教育プログラムを考えることが望まれます。通常，グループ活動は，週に1回程度であるので，その場でいかに効果的な運動トレーニングが行われたとしても，それを自宅で維持できなければ十分な効果は期待できません。自宅には無い機械や器具を用いてグループ活動を行う場合には，自宅での継続性にとくに留意する必要があります。こうしたことは，松下[15]も健康学習に関して指摘しているように，自分で自分の健康を管理する自己管理能力とも密接に関連しており，適切な健康維持増進の活動は日常生活の中で実践され継続されなければ意味がないといえます。

すなわち，高齢者に対する健康教育で留意しなければならないのは，高齢者の特性に配慮した方法で健康教育を行うとともに，高齢者自身でも継続して実施可能な方法の学習法を用いることです。高齢者の健康教育では，自宅で，自発的，自主的，継続的に行える方法を提供することが重要といえます。

（長田久雄）

▷4 柴田博 2005 日本および海外における高齢者の身体活動と健康 臨床スポーツ医学，**22**（臨時増刊号），2-7．
▷5 松下拡 1990 健康学習とその展開 勁草書房

参考文献

肥田野直・本明寛・山本多喜司（監修）1995 健康教育の心理学 実務教育出版

小林清香・堀川直史 2006 高齢者におけるサイコエデュケーション 老年精神医学雑誌，**17**(3)，267-271．

Lawton, P. 1991 A multidimensional view of quality of life in frail elderly. In J.E. Birren, J.E. Lubben, J.C. Rowe & D.E. Deutchman (Eds.), *The concept and measurement of quality of life in the frail elderly.* San Diego：Academic Press. pp.3-27.

日本健康心理学会（編）2003 健康教育概論 実務教育出版

大渕修一・長田久雄・福永哲夫他 2005 自分でできる介護予防 厚生出版社

図6.7.1 中高年体育プログラムの方法

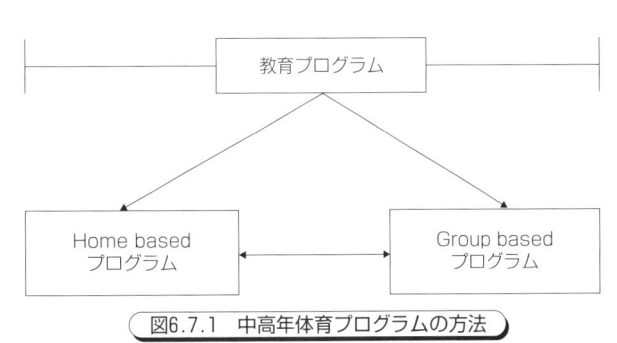

出所：柴田，2005

Ⅵ 健康教育

8 女性の健康教育

1 女性の健康教育の必要性

人間には女性と男性という性差があり，性差には，身体的なものと心理的，社会的なものがあります。生物学的な性をセックスといい，心理社会的性をジェンダーといいます。男女の身体的相違には，染色体やホルモンの違いがあります。このため，女性には周期性があり妊娠，出産の可能性を有します。この周期性は，心理社会的要因の影響を受けるとともに，ときに女性の心身の健康を左右し，身体・精神・社会的活動に影響します。女性特有の周期性やライフサイクル，心理社会的要因を考慮した健康教育を実施する必要性があります。

胎内に生を受けたときから死に至るまでの女性のライフサイクルに応じた幅広い健康教育的介入や対応が望まれます（図6.8.1）。健康上の課題には個人差があり，人によって必要とされる健康教育は異なります。それぞれのニーズにあった健康教育が開催され，個々が自分に必要な健康教育に気づき，参加し，自己決定やセルフケアを行っていくことが重要です。

▶1 PMS (premenstrual syndrome：月経前症候群)
月経開始の早くて14日前，遅くても3～4日前に出現して，おおむね月経開始とともに消失する周期的出現を示す症候群。おもな症状は「むくみ」「下腹部が張る」「いらいら」「憂うつ」などがある。

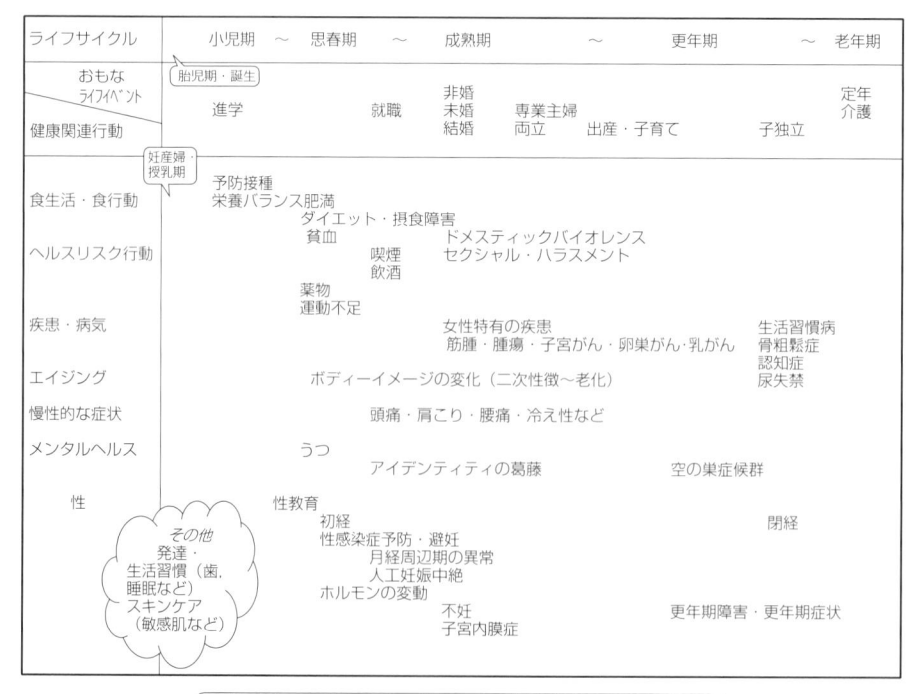

図6.8.1 女性のライフサイクルと健康教育のキーワード

2 女性の健康教育実践と評価

女性の健康教育実践の場としては，公共の保健施設や学校のほか，職場，NPO団体や医療機関等があります。特徴に応じてさまざまな工夫をした健康教育プログラムが実施されています（思春期保健講座，女性学級，母親学級，子育て支援プログラム，PMS改善プログラム[1]，女性就労者対象EAP[2]，更年期プログラムなど）。

内容は，従来の集団教育における講義形式から，参加型で参加者が主体となったプログラムやセルフチェック，セルフモニタリングを使用したもの，自己効力感やライフスキルを考慮したプログラム作成もなされています。図6.8.2は筆者が実際に行った月経随伴症状改善健康教育プログラムの例です。

健康教育プログラムの作成においては，計画（Plan），実施（Do），評価（See）を行います。

評価方法としては，プリシード・プロシードモデル[3]を活用する場合や，ビジネスや研究活動などさまざまな場面で活用されているPDCAサイクル[4]を用いて評価することもあります。

健康教育プログラムの評価は，健康教育実施前後のみではなく，対象となる女性のプログラム内容の理解や，継続に関する評価も必要です。（渡部加恵）

月経をもっと快適に過ごしたいと考えているかたへ

「ナチュラル月経プログラム」に参加してみませんか？

月経にまつわるさまざまな症状でお悩みの方，

自分にあったアロマオイルを作ったり，毎回ストレッチをしたり

みなさんが参加して楽しめる内容のプログラムです。

内容

1回目　月経ってなに？

・月経のイメージ　・ミニ知識－正常月経，基礎体温　・運動目標　・ストレッチ

2回目　月経のセルフケア

・月経のセルフケア　・セルフケアの実践　・1日の日記　・ストレッチ

3回目　アロマをためそう

・自分にあったオイル作り　・アロマの効果と使い方　・ストレッチ

4回目　まとめ

・月経のイメージを見直そう　・まとめ

対象：20～30歳代の女性の皆様。　1グループ　6名から15名とする。

場所・日程：後日，担当から説明いたします。

※興味のある方は○○までご連絡ください。

図6.8.2　健康教育プログラムの例（ポスター）

▶2　EAP（Employee Assistance Program：従業員支援プログラム）
職場での人間関係等の問題から心身の不調をきたす従業員が近年増加している。EAPは，従業員の健康支援の一環としてメンタル面から社員をサポートするプログラムである。

▶3　プリシード・プロシードモデル
⇨VI-2参照。

▶4　PDCAサイクル
「計画（Plan）→実行（Do）→評価（Check）→改善（Action）」を継続的に繰り返すサイクル。ビジネス，研究，医療などさまざまな分野で広く活用されている。

参考文献

川瀬良美　2006　淑徳大学総合福祉学部研究叢書23　月経の研究――女性発達心理学の立場から　川島書店

松本清一（監修）　1995　PMSの研究――月経・こころ・からだ　文光堂

日本母性衛生学会（監修）　2003　ウィメンズヘルス事典――女性のからだとこころガイド　中央法規出版

日本健康心理学会（編）　2002　健康心理学基礎シリーズ1　健康心理学概論　実務教育出版

岡本祐子（編著）　1999　女性の生涯発達とアイデンティティ――個としての発達・かかわりの中での成熟　北大路書房

岡本祐子・松下美知子（編）　2002　新女性のためのライフサイクル心理学　福村出版

VI 健康教育

9 企業労働者の健康教育

1 労働者の健康の歴史概観

　明治時代になり，日本は欧米先進国の近代化に追いつくために「富国強兵・殖産興業」をスローガンに資本主義化を進めていきました。この近代産業の先駆的な役割を果たしたのが，紡績・生糸などの繊維産業です。ここでは農村出身の女性の労働者が多くを占めていました。過酷な労働時間や劣悪な環境の下での労働により，肺結核が蔓延していました。しかし，殖産興業の旗印の下に，労働者の健康は問題になることはありませんでした。1913（大正2）年になってようやく，国家医学会で石原修（内務省社会局嘱託医）により，「女工と結核」が発表されて，国家繁栄の陰に隠されていた犠牲者に陽の目があたったのです。その後，1916（大正5）年になって「工場法」が施行されます。全国に工場監督官が配置されますが，必要な措置を命ずる権限は与えられていませんでした。このように労働者の健康問題は結核予防（感染予防）が始まりでした。

　昭和初期は人絹（人造絹糸）やスフ（ステープル・ファイバー）工業が盛んになりました。化学物質が労働者の目や手の障害や精神・神経などに影響を与えることがわかり，化学物質と健康問題がクローズアップされたのです。また，満州事変による軍需拡大により，工場での労働災害が増加した時期でもあります。その後は太平洋戦争により労働者の健康問題は影に隠れてしまいます。

　戦後は，1947（昭和22）年に労働基準法が成立し，それに伴い，労働安全衛生規則も制定されました。また，全国に労働安全基準監督署が設置されました。署の労働基準監督官には特別司法警察権が与えられ，その他に産業安全専門官や労働衛生専門官が置かれるようになりました。企業には産業医制度や衛生管理者制度もできて，健康異常者の発見と処置，作業条件・施設等の衛生上の改善，衛生教育等を行うようになりました。やがて，1972（昭和47）年になりますと，労働基準法から安全衛生の部分が切り離されて，労働安全衛生法が成立することになります。これにより，労働者の安全や健康問題の法律的な根幹ができあがったと言えます。

　昭和50年代後半になりますと，第三次産業が全体の60％を占めるようになります。そこでは，マイクロ・エレクトロニクス革命が健康に影響を与えるようになってきます。VDT作業からくる眼精疲労や緊張による精神的疲労等の訴えが多くなり，1984（昭和59）年にはVDT作業のガイドラインが定められま

▶1　**女工と結核**
石原らは1909年から工場衛生調査を行い，過酷な労働条件にある工場での出稼ぎ女工の健康状態ばかりでなく，出稼ぎ募集や退職後の移動の実態も明らかにした。結核は，離職後に発病，悪化する例も多く，工場での疾病調査のみでは把握が困難だが，この調査から，工場労働と結核の関連が明らかになった。この結果は，1913年の国家医学会例会での「女工と結核」の講演と『国家医学会雑誌』第322号「女工ノ衛生学的観察（衛生学上ヨリ見タル女工之現況）」で明らかにされた。

▶2　**労働基準監督官の司法警察権**
労働基準監督官は，労働基準法違反の罪について，特別司法警察職員として犯罪の捜査をはじめ，刑事訴訟法に規定する司法警察職員の職務を行う。

▶3　**VDT（Visual Display Terminals）作業**
ディスプレイやキーボードを使用する主としてコンピュータを用いた作業。心身の負担を軽減するためには，物理的環境整備や作業時間・休止などの配慮が必要。

した。また，急速な高齢化社会を迎えることが予測され，中高年労働者への対応が急務となってきました。労働者の健康への取り組みが感染予防から生活習慣病予防や心の健康へとシフトしていった時代になります。

② 現代の労働者の健康教育

1988（昭和63）年には労働安全衛生法が一部改正になり，労働者の健康の保持増進の措置が法定化されました。「心とからだの健康づくり運動」の始まりです。法改正にともない，これまでの法定の健康診断以外に生活状況調査や運動機能検査を含んだ「健康測定」を行い，その結果に基づいて保健指導，運動指導，栄養指導，メンタルヘルスケアを総合的に実施するようになりました。具体的には，産業医を中心として産業保健師，運動トレーナー，管理栄養士，心理相談専門員等のスタッフで取り組むことになりました。

2006（平成18）年4月に労働安全衛生法が改正になりました。これは，昭和50年代後半から社会問題となっていた，過労死をふまえての改正になります。この改正にともない「労働者の心の健康の保持増進のための指針」が出されました。また，この改正は，2000（平成12）年に出された最高裁判決が影響しています。これは24歳の青年の自殺に関する裁判です。判決では青年の自殺を疲労困憊性うつ病と認め，うつ病と自殺との因果関係，管理監督者責任と事業者責任を認めています。また，安全配慮義務責任について，これまでは「身体や命」への責任でしたが，「心身」の安全配慮義務責任へと事業者責任の範囲を広げています。その後，「過重労働による健康障害を防止するための事業者が講ずべき措置等」という通達がだされ，そして，今回の改正になりました。改正のポイントは「一か月の残業が100時間を越え，疲労の蓄積が認められる場合に，本人の申し出により，医師による面接指導を行わなければならない。事業者は医師の意見を勘案して措置を講じなければならない」というものです。

③ 健康教育の実際

健康教育の目的は生活習慣病予防とメンタルヘルス不調への対策になります。企業では，健康管理部門の産業保健スタッフが従業員の健康へのサポートをしています。毎年実施する健康診断により，精密検査が必要な人を対象とした健康教育，また，年間企画で全従業員を対象とした栄養・運動・メンタルヘルスに関する健康教育を実施しています。企業によっては35歳，40歳というような節目に実施しているところもあります。「健康日本21」運動の開始に伴い，健康保険組合連合会保健事業の運営基準も改正され，一次予防にいっそう重点がおかれるようになりました。今後は健康保険組合が従業員とその家族，退職者とその家族の健康診断や健康教育も実施することになります。企業が取り組む健康教育の対象はますます裾野が広がっていきます。

（菊地章彦）

▶4 メンタルヘルス
心の健康問題が労働者，その家族，事業場および社会に与える影響は，年々大きくなり，労働者の心の健康の保持増進を積極的に図ることが重要な課題となっている。厚生労働省では，事業場のメンタルヘルス対策の有効な実施のための指針を策定するとともに，心の健康づくりのためのパンフレット，マニュアル，事例集，チェックリスト，相談員を紹介するメンタルヘルス対策支援センター（（独）労働者健康福祉機構）などを展開している（以下のURLを参照のこと）。
http://www.mhlw.go.jp/bunya/roudoukijun/anzeneisei12/index.html

Ⅵ 健康教育

10 管理者の健康教育

1 職場における健康教育

職場における健康教育の目的は，労働者の快適な職場と健康を保障することです。高齢化，生活習慣病の増加，ストレスの増大などへの積極的な対応が求められている現在，若年から中高年層に至るすべての働く人に対する，「心」と「からだ」の両面の健康づくりを一本化した，時代のニーズに応えた取り組みが重要視されています。職場の人的環境と個々人へのエンパワーメントを改善する上で各級管理者は大きな役割を担っています。

1988（昭和63）年からトータル・ヘルスプロモーション・プラン（THP）[1]が推進されるようになりました。これは労働安全衛生法に基づく，働く人の心とからだの両面にわたる健康の保持増進を目指した活動を総称したものです。

2 職場における心の健康づくり

近年，労働者の受けるストレスは拡大する傾向にあり，仕事に関して強い不安やストレスを感じている労働者は6割を超える状況にあるといわれます。心の健康問題が労働者やその家族，事業場および社会に与える影響は増大しており，職場における心の健康の保持増進は重要な課題とされています。このため，国は「事業場における労働者の心の健康づくりのための指針」（労働省：2000（平成12）年8月）を公示しました。また，メンタルヘルス対策の原則的な実施方法については，国は新たに「労働者の心の健康の保持増進のための指針」（厚生労働省：2006（平成18）年3月）を策定しました。この指針では，事業場において事業者が労働者の心の保持増進のための措置（以下「メンタルヘルスケア」という）を適切かつ有効に実施できるように所要の対策が示されています。また，心の健康づくり計画の実施に当たっては，「セルフケア」，「ラインによるケア」[2]，「事業場内産業保健スタッフ等によるケア」，「事業場外資源によるケア」の4つのメンタルヘルスケアが継続的かつ計画的に行われることが重要であるとされています（表6.10.1）。

3 ライン管理職によるメンタルヘルスケア

4つのメンタルヘルスケアが適切に実施されるように，事業者は，業務負担によって従業員が健康を損なわないように配慮する「安全配慮義務」を負って

▶1 **THP**
Total Health promotion Plan の略。THPでは，個人の生活習慣を見直して，若い頃から継続的で計画的な健康づくりをすすめることで，働く人がより健康になることを目標にしている。具体的なすすめ方については厚生労働省から指針が公表されている。http://www.mhlw.go.jp/bunya/roudoukijun/anzensei12/pdf/10.pdf 参照。

▶2 **ライン**
「日常的に労働者と接する，職場の管理監督者（上司その他，労働者を指揮命令する者）をいう」（「労働者の心の健康の保持増進のための指針」）。

表6.10.1　4つのメンタルヘルスケアの推進

① セルフケア（労働者が自ら行うストレスへの気づきと対処）
・事業者は，労働者に対して教育研修，情報提供等を行うこと。
・事業者は，労働者が自ら相談を受けられるよう必要な環境整備を行うこと。
② ラインによるケア（管理監督者が行う職場環境等の改善と相談への対応）
・管理監督者は，作業環境，作業方法，労働時間等の職場環境等の具体的問題点を把握し，改善を図ること。
・管理監督者は，個々の労働者に過度な長時間労働，過重な疲労，心理的負荷，責任等が生じないようにする等の配慮を行うこと。
・管理監督者は，日常的に労働者からの自主的な相談に対応するよう努めること。
③ 事業場内産業保健スタッフ等によるケア（事業場内の産業医等による専門的ケア）
・事業場内産業保健スタッフ等は職場環境等について評価し，管理監督者と協力してその改善を図るよう努めること。
・事業場内産業保健スタッフ等は労働者のストレスや心の健康問題を把握し，保健指導，健康相談等を行うこと。また，専門的な治療を要する労働者への適切な事業場外資源を紹介し，また，心の健康問題を有する労働者の職場復帰及び職場適応を指導及び支援すること。
④ 事業場外資源によるケア（地域産業保健センター等の事業場外の専門機関によるケア）
・事業者は，必要に応じ，それぞれの役割に応じた事業場外資源を活用することが望ましい。

出所：厚生労働省　2006　労働者の心の健康の保持増進のための指針

表6.10.2　事業者の管理監督者への教育研修・情報提供の内容等の項目

①メンタルヘルスケアに関する事業場の方針
②職場でメンタルヘルスケアを行う意義
③ストレス及びメンタルヘルスケアに関する基礎知識
④監督者の役割及び心の健康問題に対する正しい態度
⑤職場環境等の評価及び改善の方法
⑥労働者からの相談対応（話の聴き方，情報提供及び助言の方法等）
⑦心の健康問題により休業した者の職場復帰への支援の方法
⑧事業場内産業保健スタッフ等との連携及びこれを通じた事業場外資源との連携の方法
⑨セルフケアの方法
⑩事業場内の相談先及び事業場外資源に関する情報
⑪健康情報を含む労働者の個人情報の保護等

出所：厚生労働省　2006　労働者の心の健康の保持増進のための指針

います。そのため，事業者はそれぞれの職務に応じてメンタルヘルスケアの推進に関する教育研修・情報提供を行うように努める必要があります。

先述の「労働者の心の健康の保持増進のための指針」では，事業者がラインによるケアを促進するために，管理監督者を対象に表6.10.2に掲げる教育研修・情報提供を行うよう指示しています。

職場には労働者の力だけでは取り除くことができないストレス要因が存在しています。労働者と日常的に接する管理監督者が，心の健康に関して職場環境等の改善や労働者に対する相談対応を行うことは重視されるべきものでしょう。このために管理監督者は，日ごろから部下とのコミュニケーションをはかり，信頼関係を築くことを心がけた上で，業務内容や表情・態度の変化を把握する配慮をおこたらないようにする必要があります。ストレス要因の軽減に管理監督者の担う役割は大きく，職場におけるライン健康教育充実が重視されています。

（久保典子）

Ⅵ 健康教育

11 障害児・者の健康教育

1 障害による困難とサポート

○WHOの考え方

疾病等が治癒・回復せず，慢性化して持続する場合，また後遺症として心身の形態上の変化を引き起こすことになったり，機能に変調・低下をきたしたりするのが障害（disability）です。障害によってどんな困難がどの程度もたらされるかは，障害が発生した年齢時期，障害の種類によって異なります。また，WHOの「生活機能分類」(2001年)は，障害を医学的な見地だけでなく，心理・社会的見地からも把握すべきだという考え方を採用しています。この考え方は，障害はそれをもつ個人の属性であるにとどまらず，個人が置かれた環境（サポーターがいるか，道路や建物がバリアフリー化されているか）などの因子や，個人因子（たとえば本人の年齢，性，自信の度合いや障害に対する態度など）などとの相互作用のもとで理解されるべきだというものです。

○環境因子にも目配りして

そこで障害児・者の健康教育について考えるにも，各人の障害だけを見て，その特質にあった働きかけをするだけでは不十分だということを理解しておかなければなりません。たとえば視覚障害は視覚情報の取り入れに困難があります（人間が生活の中で得る全情報の80～90％は視覚を通じて得ていると言われる）。そのため触知・触察，点字学習，歩行学習等の教育が大事だということになります。しかし，歩行学習ひとつをとっても，校内や通学路，さらには生活道路や商店街の道路，スーパーやデパートの環境整備を同時に進めなければ，視覚障害者の活動範囲は狭まり，悪くすると家の中，部屋の中でじっとして動かない，おまけにロッキング（無目的に身体を揺する）や指眼現象（指で目を強く押す）といった常同行為などの自己刺激反応が発生し定着してしまいます。自分の中に閉じこもり自分で自分の身体に刺激を与えてそれに反応する循環ができてしまうわけで，積極的に歩き，走り，運動・スポーツに参加し，丈夫な身体をつくっていくことができなくなってしまうのです。

このようなことを考えると，視覚障害児・者の健康教育は，相当にていねいに環境調整を行い，必要ならば教師やコーチをつけて，心と身体の活動を外に向かって展開していくサポートが必要になるし，そのための教育プログラムの作成も行わなければならないのです。

▶1 生活機能分類
正式な名称は「生活機能・障害・健康の国際分類」(ICF：International Classification of Functioning, Disability and Health)。障害や健康に関することを約1,500の項目に分類し，個人因子や環境因子が相互に関与して，心身機能・構造機能障害や活動制限，参加制約の要因に複雑に影響し，それが健康状態を規定していると考えている。2006年には児童版が承認された。

○成人の障害者への働きかけ

　先ほど障害による困難は，障害が発生した年齢時期も関係するということを述べました。機械的に区分して言うと，受障が先天性または発達初期であるか，思春期・青年期・成人期であるかによっても視覚障害のもたらす困難は違います。とくに成長してからの受障は，普通の字の読み書きが自由にできた，何の苦労もなく歩いたり走ったりしていたという経験が否定され，さらにはそれまでの人生のすべてが無に帰してしまったような感覚を経験します。しかも，これから生きていくには，あらたな技能の習得をしなければなりませんが，そのための訓練に伴う不安や恐怖等を体験します。これらの人びとには，子どものときから視覚障害がある人に対するのとは違った配慮，サポートが必要です。[2]

　視覚障害を例にして述べたことの基本は，他の障害にも当てはまります。生きる意欲のエンカレッジメント，不安や恐怖からの脱却，知識や技能の習得援助，さらにここでは扱いませんが，対人関係調整能力をはじめとするソーシャルスキル[3]の獲得など，健康教育の課題は多面的にあります。

2　周囲の人びとへのサポート

○周囲の人の健康も大事

　障害児・者の健康教育は，障害児・者本人への直接的働きかけだけでは十分なものにはなりません。たとえば家庭の主たる介護者である母親の心身の疲労，ストレスの蓄積はたいへんです。また学校や施設の職員の労働実態も深刻で，頸腕症候群，腰痛，女性の異常妊娠などいずれも高率となっています。

　このような状態を改善しなければ，いろいろな種類の虐待も生じかねません。たとえば知的障害児施設等，合計1,420ヶ所を対象に行ったある調査（回収率58.1％）の結果では，施設入所までに虐待された経験を有する幼児・児童は38.2％にのぼります。[4]

○健康は守る姿勢では守れない

　施設職員の心身の健康度が低いと，障害児・者への働きかけも消極的になり，「事故さえなければ……」という考え方に陥ってしまいます。わが国の重症心身障害児施設での実践，障害児の学校における重度・重症の子どもに対する実践の経験は，「いのちと健康は，それを守ろうとする姿勢では守れない。子どもの主体的な活動の意欲を高め，能力の獲得に向けて支援する取り組み，すなわち健康の維持・増進，さらには発達を保障する教育実践を進めるという，いわば攻勢的な取り組みによって，いのちは守られるのだ」ということを明らかにしてきました。

　あらゆる種類の障害児・者に当てはまる原理・原則だと言えないでしょうか。

（茂木俊彦）

▷2　たとえば中途失明の視覚障害者の場合を考えてみよう。失明以前は視覚で外界の情報を把握しつつ歩行するのが普通であったために，見えないままに歩くのを強いられることによる不安や恐怖は深刻であり，歩行指導は，幼少の頃から障害があった事例よりも困難度が大きいのが一般的である。また中途失明という事態になったのが青年期であるか，高齢期であるかによって困難の程度は異なる。

　ついでに中途失聴者の場合について指摘しておこう。失聴以前の彼らは，文字言語や音声言語を使うのが普通であり，それに慣れ親しんできた。そのため手話を学習するには困難が伴い，講演会や授業の場面でのコミュニケーション手段としては，手話通訳よりも「要約筆記」を要求することが多いということになる。

▷3　ソーシャルスキル
⇒ I-11 参照。

▷4　日本知的障害者福祉協会　2005　知的障害児関係施設・事業における虐待に関する調査報告書

Ⅵ　健康教育

12 医療従事者の健康教育

1　医療従事者とストレス

　医療施設で働く職種には，医師，看護師，検査技師などがあります。医療従事者は，医療・看護・介護などの専門的な知識や技術がきちんと修得されていることを求められます。そしてその知識や技術を用いて，老若男女，疾病名，社会背景など，多種多様な患者の命に向き合い，ミスが許されない援助に携わります。これは医療従事者にとっては大きなストレスとなり，うつや燃えつきや心身症をもたらす危険性が高いといわれます。

2　看護師とストレス

　看護師は，対人援助を行う職種の中でも，職務ストレスが高いといわれています。医師と患者をつなぐ役割は，両者からの要請や圧力にさらされ，高いストレスに起因すると考えられる健康上の問題が生じることもまれではありません。その中でも代表的なのが燃え尽き症候群（バーンアウト）です。これはとくに新人看護師に多いといわれています。

　新人看護師は，不慣れな現場において，プリセプター制度のもと，教育指導を受けながら厳しい勤務状況の中で働くことになります。学校で学んだ定石通りにはことが運ばず，自分の役割と能力のギャップから，現実にリアリティーショックを感じ，ストレス負荷が高くなり易い状況となります。

　日本看護協会によると，病院に就職した新卒看護職員は，自分の知識・技術に自信がないまま，医療事故を起こすのではないかと不安を抱えて働いており，1年以内の離職は8.9％となっています（2010年3月，日本看護協会広報部）。

　看護師の職務ストレスには，看護ケアに関する（看護能力不足，患者・家族へのサポートなど）ストレス，人間関係に関する（他看護師との関係，上司との関係，医師との関係など）ストレスがあります。

　燃え尽きの背景には，このように多様なストレス性の高い出来事が混在すると考えられます。燃え尽きは，「理想を実現したい」「何とかしたい」というまじめさから生じています。

　また，燃え尽きに至らない場合でも，周囲の責任にすること，過食・喫煙・アルコールなどへの依存など不健康で逃避的な対処行動に走ることも多い傾向が見られます。

▶1　看護の定義
ヘンダーソン（Henderson, V.）による看護の定義は「看護とは第一義的に，人々が（病気であれ，健康であれ）自分の健康あるいは健康の回復（あるいは平和な死）のための各種の行動，それらはもしもその人々が必要なだけの体力，意志力あるいは知識をもっていれば援助なしにすることができるであろうような行動なのであるが，それらを遂行するのを助けることである。加えて，人々ができるだけ早い時期にそのような援助に依存しないですむようになるのを助けるのも看護独自の寄与である」。
ヘンダーソン，V. 湯槇ます・小玉香津子（訳）1995　看護の基本となるもの　改訳版　日本看護協会出版会

▶2　燃え尽き症候群（バーンアウト）
長期間にわたり人に援助する過程で心的エネルギーがたえず過度に要求された結果，極度の心身の疲労と感情の枯渇を主とする症候群。
Maslash, C., & Pines, A. 1977　The burn-out syndrome in the day care setting. Child Care Quarterly, 6, 100-113.

▶3　プリセプター制度
先輩の看護師が，自らの労務をこなしながら新人看護師の指導を行う制度。

▶4　「2009年病院における看護職員需給状況調査」結果速報
http://www.nurse.or.jp/home/opinion/press/2009pdf/0316sanko-2.pdf

3 医療従事者はセルフケアが欠かせない

医療従事者は,「自分を大切にする」「休みたい」と考えながらも,毎日忙しく,自分自身のことは後回しになる傾向があります。その結果,心身の健康に関わる問題は,大きくなるまで放置されがちであるといえます。このような事態を改善するには,援助職自身が自らのセルフケアを実行し,問題が軽微なうちに対処することが必要です。それは援助の質を維持するためにも欠かせません。

しかし具体的なよりよいセルフケアを理解していない場合も多いといえます。状況に合わせた適切なセルフケアが実施できるようになるためには,医療従事者自身に向けた健康教育が必要といえます。セルフガイダンス法や,看護学生のための生活改善講座などの具体的な提案もみられます。

4 医療従事者と健康教育

○生活習慣を見直す

看護職は,入院患者の生活に24時間関わり,自立に向けて援助しています。対象者に寄り添い,健康行動を維持・促進する役割を担っています。医療現場は,多くの場合交替制勤務となっています。交替制勤務は,睡眠時間や食事時間が不規則になり,健康な生活習慣を保つことが非常に困難な状況にあります。援助者としての看護者が,みずからの生活習慣をセルフモニターして具体的に見直し,その改善を実行することは,看護環境の質の向上に有効であると考えられます。看護職が,健康についての知識をみずからの行動や態度に活かすことによって,患者の行動変容を促し,生活習慣を変えるという行動をおこさせることにつながることが期待できます。患者に近い立場の看護職は,医療職の中でもっとも健康行動の推進が求められます。

○ストレスコーピングスキルの強化

医療者がおちいりやすいバーンアウトの背景に,ストレスの高い生活が考えられます。ストレスコーピングのスキルが十分でないと,逃避的な対処に走ったり,問題を抱え込んで,無気力や自己嫌悪に陥ることになります。

ストレスマネジメント教育,ソーシャルスキル教育などの実施によってスキルを身につけ,問題解決や対人葛藤への適切な対処における基盤を培うことは,医療者のニーズにあった健康教育であるといえます。

過度の自己犠牲を強いることなく,ポジティブな側面に目を向けて,ソーシャルサポートを活用しながら前向きに日々の活動に向かうことによって,自分の資質・パワーを見つけ出すことができるのではないでしょうか。

こうした自己成長こそが,患者の自己決定や行動変容を支援するうえで重要なものとなるといえます。

(江藤和子)

▷5 宗像恒次 1995 行動変容のヘルスカウンセリング——セルフケアへの支援 医療タイムズ社
▷6 東城洋子 2002 看護学生の生活改善講座 山田冨美雄(監修) 医療の行動科学Ⅱ 医療行動科学のためのカレント・トピックス 北大路書房

VI 健康教育

13 患者のコミュニケーション教育

1 慢性疾患における患者主体の患者教育

疾患構造が急性疾患から慢性疾患へと移行してきた今日において，慢性疾患患者を対象とした患者教育への要請がますます高まってきました。通常は完治することのない慢性疾患の医療には，患者の治療に対する積極的な関与と患者自身による日常の健康管理が不可欠といえます。そのため慢性疾患患者の教育は，従来の疾患に関する知識提供型から，患者が主体となって患者自身の健康行動や健康状態の改善を図るための支援を目的とした内容へと変化しています。

2 医師患者間のコミュニケーション

○その重要性

患者の治療に対する積極的な関与を促すためには，患者が医師と信頼関係を築き，医師と良好なコミュニケーションを図ることが重要な要素となります。WHOは，医師患者関係におけるコミュニケーションが適切な医療行為を行う上での土台であると提言しており，健康心理学において重要な領域であるといえます。その理由の一つに，60〜80%の医療診断や治療法の決定が医療面接で得られた情報だけで行われることが挙げられます。また，患者の治療へのアドヒアランスを向上する上でも医師患者間のコミュニケーションが果たす役割は大きいといえます。

実際に，これまで海外の研究において，医療面接時に医師患者間の情報交換が効果的に行われることで，患者の医療への満足度が向上し，治療計画を守り，健康に対する統制感が高まり，健康状態が改善することが実証されています。

○その問題点

しかし，医師患者間コミュニケーションの実態にはさまざまな問題が生じています。患者は医師に対して，自己の病に関するできるだけ多くの情報を求めているにもかかわらず，実際には情報を求める行動を取ることにためらいを示します。その理由には，患者は医師に対して恥や冷笑を恐れる，医師の限られた時間を気遣うなどが挙げられます。また医師の方も，医学用語を多用する，患者の情報要求の程度を過小評価するといった傾向にあります。さらに日本では，医師のパターナリズムと患者の自律の低さがいまだ根強いため，患者が治療意思決定に関わる機会が少ないと言われています。しかし最近になって，患

▶1 アドヒアランス
患者が積極的に治療方針の決定に参加し，その決定に従って責任を持って治療法を守ること。従来から用いられてきた「コンプライアンス：患者は医療提供者の指示に従って治療法を守る」よりも患者の主体性を重視する考えで，WHOも2001年にアドヒアランスに関する会議を行い，コンプライアンスではなくアドヒアランスという考え方を推進するという方向性を示している。

▶2 Curtis, A.J. 2000 *Health psychology.* London ; New York : Routledge.

▶3 パターナリズム
医師が患者の最善を考えて，患者の意志に関わりなくすべての治療方針を決定すること。父親的温情主義，父権主義などと訳されている。

者中心の医療への要請が高まり，医学教育に医師のコミュニケーション能力開発が急速に取り込まれています。一方，相互作用の一端を担う患者のコミュニケーションに関する教育は，日本において実施例がほとんど見られません。

3 欧米における患者のコミュニケーションスキル教育

近年欧米では，医師患者間のより効果的な情報交換を目的とした患者のコミュニケーションスキル教育研究が進められており，情報交換や診療の質改善への効果が示されています。ここでいう情報交換には，表6.13.1の3つのスキルが含まれます。

これらの情報交換スキル教育の方法には，教育者と患者の対面式，グループ形式，印刷された教育資材を用いるなど複数の形態があります。また，教育効果の評価方法には，患者の医師への質問数の増加，患者満足度の向上，受診後の不安感の低下，アドヒアランスの改善などが用いられています。[4]

4 日本における患者のコミュニケーションスキル教育

欧米の教育内容を日本の医療場面で活用する際には，コミュケーションが文化・社会的影響を受けることから，上記の情報交換スキルに合わせて，日本人特有のコミュニケーションのあり方を考慮した教育プログラムの開発が必要となります。また，日本では欧米に比べて医療場面での家族の役割が大きいため，医師・患者・家族三者間のコミュニケーションも視野に入れる必要があります。

慢性疾患に限らずとも，私たちは皆人生のどこかで多かれ少なかれ何らかの病気に罹り，病者となって医療機関を受診し患者という立場を経験します。その意味では，早い段階で，コミュニケーションスキルをはじめ患者としての責任や自律を促す教育が開始されるべきといえるでしょう。

（松田与理子）

[4] 松田与理子・柴田恵子・奥田訓子・石川利江 2006 医師―患者間のコミュニケーション向上に関する研究動向――患者のコミュニケーションスキル教育介入研究に関する文献的検討 ヒューマン・ケア研究, 7, 82-92.

表6.13.1 患者の情報交換スキル

情報交換スキル	課題	方策
医師への情報提供	医師と患者は，患者の病気に対してそれぞれ異なった解釈をしている。そこで，患者の病気や症状に対する理解や恐れ，治療や予後に対する不安など，患者の病の世界を医師に伝えることが重要となる。	医師に伝えたい事柄を書き留め，複数ある場合は優先順位をつけて，重要なものから診察の初めに医師に伝える行動を促す。
医師への情報要求	医師は，質問をしない患者に対して，患者の理解が十分であると誤解しがちである。医師への質問は，もっとも難易度の高いスキルとされているため，患者が具体的な質問を事前に整理することが重要となる。	医師への質問例を提示し，患者自身で考えた質問リストの作成を促す。 質問項目： 症状，診断，検査，治療，薬剤，予後など
医師が提供する情報の確認	医師は無意識のうちに医学用語を多用し，また，医師の解釈に基づいて患者に情報を提供することが多い。一方患者は，医師に無知だと思われないよう医師の説明を理解したふりをしがちである。医師の説明が不明瞭なときには，理解できるまで医師に説明を求めることが重要となる。	以下の行動の実践を促す。 ・医師に復唱してもらう，あるいは表現を変えた説明を求める。 ・医師の話を自分の言葉で復唱する，あるいは医師の話を要約し，医師に患者自身の理解度を確認させる。

Ⅵ 健康教育

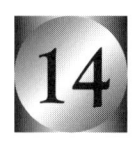

14 介護者の健康教育

1 わが国の高齢化問題

『高齢社会白書』によれば、2009年におけるわが国の総人口は1億2,751万人となっています。このうち、65歳以上の高齢者人口は、2,901万人であり、総人口の22.7%（高齢化率）を占めています。少子化に伴い高齢化率は今後さらに諸外国に例を見ない急速な上昇を続け、2015年には26.0%に達し、2050年には35.7%と国民の3人に1人が高齢者という高齢社会を迎えようとしています。しかも、その60%以上が74歳以上の後期高齢者であると予想されています。時間と労力、多大な費用がかかる介護を誰が助け支えていくのかは、今日の日本のきわめて重要な問題といわれています。

2 介護における負担感とストレス認知理論モデル

一般に、高齢者の介護は、抑うつ感、疲労感、社会的孤立、経済的負担、家族関係や仕事との葛藤、そして免疫反応の減退といったさまざまな側面に影響すると考えられています。このような介護者の負担を明らかにするため、これまでにいくつかの調査が行われました。

現在、家族介護場面での負担を説明する有力な理論モデルとして、ストレス認知理論（図6.14.1）があげられます。介護場面で起こるさまざまな出来事を介護者がストレスであると認知したときに、それらの出来事はストレッサーとなり介護者にストレス反応をもたらすと考えられています。従来の「負担感」は、この認知の程度の変数として定義され、ストレッサーとストレス反応の間に置かれる媒介変数として設定されます。それに加えてストレス・プロセスの各過程においてストレッサーの影響を直接的・間接的に軽減する要因としての「リソース（資源）」が注目を集めるようになり、それはストレッサーに対処（コーピング）する目的で動員される個人の能力・特性、物質的・心理的援助といったものを指し、介護というストレス状況でも、そのようなリソースとして考えられる要因がいくつか存在するといわれています。

3 介護者の介護負担感に影響するリソース

介護は、問題や課題を家族に持ち込んできます。それは身体的負担、情緒的葛藤、社会との関係などのすべての身体・心理・社会的問題です。新名らは、

▶1 内閣府 2010 高齢社会白書 ぎょうせい

▶2 兵藤好美・田中宏二・田中共子 2003 介護ストレス・サポートモデルの検討――寝たきり・痴呆性高齢者の場合 健康心理学研究, 16(2), 30-43.

▶3 中谷陽明・東條光雅 1989 家族介護者の受ける負担――負担感の測定と要因分析 社会老年学, 29, 27-36.

▶4 新名理恵 1991 在宅痴呆性老人の介護者負担感――研究の問題点と今後の展望 老年精神医学雑誌, 2(6), 754-762.

▶5 新名理恵・矢冨直美・本間昭 1991 痴呆性老人の在宅介護者の負担感に対するソーシャルサポートの緩衝効果 老年精神医学雑誌, 2(5), 663-665.

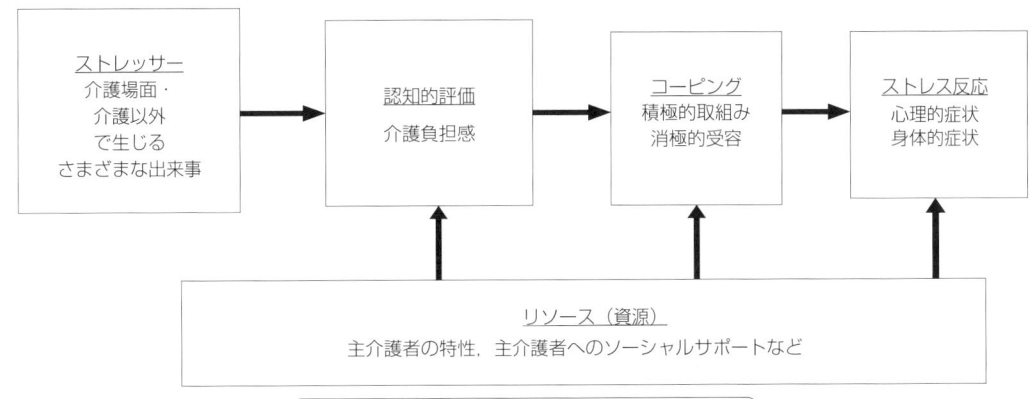

図6.14.1 介護におけるストレス認知理論モデル

出所：新名，1991

リソースとは，個人がストレッサーをコーピングしようとするときに利用可能な資源であり，たとえば，知識や情報，知的能力，ソーシャルスキル，体力や健康，経済力，ソーシャルサポートやヒューマンネットワークなどであると述べています。石川は，在宅介護者の健康をソーシャルサポートの側面から説明できるモデルを構築し，在宅介護者の健康支援に役立つ知見を明らかにしました。在宅介護者のソーシャルサポートは，気分転換対処，ソートストッピング（認知したネガティブな考えを止める努力を行う），サポート希求対処といったストレスコーピングあるいは介護効力感を介して，バーンアウトや健康感に影響を与えることが示されています。周囲の人びとが在宅介護者を精神面で支え，介護や家事の援助をすることは，在宅介護者の健康の維持に有効といえます。

▶6 石川利江 2007 在宅介護家族のストレスとソーシャルサポートに関する研究 風間書房

4 介護者への健康教育と援助

介護者が心身ともに健康な状態を保ちながら介護を継続させていくためには，さまざまな問題に対処していくためのリソースを獲得していく必要があります。

渡辺は，家族が対応するべきこととして，1) 介護知識を持つこと（①病気や障害について，②介護保険制度について），2) 介護技術を持つこと（①高齢者の身体的・精神的特徴を知る，②介護技術の基本：「食事」「排泄」「清潔」について），3) コミュニケーション能力を高めること（介護知識や介護技術を得るためのコミュニケーション能力），4) ストレスマネージメント（介護者自身の健康管理やストレスへの管理①身体的不調：腰痛や頭痛，血圧の変動など，②心理的不調：うつ障害，不安障害，不眠など）をあげています。

▶7 渡辺俊之（編） 2003 介護家族という新しい家族 現代のエスプリ 437 至文堂

援助専門職は，家族の主導のもとで支援活動に取り組み，適応のための社会的スキルの修得を促し，家族が本来持つ機能の回復を促進し，危機状態を回避あるいは緩和する協働者となる必要があります。内容としては，①介護者へのカウンセリング・健康相談，②介護者への教育支援，③家族会等を利用した相互支援等が必要になってくると思われます。

（栗岩和恵）

▶8 和気純子 1998 高齢者を介護する家族──エンパワーメント・アプローチの展開にむけて 川島書店

コラム 12

セルフケア

1 セルフケアとは

わが国は平均寿命が長く，健康水準は，世界でも最高レベルに達する一方，日常生活習慣，居住・生活環境の変化などに伴い，健康リスクの増大，とくに生活習慣病の増加，低年齢化がみられています。生活習慣病を予防するには，人々が健康づくりに取り組むことが必要となります。

個人，家族，コミュニティの人々がみずからの意識や意欲で，自分たちの健康リスクに主体的，積極的に対処する取り組みがセルフケアです。

セルフケアとは，「個々人や，家族やコミュニティが，健康を増進し，病気を予防し，病気の悪化を防ぎ，健康を回復することを意図して行う諸活動」と定義されています。セルフケアという用語は，保健・医療・福祉や行政などの分野でもちいられていますが，分野によって多少捉え方が異なります。表C12.1に，健康心理分野で活用されている取り組みが示されています。

2 健康心理分野のセルフケアへの取り組み

◯セルフケアの必要性

実際に，どのようなセルフケアが実践されているでしょうか。

平成21年国民健康・栄養調査結果の「運動習慣のある者」は男性では32.2％，女性は27.0％と男性の方が女性より多く実践しています。運動習慣とは，1回30分以上の運動を週2回以上実施し，1年以上継続していることを指しています。年代別に成人の実践割合を

表C12.1 健康関連行動別セルフケア項目と専門家による取り組み

健康関連行動	セルフケア項目	専門家による取り組み
健康行動（病気を予防するためになされる行動）	健康診断　人間ドック 予防歯科健診　予防接種 望ましい日常生活習慣 健康増進行動（スポーツ，趣味，リラクセーションなど） ストレス対処	健康教育　性教育 両親学級　育児相談 カウンセリング 各種教室（肥満予防教室，禁煙教室など） メンタルヘルスケア
病気行動（治療を求める行動）	病院受診，病院以外の代替的治療相談，アドバイスを受ける 医療サービスの利用 生活リズムの調整	健康相談 カウンセリング
病者役割行動（回復するための行動）	食事，運動，および薬物療法 安静・休養 セルフモニタリング（症状，血糖値，血圧値など） 医療・福祉サービスなどの利用 社会的ネットワーク ソーシャルサポート	食事，運動指導 各種教室（糖尿病教室など） 自己目標設定 患者カウンセリング 生活指導 リハビリテーション

みると男女とも60歳代がもっとも高く40%を超えています。「体重管理の実践状況」では男性が67.8%，女性は75.6%，と女性の方が多く，いずれも5年前と比較すると増加しています。年代別では，男女とも60歳代の実践が高率です。「歯科健康診断」は，40歳代で32.2%，50歳代で35.9%，60歳代で41.4%であることが示されています。セルフケアの取り組みは，まだ十分とはいえません。

そこで健康心理分野でのセルフケアへの取り組みを積極的に個人，家族，コミュニティに働きかけていくことが必要となります。

セルフケアの取り組みには人々が単独で行うものと，専門家と共同で行うものがあります。とくに専門家と取り組む場合は，なんらかの健康リスクに対し，みずから取り組まなければならないにもかかわらず，取り組めていない場合，専門家から人々へのセルフケアへの働きかけが必要となります。

○セルフケアの内容

セルフケアの基本的な内容は，すべての人に共通する，生命維持に必要な普遍的セルフケア，発達過程で生じる発達的セルフケア，健康上の問題がある場合の健康逸脱に関するセルフケアのように大別する方法や，表C2.1に示されるように，健康リスクに着目してセルフケアの取り組み内容を，健康行動，病気行動，病者役割行動という関連行動別に分類する方法などがあります。予防的なセルフケア行動をとることができるためには，病気に対する脆弱感をもっていること，不安に対する積極的な対処行動をとることができること，セルフケアへの役割意識をもっていること，生きがいや，心のサポートネットワークをもっていることが有効であることが示されています。

ここに示した取り組み以外に，人々の責任意識，動機づけ，意欲を高める技法があります。またセルフケアの取り組みに必要な情報を提供し，その利便性を高めることもふくまれます。

○取り組む場合の留意点

セルフケアへの取り組みは，個人の健康リスクだけでなくその個人の文化的背景，社会的条件や生活習慣との関連を視野にいれたより包括的な取り組みを考慮することが必要です。また，セルフケアはそれぞれ人々の文化的・社会的背景を土台として，健康観や価値観に強く影響されることを考慮した方法とすることも忘れてはいけないことです。

自分の健康状態には多少の部分的な責任があるとされています。しかしこれが行き過ぎると，身体的健康を至上のものとする健康主義となり，病気になった人や不健康な状態の人に寛容でない傾向に結びつくことが懸念されます。このような偏りのないセルフケアの捉え方をしなければなりません。

最後に健康へのセルフケアへの個人の取り組みだけでは実現できない健康の問題があります。たとえば職場環境による健康リスクには企業と行政が責任をもつなど，個人と企業・行政の双方向の結びつきへの働きかけが必要です。

健康リスクは現代の日常生活では誰でも直面する可能性がありますが，セルフケア次第で健康リスクを低減することができます。人々が自分の健康リスクの責任とセルフケアへの自主的な取り組みが実践できるような，効果的な専門家としての関わりがなされていくことへの期待がますます高くなるでしょう。

(柴田恵子)

▶1 WHO 1984 Health education in self-care, possibilities and limitations, health education service, Division of public information and education for health, World Health Organization HED/ 84.1.2
▶2 宮坂忠夫 1985 健康をめぐって――健康の定義からセルフ・ケアまで 女子栄養大学紀要, **16**, 5-13.
▶3 オレム, D.E. 1985 小野寺社紀(訳) 1995 オレム看護論(第3版) 医学書院
▶4 宗像恒次 1987 保健行動学からみたセルフケア 看護研究, **2**, 20-29.

コラム 13

アスリートの健康

1　アスリートの健康問題

　アスリートは，激しい競争に曝される特殊な社会環境の中で，通常，スポーツを日常生活において最優先事項として位置づけています。アスリートの目的は，自分の能力を最大限に発揮し，最高のパフォーマンスを達成し，勝利することです。そのためには，競技の前に万全のコンディションを保つための健康管理の方法が重要となります。現在まで，アスリートの健康管理を行うために，生理学，栄養学，バイオメカニクス等の専門家が各種の専門性を活かしてケアをしてきましたが，最近では心理学の分野からのケアも注目されています。

　たとえば，心理的要因によるアスリートの健康問題として次のようなものがあげられます。①競技ストレスが原因となるケガにおける心理的問題，②体重や体型をコントロールするために，食事制限を行ったことによる摂食障害，③競技に固執しながらも，スランプや失敗を繰り返すことによるオーバートレーニングの問題，④極度の身体的疲労と情緒的エネルギーの枯渇状態を呈するバーンアウト，⑤競技からの引退に伴う社会への不適応問題等，があげられます。これらの問題への対処として，アスリートには，治療的視点だけではなく，予防的視点を含めた健康管理が必要となってきます。

　また，心理的要因に関してはストレスマネジメントも大きな課題といえます。大学生アスリートのストレッサーとメンタルヘルスの関係について検討した研究では，アスリートの日常や競技に関するストレッサーとして，①日常・競技生活での人間関係，②競技成績，③他者からの期待・プレッシャー，④自己に関する内的・社会的変化，⑤クラブ活動内容，⑥経済状態・学業，の因子を抽出しています。これらを全体的に高く評価する場合には，抑うつ，不安，怒り，認知的混乱，引きこもり，身体的疲労，自律神経系の活動亢進などすべてのストレス反応の表出が高い傾向がみられました。ストレスにどのように対処するかは，予防的視点における重要課題といえます。

2　アスリートにおける健康管理

　アスリートの健康を維持・増進するための健康管理システムは，セルフケア，プライマリケア，二次ケアの3つのケアで構成されています。1つは，健康管理の基本となる，自分自身の健康をみずから管理することを目的としたセルフケアです。2つめは，セルフケアでは対処しきれない健康上の問題を管理し，ケガの予防や健康教育等を目的としたプライマリケア，そして3つめは，スポーツドクターやカウンセラーなどの心理専門家が，各専門領域において医療的にケアを行う二次ケアです。公益財団法人日本体育協会では，スポーツドクターを紹介しています。スポーツドクターは，日本の医師免許を持ち，日本体育協会が実施する所定の講習会を修了し，認定されます。公認スポーツドクターは下記のような役割を担っています。
①スポーツをする人の健康管理と技術向上のための援助

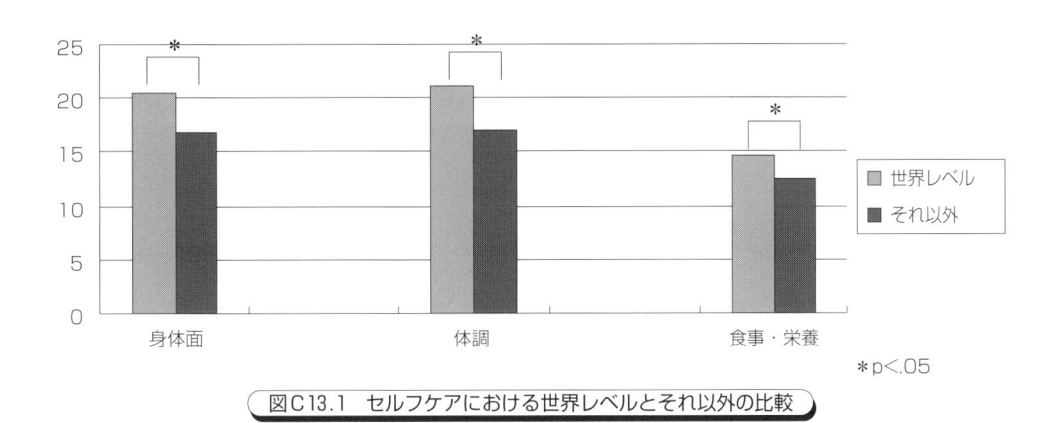

図C13.1 セルフケアにおける世界レベルとそれ以外の比較

②スポーツ外傷・傷害の予防・診断・治療リハビリなど
③競技などの医事運営，チームドクターとしての参加
④スポーツ医学の研究，教育，普及活動

しかしケガの治療に重点がおかれる専門家のケアよりも，円滑な競技生活や予防の観点から日常的なセルフケアの重要性が示唆されています。[3]

3 アスリートの健康管理の現状

大学生アスリート316名を対象とした，スポーツ傷害予防のためのセルフケアとHealth Locus of Control（健康や病気に関する統制感）[4]についての質問紙調査の結果によれば，世界大会レベルのアスリートは，世界大会レベル以下のアスリートと比較して有意に望ましいセルフケアを行っている結果が示されました[5]（図C13.1）。分析は，性，年齢を調整して行われました。セルフケアは，アスリートに必要と思われる「身体面のセルフケア」，「体調面のセルフケア」，「食事・栄養面のセルフケア」に関する3因子合計16項目からなる尺度を用いました。また，Health Locus of ControlのInternal因子（健康行動に対する強化が，自分自身の行為の結果であると見なすかについての個人の信念）の高群と低群によるセルフケアの差を比較したところ，3因子全て高群の方が低群よりも有意に高い得点でした。このことから，競技レベルの高いアスリートほどセルフケアに対する意識が高く，ケガや病気の予防，健康の保持・増進のためには，自分自身の心がけや努力が必要と認知しているアスリートほど，実際にセルフケアを行っていることが明らかとなりました。

この結果は，アスリートの健康の維持・増進には，セルフケアの重要性の認知やセルフケアに関する自己効力感を高めることが重要であることを示しています。さらに，セルフケア行動のアドヒアランスを高め，より望ましいライフスタイルを確立するための健康心理学的アプローチが必要といえます。アスリートが能力を最大限に発揮し，最高のパフォーマンスを達成するためには，セルフケアによる健康管理でケガや病気を予防することから始まるのではないでしょうか。

（石井香織）

▶1 岡浩一郎・竹中晃二・松尾直子・堤俊彦 1998 大学生アスリートの日常・競技ストレッサー尺度の開発およびストレッサーの評価とメンタルヘルスの関係 体育学研究，43，245-259．
▶2 河野一郎 2002 スポーツ競技選手 A 内科系 村山正博（監修） 新スポーツのためのメディカルチェック 南江堂 pp.154-159．
▶3 コラム12参照．
▶4 堀毛裕子 1991 日本語版Health Locus of Control尺度の作成 健康心理学研究，4(1)，1-7．
▶5 石井香織 2005 セルフケアの実践によるスポーツ傷害予防の可能性 日本スポーツ心理学会第32回大会研究発表抄録集 pp.10-11．

コラム 14

健康と女性の冷え

1　現代社会と冷えの関係

　現代社会は冷暖房設備が完備され，一年中快適な環境で過ごせるようになりました。またスーパーマーケットでは季節を問わずにいろいろな食材が手に入り，清涼飲料水の自動販売機は街のいたる所にあり，一見機能的で生活しやすい世の中になったように思われます。しかしその快適さが私たちの健康を損なう要因になっていることもあります。

　たとえば夏季の冷えすぎる冷房は自律神経の働きを狂わせ，体温調節がうまく行われなくなります。また本来は夏季に食べてからだの熱をとる働きをする物を冬季に食べてからだを冷やしてしまうこともあります。冷気や，飲食でからだを冷すと，中枢体温を維持し，脳や内臓を保護するために，手足の血管が収縮し，血流量が減ることから，冷えが生じます。日本女性の約50%は冷え症の自覚があるといわれています。[1]

　このように冷えをつくりだすのは衣食住などの環境要因だけではありません。さまざまなストレスもからだを冷やす要因であり，現代社会は子どもから高齢者まで多くの人たちにとって「冷えの温床」になっているといえます。冷えは，直接健康状態を低下させるだけでなく，消化などさまざまな機能をもつ酵素の働きを鈍化させ，代謝が悪くなって病気にかかりやすい原因にもなります。

2　冷え症とは

　西洋医学では冷え症を病気として扱っていません。しかし東洋医学では，冷え症は，未病という概念に含まれ，女性の病気の原因として位置づけられています。

　冷え症の統一された定義はありませんが，「通常は人が苦痛を感じない程度の温度環境下において，腰背部，手足の末梢，両下肢，偏身，あるいは全身に異常な寒冷感を自覚し，この異常を年余にわたってもちつづける病態をいい，多くの場合，この異常に関する病識を有する」[2]との定義が多くみられます。

　筆者は東洋医学の臨床家としてたくさんの冷え症患者を診ています。たしかに上記の定義のように，普通では冷え（寒さ）を感じないような温度環境なのに，耐えがたい冷え感を知覚し，その冷え感は反復，継続するという冷え症状の方もみられます。しかし冷えの自覚症状があまりない冷え症の方も多く，そのような方に冷えを取り除く治療を行うと症状が改善します。筆者はこのような方を「冷え症予備軍」とか，「冷える生活習慣者」と呼んでいます。

3　自律神経と冷えの関係

　冷え症は，末梢血管の収縮と拡張のコントロールに支障があり，収縮状態が長く続いて，末梢の体温が低下した状態と考えられています。血管運動神経系の失調の原因は，それに関与する自律神経系の交感神経にあるといわれます。自律神経には交感神経と副交感神経があり，健康な人はこの神経のバランスが保たれています。

　交感神経が優位な状態では血管収縮や汗の分泌亢進，アドレナリンの分泌亢進，心拍数の増加，血圧上昇な

どがみられます。しかしこの自律神経は感情の影響を受けやすいので，強いストレスや，ストレスが長く続くような状況下では自律神経のバランスが崩れてしまい，交感神経が興奮して冷えという症状を発症，あるいは増悪させてしまうのです。

4　女性と冷えの関係

たとえば冬季の寒さや夏季の冷えすぎる冷房や，女性では月経が始まる前後などに，手足や腹部などに強い冷えを感じた経験はないでしょうか。

冷え症はとくに女性に多いといわれています。その理由として男性よりもホルモンの影響を受け易い，熱量が少ないなど生物学的特徴の違いが考えられます。自律神経を制御する脳の視床下部は，女性ホルモン分泌にも関与しています。女性ホルモン，とくにエストロゲンの低下が自律神経に影響し，冷えに関連する末梢血管の収縮に影響を与えるともいわれています。また，一般に女性は男性より筋肉量が少ないことから，静脈血を心臓に戻すための筋肉の機能が弱く，末梢に血流がとどこおり易いことも原因の一つといえます。それだけではなく，ダイエット指向も女性に冷え症が多く発症する要因です。

またストレスは自律神経（交感神経）を刺激して末梢血管の働きに影響を与えますし，運動不足も血液循環を悪化させて冷えを促進させる要因となります。

「冷えは万病のもと」といわれていますが，女性ではどのような健康障害をもたらすのでしょうか。たとえば月経異常，睡眠障害，肌荒れ，疲れやすい，便秘や下痢，腰痛，肩こり，不妊症，更年期障害などは冷えが原因の一つであると考えられます。

このように冷えは放置しておくと女性の健康を害する要因になるのです。

5　冷え症と健康心理学

一般にひどい冷え症者は，何とかして改善したいと考えて治療や予防に積極的に取り組みますが，冷えを我慢できる女性や，「冷える生活習慣者」は冷えを軽視しがちです。冬季でも襟元が広く開いたカットソー，腹部や背中が露出してしまうローライズジーンズ，素足にミュール姿の女性を多く見かけます。

着衣を選ぶときは機能性よりもファッション性を重視していたり，栄養バランスを考慮しない食事や，一日三度の食事はとらずに簡単なジャンクフードですませたり，欠食が多いといった健康に留意しないライフスタイルも，問題といえます。また，痩せると美しく，痩せないと美しくないという社会的のぞましさの影響も受けます。そして仕事や家事におわれて心身がリラックスする時間をもてないことや，その時間を軽視するなどの認知が現代社会の冷え症者を増やしている要因であると考えられます。

さらに冷え症には個人差があり，個人特性，文化的要因，社会的要因等が複雑に影響しているので，アセスメントや生活指導は重要です。

冷えの改善には，まず，各自が冷えの自覚をもつことが重要です。その上でライフスタイルを見直し，実現可能な行動変容に取り組むことが必要です。冷気から身を守る服装，代謝をあげ血行を良くする運動の実践，ゆったりとからだをあたためる入浴，食事内容の改善などが，身近で有効な対策といえます。

健康の阻害要因である「冷え症」改善のための健康教育や研究，環境の整備支援も健康心理学の重要な役割であると考えています。

（井部千祐）

▶1　後山尚久　2005　冷え症の病態の臨床的解析と対応　医学のあゆみ，**215**(11), 925-929.
▶2　寺澤捷年　1987　漢方医学における「冷え症」の認識とその治療　生薬学雑誌
▶3　田中越郎　1995　イラストで学ぶ生理学　医学書院　pp.174-177.
▶4　後山　前掲書

コラム15

福祉職の健康

図C15.1　職種別入職率・離職率の比

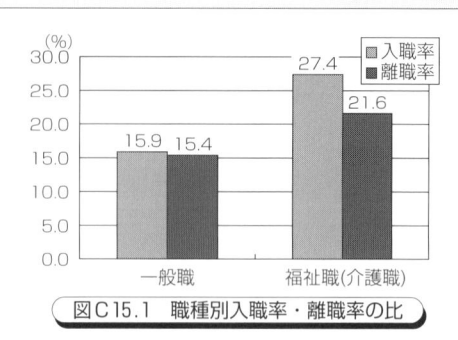

出所：以下の文献より編集：
介護労働安定センター　2008　平成19年度　介護労働実態調査結果　http://www.kaigo-center.or.jp/report/h19_chousa_03.html（2010年3月3日閲覧）、厚生労働省　2008　平成19年雇用動向調査結果の概況　http://www.mhlw.go.jp/toukei/itiran/roudou/koyou/doukou/07-2/index.html（2010年3月3日閲覧）

1　福祉職の直面する現状

　福祉職は，福祉サービスを必要とする利用者の身のまわりのお世話を担う専門職です。現在，社会福祉士，精神保健福祉士，介護福祉士，保育士の4つの国家資格があります。多くの有資格者は児童福祉施設，障害者福祉施設，高齢者福祉施設などの施設で利用者の生活援助を目的とした業務に携わっています。いずれの資格も名称独占であり，資格の有無にかかわらず，業務の差がありません。また，慢性的な人手不足解消のために有資格を問わず非常勤雇用が増え，常勤職員と非常勤職員の仕事内容にも明確な差がありません。福祉の専門性を追求する立場からは，福祉職の専門的な役割を明確にする試みが検討されていますが，依然曖昧な部分が混在しているのが現状です。

2　福祉職のパーソナリティ

　福祉職者には強い使命感や理念を携え，熱狂的なパーソナリティをもつ人が多いとされています。福祉職の適性としてそれらを望む声も大きいことから，仕事上望ましい結果が得られない場合には，葛藤が生じやすくなります。また，生活支援といった流動的な目標に添っての支援はマニュアル通りにはいかず，理想と現実のギャップに苦悩している福祉職の現実があります。

3　福祉職のストレス

　利用者主体の現場では，職員の健康管理に目が行き届かなくなる傾向があります。休み時間や休日も仕事に励む職員も少なくありません。また，主任，各業務担当，担任など，さまざまなリーダーが存在するのに加え，経験年数の浅い有資格者をリーダーにするなど，リーダーシップが発揮しにくい状況があります。さらに，現場のケアワーカーが臨床経験を長く積んでも，施設長になることに条件があるなど，キャリアアップへの望みももちにくい職場環境といえます。このような問題点を解消するため，介護福祉士を対象としたキャリア開発支援システムが展開されていますが，福祉専門職としてのキャリアパス構築の試みはまだ始まったばかりです。

　慢性的な人材不足も過重労働に拍車をかけています。厚生労働省によってさまざまな福祉雇用対策も展開されていますが，離職率は一般職よりも高く，平均勤続年数は3.1年と低いことからも職場への定着が難しい状況が窺えます（図C15.1）。

　疾患を抱えた利用者とはコミュニケーションがうまく取れない場合もあります。懸命にお世話している利用者に否定的な言葉や暴力を受けることを苦痛に感じる福祉職も多いでしょう。利用者の自立への援助では，教育的観点や指導的観点と利用者のQOLの向上を目標とした援助との間で葛藤が起こります。積極的介入か，見守りかの判断の見極めが難しく，結局援助者の

個人的力量にゆだねられている現状もあります。利用者を物のようにして扱う脱人格化はバーンアウトの特徴的な症状[16]ですが[17]、近年問題化している利用者の前での不適切な言動や虐待は、脱人格化症状と説明することもできます。[18]

さらに、現場を担う福祉職にとって腰痛は職業病です。重篤な腰痛関連の疾患に至った場合は、仕事の継続が困難になる危機にさらされます。腰痛自体がストレスと関連しているといった報告もあり、さまざまな方面から福祉職のストレス軽減対策が望まれています。[19]

4　福祉職の健康

福祉の理念から形成された強力な使命感は、仕事に対する達成感を向上させますが、それに囚われると不合理な信念と化し、やがて自分自身を苦しめていくことにもなりかねません。福祉職に就いた人々が、健康で仕事を続けていくためには、業務に対する使命感の高さを上手に仕事に活かし続けることの工夫が必要です。ストレス対策としては、仕事にのめり込まず、適度に息抜きをする工夫や、休養の確保などが挙げられます。またバーンアウト抑制要因としては、業務内容や役割を明確にすることや管理者のリーダーシップが[10][11]明らかにされています。同僚間でサポーティブな関係を創っていくことも効果的でしょう。福祉の現場ではストレスと上手に付き合い、長く勤務できる環境を整えること、つまりストレスに強い職場環境をみずから創っていくことが求められているといえるでしょう。

5　セルフサポートにむけて

福祉職の気持ちの安寧はお世話した利用者や家族からの感謝の言葉に支えられています。日常の小さな目標の達成を利用者とともに喜び、失敗にこだわらず、別のよい面を探していくような前向きな姿勢が仕事に対する達成感を高めます。また、受け止めた感情を上手に表現していくことも大切です。自分が辛くなっているな、と気づくことは、息抜きをする、感情を発散する時と人と場所を積極的に作るといった、ストレスコントロールをするための気づきになります。

福祉職の心身の健康を保つことは、結果的に利用者のQOLの保持、向上につながります。　　　（奥田訓子）

▶1　名称独占資格
有資格者でなければその肩書きを名乗ってはいけないと法律できだめられている公的資格のこと。資格のないものが業務に携わることは可能。資格がなければ名乗ることも業務に携わることも違法な業務独占資格と区別されている。
▶2　稲岡文昭　1988　Burnout現象とBurnoutスケールについて　看護研究、21, 147-154.
▶3　施設長になるためには相談援助資格（社会福祉主事任用資格、社会福祉士など）の保有条件がある。
▶4　全国社会福祉協議会・中央福祉人材センターにより、2006（平成18）年度より介護福祉士基礎研修、介護福祉士ファーストステップ研修が実施されている。さらに、セカンドステップ研修、介護福祉士総括責任者研修とつなぐ介護職員の養成研修体系とキャリアパスを提示し、研修の実現に向けた取組が行われている。
▶5　2009（平成21）年度から雇用保険制度を用いた介護福祉士委託訓練生制度が展開され、2010（平成22）年度からは施設で働きながら資格を取得する制度へと転換された。このような雇用施策は他の福祉の現場へも適用の方向性である。
▶6　バーンアウト
仕事上、過度で持続的なストレッサーにさらされることにより生じるワークストレスのこと。感情の枯渇症状が特徴的。ヒューマンサービスに多くみられることから、対人ストレスが一つの要因とされている。仕事に熱心に取り組む人が罹りやすい。
▶7　増田真也　1999　バーンアウト研究の現状と課題——Maslach Burnout Inventryの尺度としての問題点　コミュニティ心理学研究、3(1), 21-32.
▶8　野村豊子　2006　高齢者虐待防止への介入支援における諸問題——高齢者虐待防止法制定を踏まえて　社会福祉研究、97, 2-13.
▶9　峯松亮　2004　介護職者の腰痛事情　日本職業・災害医学会会誌、52(3), 166-169.
▶10　田尾雅夫　1989　バーンアウト——ヒューマンサービス従事者における組織ストレス　社会心理学研究、4, 91-97.
▶11　宇良千秋・矢冨直美・中谷陽明・巻田ふき　1995　特別養護老人ホームの介護職員のストレスに対する管理者のリーダーシップと施設規模の影響　老年社会科学、16(2), 164-171.

Ⅶ 健康心理学と人生

1 健康心理学と人生

① 「人生」の重みにポジティブに迫る

「人生」という言葉の内包と外延，それがもつ重みを考慮するとき，現段階の健康心理学は，「人生」にまつわる諸課題に十分に取り組めているとはとうてい言えません。そこにあるいくつかの限られた問題について課題を設定し，知見を獲得し，技術を提供している，というのがせいぜいのところです。

しかし，こうした悲観的な見方にばかり傾斜しているのは，いかにも健康心理学的ではありません。もっとポジティブにこれまでの成果を評価し，自己効力感を高めながら前に進む努力を重ねるならば，人々が豊かな人生を送るための支援の諸方策を見いだしていくことは不可能ではないでしょう。

② 『論語』をどう読むか

やや唐突に感じるかも知れませんが，読者は「吾れ十有五にして学に志し」で始まり，「七十にして心の欲する所に従って矩を踰えず」と締めくくられる『論語』の有名な一章のことは，よく知っているでしょう。東洋史学者・宮崎市定の訳に従うと，最後のこの部分は「七十歳になると何をやっても努めずして度を過ごすことがなくなった」となります。おもしろいのは宮崎が，この部分のこれまでの解釈に疑問を呈していることです。「従来は孔子の心境が，その絶えざる修養によって，年と共に成熟し，完成して行ったと見」てきたのですが，それは孔子を教祖として尊崇する立場からの解釈であって，事実に合わないのではないかというのです。そして孔子の時代の七十歳は現在の九十歳，百歳にも相当すると記した上で，「実際の人生にはリズムがあって，直線的に無限にのびるものではない」，九十，百まで生きる「人生は多く抛物線を描くものである」とし，「七十にして……」は「私の考えでは孔子が体力，気力の衰えを自覚した歎声と思われる」と述べています。従来の解釈をそのまま受け入れてきた筆者は，初読のときこれをじつに新鮮に感じました。

だが待てよ，と思ったのは，しばらくの時間が経ってからです。宮崎は，近年における生涯発達心理学や老年学の研究成果，すなわち加齢に伴う人格の発達的再構成，さらには新たなコンピテンス（competence）について考慮していないのではないか，ということが気になったのです。

たとえばエリクソン（Erikson, E.H.）の『老年期』に登場する高齢者たちは，

▶1 「子曰く，吾れ十有五にして学に志し，三十にして立ち，四十にして惑わず，五十にして天命を知り，六十にして耳順う。七十にして心の欲する所に従って矩を踰えず」（為政第二の20）。
宮崎市定 2000 現代語訳 論語 岩波現代文庫

▶2 宮崎 前掲書
▶3 コンピテンス
発達心理学では「人にすでに備わっている潜在的能力と，環境に能動的に働きかけて自らの『有能さ』を追求しようとする動機づけを一体的に捉える力動的な概念」（『心理学辞典』（有斐閣））とされている。

これまでの人生を振り返り，今ここにある自己を意味あるものとして改めて確認する心理的作業を行っています。その作業は，それぞれに個性的です。しかし，私たちは，ここでの「確認」が，自己の人生を回想しつつ，回想された諸々の事実を現在の自己の内部に位置づけ，再評価し，それを通して新しい自己を見いだしていく積極的な営みになっていることに注目すべきだと思います。それは抛物線を描いて落下していく姿とは異なるもののように思います。

▷4 エリクソン，E.H.・エリクソン，J.M.・キヴニック，H.Q. 朝長正徳・朝長梨枝子（訳）1997 老年期 新装版 みすず書房

3 各ライフステージの生活と活動の質を高める視点

人間発達に関する理論は一つではありません。しかし今，生物としてのヒトが人となりゆく過程には通常，発達の段階（stage），あるいはピアジェ（Piaget, J.）流にいえば時期（period）があり，ある段階で獲得された資質が，次の段階に包摂され，その段階の中で新しい意味と機能を付与されるとする理論を採るならば，発達の各段階において各人の生活と活動を充実させていくことが，その段階における発達的達成を豊かにすると同時に，次なる段階の豊かさを準備すると見ることができるということになりましょう。

これを具体的な問題と関連させて言うと，たとえば人が生きる意味を見いだしていく場合にも，ターミナルケアのもとでみずからの死を受容していく場合にも，現在とこれから生じるであろうことをもっぱら見つめるだけではなく，過去の経験と自己形成の過程を想起し，それを意味づける（または意味づけ直す）ことが不可欠の要素になることは容易にわかるでしょう。健康心理学の専門技術は，サービス利用者のこうした心理作業を支えていく上で有効であろうと思います。

ただし，今日における人々の生活，学習や労働等の活動が，過酷なほどに厳しいものにされているために，発達の各段階，あるいは各ライフステージにおける「生きづらさ」がきわめて深刻になってしまっています。したがって健康心理学を学ぶ者も，そこにある技術を身につけ磨くというのでは不十分です。たとえばいつも雇い止めの不安にさらされながら，非正規雇用のもとで働く人々において現実化している働きがい，生きがいの破壊という事実——それは程度の差こそあれ，すべての人の「生きづらさ」を象徴するものだ——，言い換えると振り返るべき充実した自己の形成それ自体をめぐる，いちじるしい困難をも見極めることのできる専門家になっていくことによって，ようやく身につけた技術を機能させる可能性が開けてくるのだ，ということに留意しなければなりません。

▷5 湯浅誠・川添誠（編）2008 「生きづらさ」の臨界 旬報社

（茂木俊彦）

Ⅶ 健康心理学と人生

2 健康とポジティブ心理学

1 ポジティブ心理学とは何か

　ポジティブ心理学は今世紀に入って欧米において急速に広がってきた心理学の新しい動きであり，最善な人間機能のありかたについて実証科学的に研究する心理学です。ポジティブ心理学の命名者であり中心的推進者であるセリグマン（Seligman, M.E.P.）は，近年の心理学はもっぱら人間の病理的側面に関心を向け，人々が健やかな人生を送るために何をどうするかという面については，ほとんど扱ってこなかったと強く批判しつつ，ポジティブ心理学の使命は従来の心理学の偏りの是正を試みることであると主張しています。ポジティブ心理学は人間の強み（長所）に目を向け，良いものを作り上げ，人が健やかな生活を送れるようにすることに目を向けるアプローチなのです。[1]

　ポジティブ心理学ではそれを推進するために3つの領域における取り組みが必要であることを主張しています。1つは，ポジティブな主観体験の研究です。2つには，ポジティブな個人特性を扱うことです。3つめはポジティブな組織・制度を考えることです。

　以上のように，ポジティブ心理学では個人と社会のウェルビーイングを実現するための諸要因を明らかにしようとしています。換言すればポジティブ心理学は健康生成的なアプローチを志向するものです。この点で健康心理学が目指す方向と非常に近接していると言えます。

2 個人次元でのポジティブ要因

　私たちは日々の生活の中でさまざまな出来事に出会い，その成功や失敗によって気持ちが高揚したり，落ち込んだりします。とくに失敗や不運は私たちに不幸や不適応をもたらすだけのように思います。しかし，現実はそれほど単純ではなく，むしろ多くの人々はその苦難の中から自己の成長や利益となるものを発見することが報告されています。[2]たとえば，病気体験は私たちに苦痛を与えますが，中にはこうした体験によって生きることの意味を見出し，自分自身の人格的変容が生じたりQOLが改善していく例もあることが報告されています。このような患者の体験は，これまで病気からの「逃避」や「現実否認」と見なされがちでした。しかし，ポジティブ心理学の立場では，こうした患者の変化はむしろ適応的な病気対処と捉えるのです。このような現象は病気の場

[1] Seligman, M.E.P., & Csikszentmihalyi, M. 2000 Positive psychology : An introduction. *American Psychologist*, **55**, 5-14.

[2] 例として以下の文献など。Affleck, G., & Tennen, H. 1996 Construing benefits from adversity: Adaptational significance and dispositional underpinnings. *Journal of Personality*, **64**, 899-922.

合に限られません。人は大きな困難を乗り越えることによって，人生観（信念）が変わったり，新たな自己発見や他者とのポジティブな関係性，さらにはより高次な精神性（spirituality）を獲得しているということは少なくないのです。

ポジティブな主観体験を扱うことは，こうした日常生活で体験する快，苦痛の感情，興味関心あるいは退屈感，喜びと悲嘆，満足と不満足といった感情体験に関心を向け，われわれの人生や体験を快適に充実させたり，苦悩に満ちたものにしたりする心理学的要因について明らかにすることです。近年，がん患者のストレス緩和や再発予防，糖尿病の症状改善などにとって，笑いが治療効果をもつことなどが実証的に検討されつつあります。笑いや喜びなどのポジティブな感情体験が免疫機能を向上させ，心身の健康増進，ウェルビーイング向上に寄与することが示されつつあるのです。

3 ポジティブな人格資源

ポジティブな人格特性をウェルビーイングの資源として開発・育成することは，善良な市民の育成と社会の創造にとって重要な意味をもちます。なぜならば，ポジティブな体験を得やすい個人は，①人と良い人間関係を築くことができる，②優れたリーダーシップを発揮し，社会奉仕活動に熱心である，③スポーツや学問や仕事に力を発揮し，創造的である，④心理的，身体的により健康だ，といった可能性が考えられているからです。

このようなポジティブな人格特性として，自己効力感，素因的楽観性，本来性，首尾一貫感覚，ハーディネスなどがあげられています。そして，こうした人格特性を支える気質的側面とウェルビーイングとの間には一定の関連性があることが指摘されています。どのような人格特性の持ち主が高いウェルビーイング水準を保持しているかを知ることは，病気予防や健康増進の視点から見ても重要です。たとえばカシオッポら（Cacioppo, J.T. et al.）は，ウェルビーイングの背景要因に生物学的システム（たとえば，ストレス緩和，リジリエンスの特性的要因，不安・緊張の喚起のメカニズムなど）が働いていることを示す証拠を概観して，楽観傾向や外向性と快感情をもたらす良好なライフイベントとの間に相関があること，逆に神経症的傾向者ではライフイベントをより否定的に捉え，不快感情をもちやすいことを指摘しています。さらに，ディナーら（Diener, E. et al.）によれば，ウェルビーイング感覚の高い人は，外向的，楽観的，悩みが少ないといった傾向を示すことが指摘されています。

これまでの研究の中で多く取り上げられてきているのは，楽観性と健康との関係です。セリグマン（Seligman, M.E.P.）は，一般に楽観者ではより健康的で，免疫力があり，感染症にかかりにくく，一方，悲観者では無気力で絶望しやすく，挫折しやすいということを指摘しています。結果として悲観者は能力が十分発揮できず，ストレス脆弱性が高く，健康障害を被りやすいということにな

▷3　Lee, S.S., & Waters, C. 2003 Impact of stressful life experiences and spiritual well-being on trauma symptoms. *Journal of Prevention and Intervention in the Community,* 26, 39-47.

▷4　以下の文献など。
Taylor, S.E. 1983 Adjustment to threatening events : A theory of cognitive adaptation. *American Psychologist,* 38, 1161-1173.
Salovey, P., Rothman, A.J., Detweiler, J.B., & Steward, W.T. 2000 Emotional states and physical Health. *American Psychologist,* 55, 110-121.
「健康と笑い」についてはコラム8参照。

▷5　Cacioppo, J.T., Gardner, W.L., & Berntson, G.G. 1993 The affect system has parallel and integrative processing components : From follows function. *Journal of Personality and Social Psychology,* 76, 839-855.
▷6　Diener, E., Emmons, R.A., Larson, R.J., & Griffin, S. 1985 The satisfaction with life scale. *Journal of Personality Assessment,* 49, 71-75.
▷7　セリグマン，M.E.P. 山村宜子（訳）1994 オプティミストはなぜ成功するか　講談社文庫

> 8 Cheng, H., & Furnham, A. 2001 Attributional style and personality as predictors of happiness and mental health. *Journal of Happiness Studies*, **2**, 307-327.

> 9 Scheier, M.F., Matthews, K.A., Owens, J.F., Magovern, G.J.Sr., Lefebvre, R.C., Abbott, R.A., & Carver, C.S. 1989 Dispositional optimism and recovery from coronary artery bypass surgery : The beneficial effects on physical and psychological well-being. *Journal of Personality and Social Psychology*, **57**, 1024-1040.

> 10 デシ, E.L.・フラスト, R. 桜井茂男（監訳）1999 人を伸ばす力——内発と自律のすすめ 新曜社

> 11 たとえば以下の文献。
Peterson, C. 2006 *A primer in positive psychology.* New York : Oxford University Press.

ります。またチェンら（Cheng, H. et al.）[8]は，大学生の幸福感や精神不適応症状と原因帰属の説明スタイル（APQ），性格（アイゼンク性格検査 EPQ）との関連を調べて，①否定的状況では悲観的説明スタイルが幸福度の低さと精神的不健康の予測因子となり，肯定的状況では楽観的説明スタイルの方が幸福感の強力な予測因子となること，②外向性格者は肯定的結果には楽観的説明スタイルを取る傾向があるが，神経症傾向者は否定的結果に対して悲観的な説明スタイルを取りやすいことを報告しています。さらにシャイアーら（Scheier, M.F. et al.）[9]は，心臓のバイパス手術を受けた患者の中で，楽観傾向の患者はそうではない者に比べて，手術後の回復が有意に早いこと，さらに前者は後者よりも将来の発作可能性に対する懸念・恐怖心が少ないことを報告しています。このことから，楽観的でいることが病気に伴うストレス状態から距離を置かせ，その結果として病気回復にプラスの影響を与えているものと考えられます。こうした報告は楽観的であることから生じるポジティブな感情が身体的健康にまでその影響を及ぼす可能性があることを示唆しているという点で興味深いものです。

一方，デシら（Deci, E.L. et al.）[10]は「自己決定力」を要求，有能感，主体性などの内発的欲求に支えられた重要なポジティブな人格要因と見なしています。そして，個人のウェルビーイングと社会的機能はこれらの内発的欲求の充足によって発達すると考えています。しかし，過度の自己意識の強調は，しばしば不安，欲求不満，抑うつ，あるいは対人的トラブルなどをもたらすリスク要因ともなりうると考えられます。なぜならポジティブな人格の形成には個性の追求だけでなく，他者および環境との調和的関係を構築できる均衡の取れた人間形成を目指すことが，より重要であることが指摘されているからです。

これまでの研究は，個人的快楽の追求だけでは人生の満足感を高めることにはならないことを教えてくれます。むしろ重要なのは徳（Virtue）の獲得です。[11]「有徳の人生」とは，セリグマンの定義では，仕事や愛や遊びの中で自己が最善に機能し，人としての強み（human strength）を発揮し，より充実した日々の営みを実現していくことなのです。したがって，ポジティブ心理学における肯定的な人格資源の追求は，個人がよき市民であるために必要な心理的特性（責任感，礼儀，寛容さ，職業倫理など）はどのように育成されるかを明らかにする科学的基盤を提供することでもあります。

❹ ポジティブ心理学と健康生成的アプローチ

これまで健康心理学領域では，ソーシャルサポート，アドヒアランス，病気対処過程，病気に起因する心理的苦痛などの諸要因と QOL との関連性について多くの知見が積み重ねられてきました。そして，ポジティブ心理学の側からは，苦境体験の中にあっても，自分自身の価値観を変容させたり，人生の優先順位を積極的に見直したり，より親しい人との関係の再構築をはかることなど

を通して，利点（逆説的な肯定的変化と言われています）を見出すことがあることなどが報告されています。そしてネガティブな状況を乗り越え，ポジティブで豊かなサポート資源を保持，活用し，ポジティブな精神状態を保持することが，私たちの免疫システムを守り，ストレッサーの有害な衝撃を緩和し，病気の進行を遅らせ，再発を防ぎ，回復を早めることなどに重要な働きをしている可能性がある，ということが示唆されているのです。

たとえば，アイロンソンら（Ironson, G. et al.）[12]は，健康心理学あるいは行動医学の視点から，HIV の病態にポジティブな心理社会的要因がどのように有効性をもつのかについて研究が進みつつあることを述べています。その中で，エビデンスがまだ不十分ながらも，特性的楽観性や積極的対処，あるいは信仰心などの要因が病気進行を遅らせる可能性を報告しています。とくに HIV の後期段階では，ソーシャルサポートの役割が病態に対して重要な役割を示すことが指摘されています。その他にも，喜びや幸福感といったポジティブな感情体験，病気に対する積極的意味づけ，感情の表出とその処理過程，開放性，社交性，誠実性，愛他性，自己効力といった多くのポジティブな心理要因が予防的効果をもつのではないかと予測されています。こうした効果について，健康行動や神経ホルモン，免疫機能などを含めての行動的，生物学的機序が論じられていますが，その個々の実証についてはこれからの課題です。しかし，上記のような心理社会的要因が HIV の病態改善に大きな影響力をもっていることを明らかにしたことは注目されます。こうした指摘からもわかるように，ポジティブな心理社会的要因がわれわれの心身の健康増進のみならず身体的疾患の改善にも直接的効果をもつことが徐々に実証されつつあります。

これまでもガンや心臓疾患などの身体疾患に付随して生起する抑うつや不安を改善するための間接的な心理学的介入は行われてきましたが，患者の感情をポジティブな状態にすることによって病態改善をはかろうとするような直接的な取り組みはほとんどありませんでした。そのような中で，ホフマンら（Huffman, J.C. et al.）[13]は，心臓疾患者のポジティブな心理状態を向上させる介入によって病態の安定・改善および再発防止を行おうとしたという点できわめて興味深い研究を報告しています。具体的にホフマンらが行った介入研究は，事前に健常者で有効性が確認された楽観性，親切心，感謝心を高めるためのポジティブ心理学的エクササイズを心臓疾患患者用に修正した上で，急性心臓疾患で入院した患者に電話によるポジティブ心理学的介入治療を 8 週間行うというものでした。その結果，ポジティブ心理学的エクササイズが急性心臓疾患患者の病態改善に有効であることを確認したというものです。

こうして，人生や体験に対してポジティブで前向きな心理資源を明らかにしようとするポジティブ心理学のアプローチは，健康心理学の志向する健康生成的アプローチと重なり合う部分が非常に大きいのです。[14]

（小玉正博）

[VII-2] 健康とポジティブ心理学

▷12 Ironson, G., & Hayward, H. 2008 Do positive psychosocial factors predict disease progression in HIV-1? *A Review of the Evidence Psychosomatic Medicine,* **70**, 546-554.

▷13 Huffman, J.C., Mastromauro, C. A., Boehm, J. K., Seabrook, R., Fricchione, G.L., Denninger, J. W., & Lyubomirsky, S. 2011 Development of a positive psychology intervention for patients with acute cardiovascular disease. *Heart International,* **6**(1).

▷14 詳しくは以下の文献を参照。小玉正博 2006 ポジティブ心理学の健康領域への貢献 島井哲志（編）ポジティブ心理学——21世紀の心理学の可能性 ナカニシヤ出版 pp. 209-222.

参考文献

セリグマン，M.E.P. 小林裕子（訳） 2004 世界でひとつだけの幸せ——ポジティブ心理学が教えてくれる満ち足りた人生 アスペクト

Snyder, C.R., & Lopez, S. J. (Eds.) 2002 *Handbook of positive psychology.* New York：Oxford University Press.

Wong, P.T.P., & Fry, P. S. (Eds.) 1998 *The human quest for meaning：A handbook of psychological research and clinical applications.* Mahway, NJ：LEA.

テイラー，S.E. 宮崎茂子（訳） 1998 それでも人は，楽天的な方がいい——ポジティブ・マインドと自己説得の心理学 日本教文社

Ⅶ 健康心理学と人生

3 健康と生きがい

▶1 神谷美恵子 2004 神谷美恵子コレクション 生きがいについて みすず書房
▶2 神谷 前掲書
▶3 神谷 前掲書
▶4 フランクル(Frankl, V.E.：1905-1997)
オーストリアの精神科医で，ロゴセラピー（意味療法）を創始した人物である。また，第2次世界大戦時のナチスによる強制収容所での体験を一心理学者として記した『夜と霧』の著者としても有名である。
▶5 PILテスト
PIL (purpose in life：人生の目的) テストは，フランクルのロゴセラピーの理論に基づいて，アメリカのクランバウ (Crunbaugh, J. C.) とマホーリック (Maholick, L.T.) (1964, 1969) が考案した心理尺度である。フランクルの「人生の意味」という概念は，神谷の生きがいの概念とほぼ近いものであるとされており，生きがいを測定する尺度としても使用されている。この他に，生きがいを測定する尺度として生きがい感スケール，生きがい認知尺度などがあげられる。
Crunbaugh, J. C., & Maholick, L.T. 1964 An experimental study in existentialism：The psychometric approach to Frankl's noogenic neurosis. *Journal of Clinical Psychology*, 20, 200-207.
Crunbaugh, J. C., & Maholick, L. T. 1969 *Manual of instructions for*

1 「生きがい」という言葉

近年，生きがいの大切さがさまざまな機会にいわれています。一般に生きがいとは，「生きるはりあい」，もしくは「しあわせを感じるもの」であり，「生きる価値や意味を実現できるものである」と考えられています。日本人にとって「生きがい」という言葉は，特別な解説がなくとも，ほぼその意味を理解できる日常語の一つとなっています。人々の生活に密着した幅広い言葉となっているのです。神谷は，『生きがいについて』という著書の中で，生きがいは日本語特有の言葉であって，これにピッタリ当てはまる外国語は見あたらないと述べています。たとえば，生きがいの類似概念として，主観的幸福感，ウェルビーイング，QOL (Quality of Life：生活の質) などがあげられますが，どれも「生きがい」という言葉がもっている日本語独特のニュアンスを表していません。そのため生きがいを外国語に訳そうとする場合，一語で訳せる適語はなく，そのまま "*ikigai*" と表す方が妥当であるとされています。

2 生きがいの対象と欲求

神谷は，らい病（現在のハンセン病）患者と接していく中で，生きがいはその人の価値観と深く関わっていること，また，生きがいという言葉の使い方には2通りあることを指摘しています。それは，「この子は私の生きがいです」などというときのように生きがいの対象となるものを指す場合と，生きがいを感じている精神状態を意味する場合です。生きがいの対象は，人によりさまざまですが，おもに家庭・家族，趣味，仕事（勉強），子どもの成長，社会的活動・貢献などがあげられています。心理学の動機づけ理論では，欲求と対象はワンセットになっていますが，上にあげた生きがい対象にも，それに相応する生きがい欲求があります。神谷は生きがいの欲求として，①生存充実感への欲求，②成長と変化への欲求，③未来性への欲求，④反響への欲求，⑤自由への欲求，⑥自己実現への欲求，⑦意味と価値への欲求の7種類をあげていますが，これらは互いに関連しあい，重なりあっています。また，一つの生きがいの対象でいくつもの欲求が満たされると考えられています。

これらの欲求が満たされる過程で，あるいは満たされた結果，生じるものが生きがいを感じている精神状態，つまり「生きがい感」です。これは，フラン

クル（Frankl, V.E.）のいう「意味感」に近いとされています。たとえば生きがいを感じるときの精神状態として真の喜び，生存充実感，使命感，達成感，貢献感，幸福感，成長感などがあげられます。生きがい感は，これらが単独で感じられるのではなく，多くの場合その中のどれかを中心にして，いくつかが重層的に組み合わさって感じられている精神状態ということができます。

3 生きがいの必要性

　今日，科学技術の急激な進歩，高度な情報化などによる社会の複雑化や価値観の多様化などにより，学校，職場，家庭といったさまざまな場所で現代人はストレスにさらされる機会が多くなっています。そのような中，生きがいを感じ，日々の生活が満たされている人は，精神的に健康であるといえます。たとえば，PILテストを用いた研究では，人生の意味がストレス緩和効果をもつことや主観的健康感を高めることが示されています。したがって神谷が，人がいきいきと生きていくためには生きがいほど必要なものはないと指摘しているように，困難な状況にあっても，人間が人間らしく心身ともに健康に生きていくためには「生きがい」をもつことが何よりも必要であるといえます。また社会心理学の分野で活躍してきた廣田は，最新の世界の心理学動向を観察する中で，フランクルに触れながら，人間の健康を問題とする場合，生きがいをもっているか否かが決定的に重要であることを強調しています。WHO（世界保健機関）の健康の定義に"霊的"（Spiritual）な健康を入れるべきだと議論されたことからも，健康を追求する場合，「生きがい」は重要なテーマになると考えられます。ちなみに，現代人の生きがい感については，朝日新聞社が行った定期国民意識調査（図7.3.1）からうかがうことができます。その結果，普段の生活で生きがいを感じている人は76％で，仕事に生きがいを感じている人は60代にもっとも多く，趣味に生きがいを感じている人は20〜30代に多かったことが示されています。

（北見由奈）

the Purpose in Life Test. Chicago：Psychometric Affiliates.
▷6　千葉征慶　1993　PILスコア（人生の意味・目的意識）のストレス緩和効果に関する一研究　経営行動科学，8(1)，33-40.
　山口浩・佐藤正恵・織田信男・早坂浩志　2003　ストレスプロセスにおける人生の意味・目的意識の検討―― PILテストおよびSONGテストの構成概念妥当性の検討「アルテス リベラレス」岩手大学人文社会科学部紀要，73，1-9.
▷7　北見由奈　2006　大学生の人生における意味・目的意識およびストレスコーピングと主観的健康感との関連　桜美林国際学論集 Magis，11，69-80.
▷8　神谷　前掲書
▷9　廣田君美　1995　生きがいの創造と人間関係　関西大学出版部
▷10　**定期国民意識調査**
朝日新聞社は毎年12月末に「定期国民意識調査」を実施してきた。28回目となった2005年のテーマは「生きがい」であった。現代の日本人は「家族」（92％），「趣味」（80％），「ふだんの生活」（76％），「仕事」（68％）などに生きがいを感じているといった調査結果も示されていた。

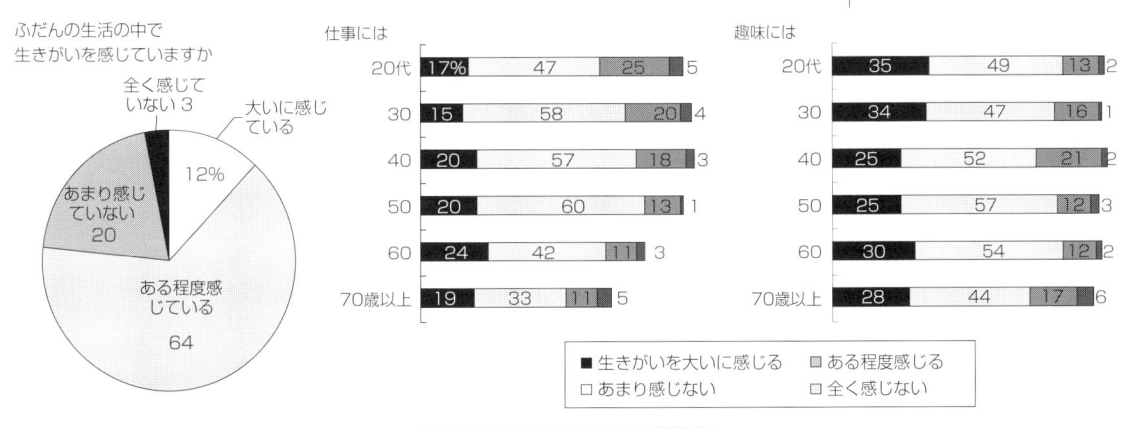

図7.3.1　現代人の生きがい感

出所：朝日新聞社「定期国民意識調査」朝日新聞　2006年1月3日

Ⅶ 健康心理学と人生

4 健康とサクセスフル・エイジング

1 健康の考え方の移り変わり

健康の定義として，1946年のWHO（世界保健機関）の憲章の前文に書かれたものがもっとも広く知られています。それには次のように書かれています。「健康とは身体的，精神的ならびに社会的に完全に良好な状態をいうのであって，単に病気や虚弱ではないということではない」。

この定義は健康を包括的に捉えようとしている点で大きな意義があります。また人類の目標というべき崇高な理念をうたっています。▷1

しかし，この定義は健康の手立てや施策を考える上で大きな問題をふくんでいます。それは次のような点です。①人間を健康な人と不健康な人に二分することになります。しかも，何か少しでも欠陥があれば，不健康ということになっています。②健康と不健康に二分することしかできないので，健康を段階的にみることができません。完全でなければ不健康ということになるので，どのくらい健康かということを測定することを拒否しているわけです。

そのために，WHOは，健康を測定可能な科学的な概念とするために多くの試みをしなければならなくなりました。実際の健康政策上は，健康状態の良し悪しの程度を測定し，それに対応した手立てを確立する必要があるからです。

2 1984年の高齢者の健康の定義

健康を測定可能なものにするための試みの一つはWHOの専門委員会が提言した高齢者の健康の定義です。▷2 高齢者の健康を，それまでのように寿命の長さや病気の有無でみるのではなく生活機能の自立で評価しようという提言です。高齢者には，中年までに病気で命を失った人はふくまれていません。当然，すべての高齢者はある程度長寿を達成した人々です。また高齢になれば病気の1つや2つはあって当然，"一病息災"という諺もありますが，そんなことより，日常生活を自立して送ることができ，また，社会に貢献できるような生活機能の自立能力があれば，さらに望ましいわけです。週に2回人工透析を受けながら会社に役立つボランティア活動をしている人がいます。腎臓がまったく働かないという病気をもっているわけですから，病気の有無でいえば不健康ということになります。まさに，健康の概念のコペルニクス的転換といえるでしょう。

▷1 WHOの健康の定義については Ⅰ-1 も参照。
▷2 柴田博 2003 中高年健康常識を疑う 講談社メチエ選書
▷3 Pressey, S.L., & Simcoe, E. 1950 Case study comparisons of successful and problem old people. *Journal of Gerontology*, **5**, 168-175.
▷4 Rowe, J.W., & Kahn, R.L. 1987 Human aging: Usual and successful. *Science*, **237**, 143-149.
▷5 Rowe, J.W., & Kahn, R. L. 1999 *Successful aging.* A Dell Trade Paperback.
▷6 Crowther, M.R., Perker, M.W., Achenbaum, W. A. et al. 2002 Rowe and Kahn's model of successful aging revisited: Positive spirituality — The forgotten factor. *The Gerontologist*, **2**, 613-620.
▷7 中嶌康之・小田勝利 2001 サクセスフル・エイジングのもう1つの観点——ジェロトラセンデンス理論の考察 神戸大学発達科学部研究紀要, **8**(2), 255-269.

3 サクセスフル・エイジングの考え方

厳密な意味ではサクセスフル・エイジングの訳語はありません。ひところ"幸福な老い"という訳語があてられたこともありました。しかし，その頃の日本の研究者はサクセスフル・エイジングを主として主観的な幸福感で測定するものと考えていたため，こういう訳語をつくったのです。

しかし，これから紹介するように，サクセスフル・エイジングは本人の感じている人生や生活に対する満足感や幸福感のみを問題としてきたわけではありません。客観的な状態の方を重要視する立場も同時的に存在するのです。したがって，サクセスフル・エイジングを包括するような訳語の創出はこれからの作業ということになります。

そのためにはサクセスフル・エイジングの概念が歴史的にどのように変わってきたのか，現在はどんな考え方に落ちついているのかということを知っておく必要があります。

4 サクセスフル・エイジングの概念の移り変わり（表7.4.1参照）

アメリカの雑誌にサクセスフル・エイジングの用語が最初に登場したのは1950年のことです。日本は，まだ若者向けの人生論の本しかなかった時代に，アメリカでは，高齢者の人生論が出現していたわけです。この研究は，研究者の方でどういう高齢者をサクセスといい，またプロブレムというかを決めていません。世間一般の人がサクセスといっている高齢者とプロブレムといっている高齢者を比較しています。仮説創造型の研究といえるでしょう。

その後，どういう人生がよいかという論争は，活動理論と離脱理論という形で展開されました。しかし，いずれの主張も，あまり実証的な研究結果を出さないうちに，論争は尻つぼみになってしまいました。

1987年にはロー（Rowe, J.W.）とカーン（Kahn, R.L.）がサクセスフル・エイジングの考え方を示しています。ここでは主として個の心身の老化が遅いことを条件としています。1997年には，これに加え，積極的な社会参画や社会貢献も条件に加わりました。

21世紀に入ってからは，以下のような提言がなされています。クローサー（Crowther, M.R.）らは，ローとカーンのモデルには本来サクセスフル・エイジングの条件として重要とされていた心理や精神の条件が欠けているとし，これを加えたモデルを提唱しました。

新しいサクセスフル・エイジングの理論であるジエロトラセンデンスも日本に紹介され，現在に至っています。

（柴田　博）

表7.4.1 サクセスフル・エイジングの概念の移り変わり

サクセスフル・エイジングの最初の研究
プレシー（Pressey, S.L.）とシムコア（Simcoe, E.）の研究：533名の高齢男女を対象。良い人生（Successful）と問題の多い人生（Problem）の間の違いを分析。
　Success の条件
①社会的関心が高い
②活動性が高い
③他人の役にたっている

1960-1970 年代のサクセスフル・エイジングの論争
　活動理論（activity theory）：生涯現役志向
　離脱理論（disengagement theory）：安楽椅子型リタイアメント

ロー（Rowe, J.W.）とカーン（Kahn, R.L.）の1987年のサクセスフル・エイジングの考え方
サクセスフル・エイジングはふつうのエイジングより疾病による老化の進行が遅い。そのための手立てとして，医学，社会学，心理学，自立とコントロール，社会的支援などが必要。

ロー（Rowe, J.W.）とカーン（Kahn, R.L.）の1997年の考え方
サクセスフル・エイジングの条件：
①病気の予防
②高い認知能力と生活機能を維持する
③積極的な社会参加や社会貢献
　以上の3つが達成されることがベストである。

21世紀に入ってからの提言
①1997年のロー（Rowe, J.W.）とカーン（Kahn, R.L.）のモデルに精神性（spirituality）を加える（Crowther, M.R. et al., 2002）
②ジエロトラセンデンスの意義（中嶌康之・小田利勝, 2001）
③サクセスフル・エイジングには①長寿②高い生活の質③社会貢献が必須である（柴田博, 2003）。

Ⅶ 健康心理学と人生

5 ターミナルケア

1 ターミナルケアとは何か

◯ターミナル期の定義

ターミナル期(End of Life と呼ぶこともある)とは，現代医療において可能な治療の効果が期待できず，積極的治療がむしろ不適切と考えられる状態を呈する時期です。しかし，同じターミナル期でも，死亡前数ヶ月，数週間，数日とその時期によって必要なケアは異なってきます。がんだけでなく老衰，慢性疾患などで身体機能に不可逆的な変化が進行し，死が近い時期にある場合もあります。

◯ターミナル期にある人の特徴

ターミナル期にある人はがんなどの病気による疼痛や倦怠感といった身体的苦痛だけでなく，不安，悲しみ，抑うつなどの心理的苦痛や，家庭の問題や社会的・経済的問題，生きることの意味や価値への揺らぎなど多くの苦痛が伴っています。それぞれの苦痛は互いに影響しあっており，全人的な痛みとして捉えることが重要です（図7.5.1）。

◯ターミナルケアの対象

ターミナルケアは患者のみでなく家族も対象とします。家族は患者の生活に深く関わり，そのケアを支える重要な役割を担い，身体的疲労や心理・社会的苦悩など多くの問題を抱え，ケアを必要としています。

◯ターミナルケアの目指すもの

ターミナルケアとは，現代の医療では治癒の見込めない終末期にある患者を対象に，全人的な観点にたって症状の緩和などを中心に行われるケアです。ターミナルケアの目指すものは，死の受容を前提に身体的にも精神的にもよりよい状態を維持し，その人らしく人生を全うできるよう，家族も含めて援助することです。

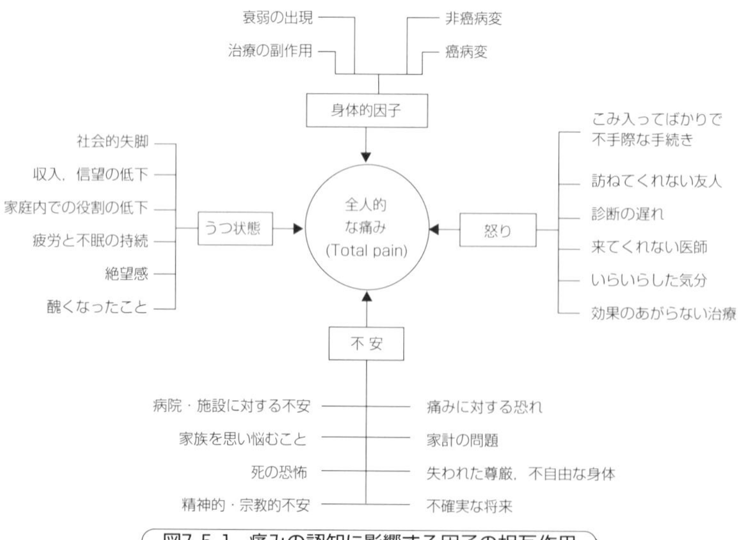

図7.5.1 痛みの認知に影響する因子の相互作用

出所：WHO（編） 武田文和（訳） 1996 がんの痛みからの解放 金原出版 p.4.

具体的には，①痛みをはじめとする諸症状のコントロール，②患者および家族の精神的苦痛軽減のための援助，③患者と家族を囲む社会経済的問題の解決，④孤独や死別に伴う人間存在の根幹となる問題解決のための援助があります。

○ターミナルケアを提供する場所

　ターミナルケアの行われる場としては，病院（緩和ケア病棟を含む）やホスピスなどの医療施設，老人ホームなどの福祉施設，家庭に分類できます。

　1977年以降，病院などの施設で死を迎える人が家庭で死を迎える人を上回り，2004年には施設死（福祉施設を含む）85％，在宅死12.4％となっています。

　2003年の調査によると，痛みを伴う末期状態になった場合に希望する療養場所について，「自宅で療養して，必要になれば緩和ケア病棟に入院したい」が27％でもっとも多く，次に「なるべく早く緩和ケア病棟に入院したい」が23％，「自宅で最期まで療養したい」は11％でした。最期まで自分らしい生活ができるよう，心のケアを含めた医療を求めている人が多い状況です。

2 ターミナルケアにおける健康心理士の役割

　専門的に精神的サポートをする健康心理士がチームの一員として存在することは，ターミナルケアの質を向上させる上で重要です。

　健康心理士に求められる具体的な役割は，第1にはカウンセリングを通して，患者やその家族の精神的サポートを行うことです。患者は情緒的サポートを求めており，不安や恐れに共感し受けとめてくれる相手がいることは大きな支えとなります。患者や家族のためにゆっくりと時間をとり，相手の言葉に耳を傾けることが重要です。患者や家族は，周囲からのサポートによって心理的な苦痛が軽減し，より安定した生活が送れます。患者が亡くなった後の残された家族の悲しみに対するグリーフケアも必要です。

　第2に医療スタッフと患者・家族間のより良いコミュニケーションをサポートすることです。患者は自分の状態や対応について知りたいと思っています。そのための情報的サポートを医療者に対して求めています。しかし，遠慮して希望が言いにくかったり，質問しにくかったりすることがあります。また，患者自身が問題を明確に認識できないこともあります。患者の問題点を明確にしたり，医療スタッフへ働きかけたりして，患者・家族と医療スタッフとの間の架け橋になることも大きな役割です。

　第3に医療スタッフの精神的サポートです。ターミナルケアに関わるスタッフは，患者のさまざまな苦しみから出てくる問題に対して，自分としても答えが出せず悩んでいます。また，看取った後に無力感や後悔の念に襲われ，バーンアウトに陥ることもあります。患者や家族によりよい援助を続けていくためには，このような医療スタッフをサポートするスーパーバイザーが必要です。

（小林理恵子）

▷1　緩和ケア（palliative care）
治癒を目的とした治療に反応しなくなった患者に対する全人的なケアである。痛み，その他の症状のコントロール，心理面，社会面，精神面からケアを行う。

▷2　ホスピス（hospice）
全人的な痛みのコントロールをすることにより，死への不安や苦しみを取り除き，人間としての尊厳を保ちつつ，死を迎えることができるよう援助すること，または，そのための施設。病院や診療所，専門の病棟，在宅などいろいろな場所で行われている。

▷3　厚生労働省大臣官房情報統計部（編）　2006　人口動態統計　2004　上巻　厚生労働統計協会　p.143.

▷4　終末期医療に関する調査等検討会（編）　2005　今後の終末期医療の在り方　中央法規出版　p.59.

▷5　健康心理士
日本健康心理学会が認定する資格で，健康心理士，専門健康心理士，指導健康心理士の3種がある。
詳細は下記HP参照。
http://jahp.world.coocan.jp

Ⅶ　健康心理学と人生

6　健康とグリーフ心理学

1　グリーフとは

　一般にグリーフ（grief）とは，悲しみ・悲嘆・悲痛・嘆かわしいことと訳され，愛する者との死別においてよく用いられている言葉で，悲しみや悲嘆以外にもいろいろな感情や経験が入り混じっている言葉です。グリーフという感情や経験は，私たちが何かを失ったときにそれに伴って生じているものとも言えます。そして，何かを失うと，それによって『生活自体に変化』がもたらされるのです。すなわちグリーフは，"死"にまつわることについてだけ経験されるものではなく，さまざまな"変化"に伴って経験されることです。

　ひとは愛することができる年齢に達すれば，グリーフを経験します。したがって，幼い子どもであってもグリーフを経験しています。子どもの場合は，行動を通して表現しますが[1]，安全な場所や，自分の言うことに耳を傾けてくれて，自分をありのままに受容してくれる人がいるような環境では，死についてや自分のグリーフについてありのままに表現することもあります。グリーフがうまく処理されないでいると眠れない，食べられない，過食になる，他者との接触を拒む，イライラする，物を壊す，活動の低下などさまざまな症状が表れます。

　子どもの中に沸き上がったエネルギーを表現できるようにすることが子どもへのグリーフケアとして大切です。子どもは相手の反応を直感的に本能的に感じとっているので，子どもの反応に心を添わせていくことが重要です。

2　子どもを亡くした親へのグリーフケア

○死別に対する反応

　だれもが体験するグリーフと病的グリーフとがあり，それをはっきり区別することは困難ですが，後者の例としては，①グリーフが長期化するか非常に強度，②グリーフがグリーフ過程のどこかで抑圧されている，あるいはとどまっている，③グリーフがうつ病その他の精神疾患へと進行する，④死別体験者がわが子の喪失に適応するのが困難だと感じている[2]，などがあげられます。

○グリーフワークの4つの課題

　愛する者を亡くす体験は辛い・苦しい体験で耐え難いことです。ましてや子どもを亡くすという体験は，特殊なことであり人生でもっとも辛い体験です。家族関係の均衡は乱れやすく，病的な反応を引き起こすこともまれではありま

▶1　たとえば，どういう遊びをするか，他の子どもとの関わり方など。絵を描くことで表現する子どももいる。

▶2　ユイ，D.H.他　梅津祐良他（訳）　1996　子供を亡くした家族への援助　メディカ出版　p.80.

せん。父親，母親，きょうだいの個々にグリーフが存在し，サポートを必要としている場合があります。ワーデン（Worden, 1982）は，グリーフワークを成し遂げるためには，4つの課題（表7.6.1）を果たすことによって，子どもの死を自分自身のなかで解決し，悲しみを癒し，立ち直ることができるとしています。また，この4つの課題が完成しないと，病的グリーフ状態になり，心理的・社会的機能が低下し，グリーフから立ち直ることができないのです。[3]

○子どもを亡くした親の変化

子どもと死別した親は，生活意欲の減退，自信喪失，家庭関係の不調が生じることがあります。具体的な精神状態として，イライラ感，他の親よりも劣っていると感じる劣等感などです。身体症状としては，不眠，脱力感，過食，頭痛，筋肉痛などのさまざまな症状が生じてきます。親よりも子どもに先立たれるという体験は，子どもの命を救ってあげられなかったこと，守ってあげられなかったこと，育ててあげられなかったことによる強い罪悪感や後悔をもたらします。やり場のない怒りの矛先は，医療関係者に向きやすい傾向にあります。日頃の医療関係者と子ども本人や家族との十分なコミュニケーションや傾聴，治療の選択や症状変化時の丁寧な説明や納得に時間を費やすことが重要です。闘病中にどういう信頼関係であったかが，亡くなった後も影響を与えます。

③ 病気のきょうだいをもつ子どものグループケア

小澤は，小児がんの同胞をもったきょうだいたちは，約30％が中等度以上のPTSDを呈していたと報告しています。[4]きょうだいの反応は，病気のきょうだいとの関係の深さ・年齢や性差・闘病の長さなどにも影響されます。家庭の中では，病気の子どもが中心となることによって，きょうだいは取り残された心境になりやすいのです。小児がんの子どもの発病・治療に伴い，両親・家族は病気の子どもが中心となり，きょうだいたちは取り残されがちです。年齢が幼いほど親の愛情を失ったような気持ちや孤立感を深めます。それは身体症状（下痢・嘔吐・不眠・活動低下など）を引き起こすこともまれではありません。きょうだいの病状や治療内容について闘病中から適切に情報を共有し，家族の一員として認めた関わりをもつことが重要です。見落とされがちなきょうだいの複雑な反応を見逃さず，率直に話ができる関係が家族の中にあることが望ましいのです。

きょうだいが亡くなった場合は，親の立場ときょうだいの立場は異なり，両親の悲しみの深さを実感することで親に心配かけまいと甘えなどにブレーキをかけることや，親の期待や関心が自分の方に集中し負担感を感じることもあります。きょうだいを亡くした悲しみや辛さが時間経過の中で表れることもあります。きょうだいを亡くした子どもが同じ体験をした者同士で家族の枠をこえて分かり合える機会も必要です。

（野中淳子）

表7.6.1 グリーフワークの4つの課題（Worden, 1982）

①子どもの死が避けられない事実であることを受け入れる
②悲嘆を苦痛なものとして受け入れ乗り越える
③環境の変化（故人がいない状況）に適応する
④亡き子どもに注いできたエネルギーを新たな関係に向け変える

出所：鈴木，2005（一部改変）

[3] 鈴木恵子 2005 家族のグリーフワーク 及川郁子（監修）田原幸子（編著）予後不良な子どもの看護（新版 小児看護叢書4）メヂカルフレンド社，pp.311-334.

[4] 小澤美和 2005 小児がんの子どもとその家族 児童青年精神医学とその近接領域，46, 120-127.

VII 健康心理学と人生

7 デス・エデュケーション

1 デス・エデュケーションの意義

　現代社会では、ますます核家族化がすすみ、祖父母とともに生活する人も減少しています。また、自宅で亡くなることが少なくなり、病院で亡くなる人が大多数を占めています。これらから、人が老いていく姿をみたり死を身近に体験する機会が減少しているといえるでしょう。

　その一方で、毎日のニュースの中で死に関連した内容はけっして少なくありません。いじめを苦にした自殺、ネットを介した集団自殺、また体罰や虐待、親子や友人間の殺人、交通事故などさまざまなニュースが社会の中にあふれています。これらのニュースは、実体験を伴わない第三者的な情報として私たちの周りにあります。さらに、テレビ、映画、ゲーム、インターネットなどのバーチャルな世界の死が、まるで現実の中で起こっているように感じる現象もみられます。

　身近な人の死を体験することのないまま、死に関連する多くの情報の中でバーチャルな死を日々感じながら生活している私たちは、突然身近にやってくる死と向き合っていかなければなりません。このような社会において、改めて死を考えてみることは私たちが生きる上で意味のあることなのではないでしょうか。

2 デス・エデュケーションとは

　デス・エデュケーションとは、Death Education（死の教育）のことです。日本では、Death Educationは、「死への準備教育」「生と死の教育」などと訳されています。デス・エデュケーションは「死の教育」ですが、訳語にも表われているように死についてだけ学ぶことではありません。

　生と死は対比するものだと考えられることが多いかもしれませんが、死は生の最後の場面であり、生と死は連続したものだともいえます。人生のよい最後、すなわちよい死を迎えるためには、よりよく生きることが不可欠になるといえます。

　このように、デス・エデュケーションは、よりよい死を迎えることのみを目的とするのではなく、心身ともに健康でより充実したいのちを生きることを目的として、死について学び、考えを深めることなのです。

3 デス・エデュケーションの具体的内容

デーケン（Deeken, A.）は，デス・エデュケーションの目標として15項目をあげています（表7.7.1）。これらの目標はデス・エデュケーションで行うべき内容を示しているといえるでしょう。

4 デス・エデュケーションの実際・実践

デス・エデュケーションは，学校教育，生涯学習などさまざまな場面で行われています。

学校教育においては，幼稚園児から大学生まで幅広い年齢を対象としています。具体的な内容として，幼稚園における生と死をテーマにした絵本の読み聞かせ，小学校におけるホスピスの医師や看護師・遺族などによる訪問活動，高等学校における死を取り扱った内容を含んだ倫理学の授業などがあります。

また，生涯学習においては，各種講演会だけでなく講座や学習会・討論会などさまざまな形式で行われ，内容もお墓をテーマにした具体的なものから自分らしい死を迎えることをテーマにした精神的な面に焦点を当てたものなど，さまざまなテーマが取り上げられています。

5 デス・エデュケーションの今後の課題

死について考えることは，明るく楽しい気分になることばかりではないでしょう。しかし，この世に生きている者はだれでもかならず死を迎えるのです。死について考えることはだれにとっても必要なことなのではないでしょうか。

しかしながら，デス・エデュケーションの必要性は理解されても実際に広く行われているとはいえません。デス・エデュケーションが受け入れられるためには，研究を進めながら対象や実際の状況にあった実践を行うことが大切なのではないでしょうか。

（山田佳代子）

表7.7.1 デス・エデュケーションの15の目標

①死へのプロセスや死にゆく人の抱える多様な問題とニーズについての理解を促すこと
②生涯を通じて自分自身の死を準備し，死についてのより深い思索を促すこと
③悲嘆教育について理解すること
④極端な死への恐怖を和らげ，無用の心理的負担感を取り除くこと
⑤死にまつわるタブーを取り除くこと
⑥自殺を考えている人の心理について理解を深め，またいかにして自殺を予防するかを考えること
⑦告知と末期癌患者の知る権利についての認識を徹底させること
⑧生と死へのプロセスをめぐる倫理的な問題への認識を促すこと
⑨医学と法律に関わる諸問題について理解を深めること
⑩葬儀の役割について理解を深め，自身の葬儀の方法を選択して準備するための助けとすること
⑪時間の貴重さを発見し，価値観の見直しと再評価を促すこと
⑫死を積極的に習得し，高齢期の人生を豊かなものにすること
⑬個人的な哲学の探求
⑭宗教における死のさまざまな解釈をさぐること
⑮死後の生命の可能性について積極的に考察するよう促すこと

（注）③の悲嘆教育とはグリーフエデュケーションともよばれ，愛する者や肉親の死に出会ったとき，またそれが予期されるときに生ずる，深い悲しみを伴う一連の反応である喪失体験について学ぶこと。Ⅶ-6 参照。

出所：デーケン，A.・メヂカルフレンド社編集部（編）1986 死への準備教育 第1巻 死を教える メヂカルフレンド社を参考に作成

VII 健康心理学と人生

8 健康と死生観：とくに中年以降の健康について

1 ライフサイクルと死生観

○死生学と死生観

現代は死から目をそむけ死を拒否する時代です。しかし，生命体はDNAの中に死をプログラミングしており，誰も死は避けることはできません。1970年代になって人間の生死をめぐる諸問題を扱う学問として「死生学」が誕生しました[1]。死生学の研究領域は広範囲にわたりますが，その死生学の中でも「死生観」はきわめて重要な位置を占めています。ところが現代においては死の問題は，たとえば安楽死，尊厳死，延命治療のあり方など，技術的なことばかりが先行して，死そのものをどのように理解し捉えるかという視点が欠落しています。そうした技術論よりも，ほかならぬ自分の死をどのように捉えるかという死生観をもつことが重要です。広井良典によると，死生観とは「私の生と死が，宇宙や生命全体の中で，どのような位置にあり，どのような意味をもっているかについての考えや理解」[2]ということです。これはそれぞれの時代や社会・文化，とりわけ宗教によって異なり，いろいろな死生観があります。

○ライフサイクルにおける生と死

人生の根本問題として「私はいずこから来て，いずこへ去るか」ということがありますが，この問題はライフサイクルや死後の生命の問題に連なります。ライフサイクルは現代の生涯発達心理学が扱っている胎児期から死までだけでなく，死や死者も含めたライフサイクルが問題となります。ここでは死は人生の終結ではなく，多くの文化において人生の延長上に「あの世」が想定されています。そして個人のライフサイクルは，世代間連関や共同体の歴史や神話を含む大きなライフサイクルに組み込まれています[3]。

2 死生観と健康

○「健康」概念との関係

よく知られているWHOの定義（1946）によりますと「健康とは，単に病気でないとか虚弱でない状態ではなく，肉体的，精神的，社会的に完全に良好な状態である」。この定義を検討していた執行委員会は，約半世紀後の1998年，そこに「霊的」（スピリチュアル）にも良好状態であることを加えましたが，この改訂案は総会には提出されず保留となった経緯があります[4]。しかし，人間は

---

[1] 死生学（thanatology）
死および死にゆく過程など死に関する学問。現在の生のあり方や生きる意味を問題にする。日本では1971年に読売新聞社から刊行されたキューブラー・ロス，E.の著作（川口正吉（訳）『死ぬ瞬間』（Kübler-Ross, E. 1969 *On death and dying.*））あたりから注目されるようになった。

[2] 広井良典 2001 死生観を問いなおす ちくま書房 p.12.

[3] やまだようこ 1998 日本心理学会第62回大会発表論文集 S.83.

[4] 執行委員会では賛成22，反対0，棄権8票で採択されたが，総会には提出されなかった。

社会的存在であると共に，個人としては心身相関の存在であり，同時に歴史的・文化的存在でもあります。長い歴史に培われた文化の中には霊的な要素も含まれています。こうした人間存在のあり方からしますと，人間が本当に安らかな健康状態（ウェルビーイング）を得るためには，現世の生命だけでなく，視野を拡大して，死後の生命にも思いを巡らすことが肝要なのです。

○科学の知と「私の死」

ところが科学的・合理的思考に慣らされ，それが判断の基準になっている現代人は，死後の生命は実証できないゆえに，これを問題にしようとしません。周知のように，人間の死には，3人称の死（他人ごとの死），2人称の死（近親者や親友など自分と深い関わりのある人の死），そして1人称の死があります。1人称の死では，自分はどういう人生の締めくくり方をし，死の迎え方をしたいのかという，自分自身の死に対する考え方や態度，つまり死生観が問題になります。科学は人間の死について多くの事実を提供してくれますが，自分にとって何よりも重大な1人称の死は取り扱っていません。つまり科学は「私の死」抜きなのです。しかし，先に述べたライフサイクルの中では「私の死」の問題を除外しての健康は考えられません。ではどうすればよいのでしょうか。

○健康のためには「私の死生観」をもつこと

「私の死」はきわめて個人的なもので，一般的な法則を見出すことはできません。しかし，個々人は自分の死についてのイメージを持つことはできます。ユング（Jung, C.G.）は，死後の生命のイメージは，人類に共通する元型的なものであり，生命の連続性という考えをもつことによって，人々は平安に意味深く生きることができると述べています。われわれは未知の世界（たとえば外国）へ行くとき，その世界について想いをめぐらしイメージを描きます。まして自分の死という重大事に対して，死後の生命についてのイメージを持つことは当人にとって必要です。人はそれぞれ自分で死後の生命のイメージを描き，物語をつくり，自分の死生観を持つことが必要です。この努力をすることがとくに中年より老年にかけての健康にとって重要な課題であるということができます。死後の生命の物語の一例として，「千の風になって」と題する詩を参考までにあげておきます（表7.8.1）。

自分の死を語ったこの詩は現代人の感性にフィットし，これを読んだ多くの人の心に慰めと平安，そして生きる力を与えています。

（久保田圭伍）

▷5　ヤッフェ，A.（編）河合隼雄他（訳）1972　ユング自伝Ⅱ　みすず書房

▷6　「千の風になって」
原作者不明，邦訳は2003年に新井満によって講談社から上梓されている。
　新井満　2003　千の風になって　講談社

表7.8.1　「千の風になって」

私のお墓の前で　泣かないでください	秋には光になって　畑にふりそそぐ
そこに私はいません　眠ってなんかいません	冬はダイヤのように　きらめく雪になる
千の風に　千の風になって	朝は鳥になって　あなたを目覚めさせる
あの大きな空を　吹きわたっています	夜は星になって　あなたを見守る（後略）

出所：新井，2003

コラム 16

不 妊

1 不妊とは

近年，不妊症が増えてきているといわれています。現在，10組に1組の夫婦は子どもが授からない・生まれない状態にあり，その状態は「不妊」と呼ばれています。不妊症とは「生殖可能な年齢にあり，正常な性生活を営んでいる夫婦が，避妊を試みないで一定期間を経ても妊娠が成立しない状態」をいいます。不妊期間の定義は国や機関で異なり，わが国では2年と定義されています。この2年という期間は，結婚後妊娠が成立するまでの期間が1年以内に80％，2年以内で90％に達し，この期間を過ぎると妊娠する例が少ないという根拠によるもので，WHOでも同様の定義を採用しています。

2 不妊が増えている背景

近年不妊症が増加している背景の一つとして，男女のライフサイクルが変化し，晩婚化と晩産化が進んでいることが挙げられています。女性の妊孕性（にんようせい）（妊娠する力）は，30歳代前半から少しずつ低下しはじめ37,8歳で一段と下降し40歳代になると妊娠率は顕著に低下します。この理由として卵巣内の卵の質が関わっているとされています。また，それ以外にも年齢とともに子宮筋腫や子宮内膜症，子宮がんなどの婦人科の病気も起きやすくなることも挙げられます。また，最近では生活環境や生活習慣との関連も指摘されています。さまざまなストレス，過度の肥満や痩せ，受動喫煙を含む喫煙習慣や過度の飲酒なども排卵障害や月経異常の一因とされています。

男性も同様に，精子の減少や勃起障害（ED），射精障害を抱える人も増えてきており，さらにセックスレスカップルの増加やセックス回数の低下を指摘する報告もみられます。そのほか，近年の性交開始の低年齢化に伴うクラミジア感染症などの性感染症の増加も関連があるとの報告もあります。

3 不妊治療と不妊カップルの悩み

妊娠は，排卵・射精・受精・着床の4つの条件のどれが欠けても成立しません。不妊症の原因は，男性側・女性側・いずれも原因となるものがあります。その割合は，女性側によるものがおよそ1／3，男性側1／3，両者によるものが1／3と一般的に言われています（図C 16.1）。

ただし不妊原因統計は対象者や診断基準に差があり，厳密とはいえません。

カップルが不妊治療を望んだ場合には，最初は基礎体温の測定や精液検査などの基礎的な検査を行い，同時に卵胞の発育状態，排卵や子宮内膜の状態を観察し問題点を確認していきます。その後，性交のタイミング指導や薬物による排卵誘発，黄体ホルモン療法，人工授精などの一般不妊治療を行うことで，排卵から授精，着床の過程をサポートします。また，一般不妊治療で2年以上妊娠しない場合や，無精子症や卵管閉鎖など一般不妊治療での妊娠が難しい場合には体外受精—胚移植などの高度生殖補助医療を行うことになります。高度生殖医療とは，卵や胚を体外で操作する不妊

治療の総称で，体外受精—胚移植，顕微授精，胚凍結保存，配偶子卵管内移植などがあります。これに対して一般不妊治療とは，卵や胚の操作を行わない不妊治療の総称で，人工授精，調節卵巣過剰刺激，排卵誘発，各種ホルモン療法などがあります。

このように基本的な検査から段階的に進められる不妊症の検査や治療は，治療を受けているカップルに多くの悩みを生じさせます。その要因として，妊娠を拒む年齢の壁，不妊治療を行っても妊娠するとは限らない現実，検査・処置に伴う痛みや排卵誘発の副作用などの身体的な負担，検査・治療が月経周期に応じて行われることによる時間的な制約，高度生殖補助医療における高額な医療費，治療を受ける・受けないといった意思決定がカップルに委ねられることなどがあり，わが子をもちたいという願いと治療に対する身体的・心理的・社会的負担との間で精神的な苦痛や苦悩を生じることにつながります。

4　不妊カップルへの支援

このように，不妊症・不妊治療の抱えるさまざまな問題の中，子どもをもちたいという切実な願いをもつカップルを支援することが求められています。

現在，不妊治療を扱う医療施設や県や市の相談センターにおいて，不妊相談の窓口を開設し，不妊専門の相談員・カウンセラーを設置する動きが活発化しています。不妊カップル固有の悩みとその背景を理解して，同時に不妊症や不妊治療についての正しい知識・科学的根拠に基づいた情報を提供し，カップルの意思決定を支援することが求められているのです。

不妊カウンセリングについて，日本不妊カウンセリング学会では「不妊のカップル（もしくは個人）が自分自身をかけがえのないものと信じ自分自身と周囲の状況を正確に把握すること，そして不妊治療についての正確な情報を入手して選択肢の枠を広げること，この二つの点を通して不妊のカップル（もしくは個人）

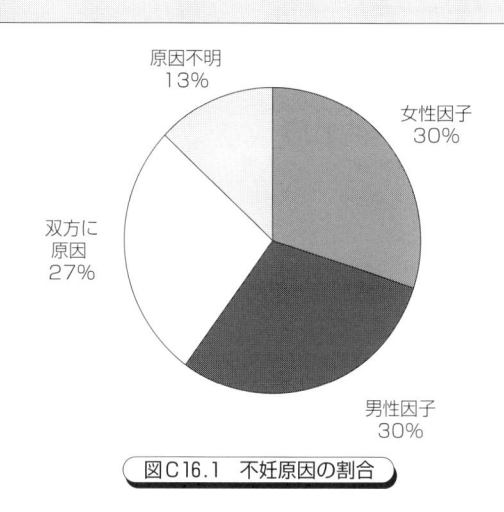

図C16.1　不妊原因の割合

- 原因不明　13%
- 女性因子　30%
- 男性因子　30%
- 双方に原因　27%

が自律的決定をおこなうのを援助する過程である」と定めています。

不妊治療は，その後の人生を左右する重大な岐路が目前に拡がっており，意思決定の重みづけが大きいといえます。また，治療方法や段階は非常に複雑で，その把握にはサポートが必要といえます。また，不妊カップルは家族や職場，社会からさまざまなプレッシャーを受けて，不安感や閉塞感，孤独感に陥っていることが少なくありません。不妊カウンセリングは，不妊のカップル自身が主体的に判断をして自分たちが望む最適の不妊治療を受けることができるように情報を提供し，寄り添って支えることをめざしています。

不妊治療中のカップルはもちろん，不妊治療を行って子をもつことができたカップルや，子を授かることなく終焉を迎えたカップルに対しても，人生の意義や生きることの支援を行うことはとても重要なことです。不妊カップルが，健康でいきいきとした人生を過ごすためにも，健康心理学の果たす役割は大きいといえるでしょう。

（割田修平）

参考文献
荒木重雄・浜崎京子　2003　不妊治療ガイダンス　第3版　医学書院

コラム 17

健康とリスクマネジメント

1 リスクの意味とリスク認知

　リスク（risk）という言葉は一般的に「危険」，「恐れ」という意味で使われていますが，学術上，統一された定義はなく，おもに「望ましくないことがら」または「望ましくないことがらの起こる確率」，「望ましくないことがらの大きさと望ましくないことがらの起こる確率の積」という3つの意味を表す概念として集約することができます。

　リスクが心理学で研究されるのは，リスクに対する態度や意思決定に私たちの認知の仕方が関係しているからであり，これはリスク認知（risk perception）と呼ばれています。リスク認知は主観的な評価であることから，実際のリスクとの間に誤差や歪みが生じやすく，両者がかならずしも一致するとはいえません。この誤差や歪みが健康に影響を及ぼすと考えられています。それらは，人や文化によって異なり，同じ人でも状況によって変化することがありますが，リスク認知の仕組みは人間に共通する部分が多く，その特性は変わることが少ないといわれています。そこで，この共通するリスク認知の仕組みや特性をもとに，誤差や歪みを理解することによって誤った判断や不適応を防ぐことができると考えられるのです。

　リスク認知バイアスの代表的なものが次のようなものです。表現の仕方によって受け取り方が変化してしまうフレーミング効果，ある事象が生じた後で判断を求められるとその事象の起こる確率は高いと判断してしまう後知恵バイアス，先に出された情報に影響されそれに近い判断をしてしまう係留バイアス，ある事象の発生可能性を判断するのに情報の入手しやすさに影響されてしまう可用性バイアス，そして自分には望ましいことが多く起こり，望ましくないことは少なく起こると判断する比較楽観主義などです。これらの認知バイアスによって事実と異なった不正確なリスクの判断がなされることになります。

2 リスクマネジメント

　いつの時代にも人間はさまざまなリスクを結果として受容してきたといえますが，リスク社会といわれる今日では，リスクを管理（マネジメント）して最小限に抑えることが求められるようになりました。

　リスクマネジメント（risk management）の定義は，「リスク分析によって被害の大きさを定量的に評価し，それに基づいて多面的にリスク削減策を検討し最適な意思決定を行う仕組みをいう。次世代に関わる環境や人に被害が予測され，因果関係の特定が困難な場合には，事前措置により優先してその保全を行う。その際には，因果関係の科学的証明に換えて評価情報の透明性と開放化により正当化を図る」というものです。リスクマネジメントは保険制度や安全工学の分野から発展したもので，発生したリスクを分散することや，リスクの発生を事前に抑えることによって，リスクを低減して許容可能にすることを目的とします。

　心理学は予見可能なものを科学的に証明するという視点に立ちますが，リスクマネジメントは，さらに「回避や予防は事後の回復や除去よりも優先する」と

いう事前配慮の視点を含み，悪影響が科学的に証明されるまで待つよりは，手遅れになる前に行動を起こす方が良いと考えます。今日では環境問題や安全問題を始めとしたあらゆる分野の対策にこの視点が取り入れられ始めています。リスクマネジメントは，問題の部分的改善を図ることで現在の価値を最大化させようとするのではなく，継続的改善を図りながら将来の価値を予測し最大化させていきます。

リスクマネジメントの基本的進め方としては，どのようなリスクが存在するのかというリスクの洗い出しがまず必要になります。次に，個々のリスクの影響度，発生頻度などのリスク評価を行います。そしてそれらの評定値に基づきリスクの相対的比較を行って優先順位をつけていく，というものです。

リスクマネジメントに当たっては，私たち人間や社会，組織にできることには限界があること，私たちの認知の仕方がかならずしも正確ではないこと，健康や幸福といった主観的な価値観は科学的に統一して定義できないことを認識することも大切です。そのうえで，ゼロリスクを求めることができないことを前提に，リスクの利得と損失のバランスをはかる，あるいは，リスクとリスクを比較するなどの利用可能な最善の方法によって，その事態における最適状態を予測し実現していきます。したがって，コストを適切に評価したりした上で，優先順位をつけて順位の高いものから対応することがリスクマネジメントになります。

3　健康課題に対するリスクマネジメント

病気の未然の予防は，疾患を患い治療を受けるよりもコストは低いことは明らかで，リスクマネジメントの必要があります。健康を阻害するリスクファクターは何なのか，その効果はどの程度なのかを明らかにして，マネジメントしていくことが求められます。その際に，健康課題についても先に述べたような認知バイアスによる影響があることを各個人が認識できるよう

な仕組みが必要になるでしょう。たとえば，喫煙者は自分の吸うたばこの銘柄は，他の人の吸う銘柄よりも健康への害が少ないと評定したとするセガストロームら（Segestrom, S.C. et al.）の研究があります。これは健康課題における比較楽観主義バイアスの例といえましょう。リスクマネジメントでは原因を個人や特定の組織ではなく社会システムやリスク認知の特性と位置づけるため，等身大の自己や現実の状況を受容しやすくなることや，報告をオープンにしやすくなり情報の共有化が図られることから，発展的な健康管理の可能性があるといえます。

4　リスクマネジメントの失敗の事例

近年，リスクマネジメントの甘さの問題が社会的に大きな問題になっています。2011年3月におこった原子力発電所の被災の例などは，会社だけでなく国全体の安全をおびやかす大きな問題となりました。ここまで大きな波はこないはず，と大災害の可能性を小さく見つもったこと，この対策があれば大丈夫といった認知の問題と安全のためのコストが大きかったことが対策を遅らせたとされています。リスク低減のためには，そのためのコストも必要になります。リスクを低減させることで得られるその後の大きな利益を考えてコストを認識することが重要です。

（山中公仁子）

▶ Segerstrom, S.C., McCarthy, W.J., & Caskey, N. H. 1993 Optimistic bias among cigarette smokers. *Journal of Applied Social Psychology*, **23**, 1606-1618.

参考文献

杉下智彦　2002　健康リスクマネージメントにおける「社会構造」と「文化」　日本予防医学リスクマネジメント日本語ニューズレター，**1**，4-10.　http://www.jsrmpm.org/newsletters/1-2.pdf

岡本浩一・今野裕之　2003　リスク・マネジメントの心理学　新曜社

さくいん

あ行

アイゼンク性格検査EPQ　194
アドヒアランス　178, 185, 194
アルコール依存症　95
アレキシサイミア　41
生きがい　196
　——感　196, 197
意味感　197
ウェルビーイング　54, 71, 192-194, 196, 207
HIV　195
ADL（日常生活動作）　71, 166
エンパワメント　21
オタワ憲章　20
オペラント条件づけ　133

か行

がん対策基本法　77
がん対策推進基本計画　77
緩和ケア　201
気質　40
QOL　18, 57, 60, 77, 82, 99, 145, 153, 156, 166, 188, 192, 196
虚血性心疾患　74, 98
グリーフ　202
　——ケア　201, 202
　——ワーク　203
健康行動　3, 35
健康習慣指数　90
健康信念モデル　155
健康心理士　201
健康増進法　20
健康日本21　52, 85, 92, 94, 100, 171
構成的グループエンカウンター　163
行動変容　158
　——ステージ尺度　65
合理的行為理論　156
高齢者の健康の定義　198
コーピング　59, 87, 180, 181
コミュニケーションスキル　179
コミュニケーション能力　181
コンピテンス　190

さ行

サイコオンコロジー　14, 77
サクセスフル・エイジング　199
死　206
ジエロトラセンデンス　199
自己効力感　6, 32, 92, 159, 185, 193
死生学　206
死生観　207
疾病誘発パーソナリティ　40
社会（的）学習理論　32, 134, 155
社会的再適応評価尺度　44, 58
周期性　168
主観的健康感　57, 197
主観的幸福感　196
情動焦点型コーピング　26
剰余変数　28
食育　93
所属欲求　30
自律神経　186
心身症　46
身体表現性障害　45
信頼性　56, 66
健やか親子21　161
ストレス　22
　——コーピング　26, 177
　——反応　22
　——マネジメント　24
ストレッサー　22
性格　40
生活機能分類　174
生活習慣病　27, 64, 72, 91, 98, 164
精神性　193
生物医学モデル　2
生物心理社会モデル　3
セルフエスティーム　93, 99
セルフエフィカシー　42
セルフケア　33, 70, 177, 182, 184
セルフモニター　177
セルフモニタリング　43, 109, 113
ソーシャルサポート　3, 28, 48, 55, 59, 83, 92, 99, 177, 181, 194, 195

た行

ソーシャルスキル　36, 175, 181
　——トレーニング　37
ターミナルケア　200, 201
タイプA　13
　——行動　7, 66
　——行動パターン　41, 57, 74, 75
タイプB行動パターン　41
タイプC行動　66
　——パターン　41, 57, 76
タイプD行動　66
　——パターン　57
妥当性　56, 66
WHO　2, 18, 152, 174, 178, 197, 198, 208
多理論統合モデル　158
多理論統合理論　65
適応障害　77
デス・エデュケーション　204, 205
トータル・ヘルスプロモーション・プラン　172
特定健康診査　91
トランスアクショナル（相互作用）・モデル　14, 17
トランスセオレティカル・モデル　17

な行

ナチュラルキラー細胞（NK細胞）　76, 104
2型糖尿病　101
日本心身医学会　46
認知行動療法　6, 43
認知的評価モデル　23
認知的評価理論　111
脳血管障害　98

は行

パーソナリティ　40
ハーディネス　42, 193
バーンアウト　176, 181, 189
PILテスト　197
BMI（Body Mass Index）　75, 100, 149

さくいん

- PDCAサイクル　169
- 病的グリーフ　202
- プラシーボ効果　3
- プリシード・プロシードモデル　156, 169
- ヘルス・ビリーフ・モデル　17
- ヘルスプロモーション　20, 21
- 保健行政（衛生行政）　18
- ポジティブ心理学　3, 16, 137, 192, 194
- ホスピス　201

ま行

- ミュンヒハウゼン症候群　45
- メタボリックシンドローム　78, 135, 164
- メンタルヘルスケア　171, 172
- 燃え尽き症候群　→バーンアウト
- モデリング　134
- 問題焦点型コーピング　26

や・ら行

- 有徳の人生　194
- 予防動機づけ理論　155
- らい病　196
- ライフイベント　58, 193
- ライフサイクル　168
- ライフスタイル　54, 187
- 楽観性　66
- ラポール　136
- リジリエンス　66
- レスポンデント条件づけ　132
- 『論語』　190

執筆者紹介（★編者）

★森　和代（もり　かずよ）桜美林大学　名誉教授
★石川利江（いしかわ　りえ）桜美林大学健康福祉学群　教授
★茂木俊彦（もぎ　としひこ）桜美林大学　名誉教授（故人）
　阿久根英昭（あくね　ひであき）桜美林大学健康福祉学群　教授
　阿部道代（あべ　みちよ）㈱LITALICO LITALICOジュニア児童発達支援事業部
　池澤沙知（いけざわ　さち）YMCA健康福祉専門学校　非常勤講師
　石井香織（いしい　かおり）早稲田大学スポーツ科学学術院　准教授
　市原　信（いちはら　しん）元 東京家政学院大学現代生活学部　教授
　伊藤桜子（いとう　さくらこ）藤田医科大学保健衛生学部看護学科　講師
　伊藤義徳（いとう　よしのり）琉球大学人文社会学部人間社会学科　准教授
　井上真弓（いのうえ　まゆみ）松蔭大学看護学部　教授
　井部千祐（いべ　ちひろ）東洋鍼灸専門学校　非常勤講師
　上田邦枝（うえだ　くにえ）昭和大学保健医療学部看護学科　専任講師
　浦　光博（うら　みつひろ）追手門学院大学心理学部　教授
　江藤和子（えとう　かずこ）横浜創英大学大学院看護学研究科　教授
　太田勝正（おおた　かつまさ）名古屋大学医学系研究科　教授
　岡部竜吾（おかべ　りゅうご）伊那市国保美和診療所　医師
　奥田訓子（おくた　のりこ）YMCA健康福祉専門学校　専任講師
　長田久雄（おさだ　ひさお）桜美林大学大学院老年学研究科　教授
　小澤敬子（おざわ　けいこ）健康心理カウンセリングルーム　ラ・フルール　代表
　片山富美代（かたやま　ふみよ）桐蔭横浜大学スポーツ健康政策学部　教授
　菅野　純（かんの　じゅん）早稲田大学　名誉教授
　神庭直子（かんば　なおこ）桜美林大学健康福祉学群　助教
　菊地章彦（きくち　あきひこ）ヒューマンリエゾンカウンセリングルーム　主宰
　岸　太一（きし　たいち）京都橘大学健康科学部　准教授
　北見由奈（きたみ　ゆいな）湘南工科大学工学部　専任講師
　吉川政夫（きっかわ　まさお）東海大学　名誉教授
　金　外淑（きむ　うぇすく）兵庫県立大学看護学部　教授
　工藤幸子（くどう　さちこ）横浜市立川和東小学校はまっこふれあいスクール　運営委員会チーフパートナー
　久保典子（くぼ　のりこ）前　東海大学医療技術短期大学　准教授

執筆者紹介（★編者）

久保義郎（くぼ　よしお）桜美林大学心理・教育学系　教授
久保田圭伍（くぼた　けいご）桜美林大学　名誉教授
栗岩和恵（くりいわ　かずえ）中野区障害者福祉会館　看護師
煙山千尋（けむりやま　ちひろ）岐阜聖徳学園大学　専任講師
越川房子（こしかわ　ふさこ）早稲田大学文学学術院　教授
小玉正博（こだま　まさひろ）埼玉学園大学人間学部　教授
小林理恵子（こばやし　りえこ）伊那市国保美和診療所　看護師
今野義孝（こんの　よしたか）文教大学人間科学部　教授
坂入洋右（さかいり　ようすけ）筑波大学人間総合科学研究科　教授
佐瀬竜一（させ　りゅういち）常葉大学教育学部　教授
柴田恵子（しばた　けいこ）前　国際医療福祉大学保健医療学部
柴田　博（しばた　ひろし）人間総合科学大学保健医療学部　教授
島田今日子（しまだ　きょうこ）田園調布学園大学人間福祉学部　専任講師
嶋田洋徳（しまだ　ひろのり）早稲田大学人間科学学術院　教授
清水安夫（しみず　やすお）国際基督教大学教養学部　准教授
清水裕子（しみず　ひろこ）香川大学医学部　教授
鈴木　平（すずき　たいら）桜美林大学大学院心理学研究科　教授
須永久惠（すなが　ひさえ）伊那市長谷総合支所こころの相談室　カウンセラー
清野純子（せいの　じゅんこ）帝京科学大学医療科学部看護学科　准教授
髙橋有子（たかはし　ゆうこ）若狭医療福祉専門学校　非常勤講師
津田　彰（つだ　あきら）久留米大学文学部　教授
津田茂子（つだ　しげこ）茨城キリスト教大学看護学部　教授
土橋祐巳子（つちはし　ゆみこ）(医社)医心会酒田クリニック　心理士
中田亮太（なかた　りょうた）京都府乙訓保健所　職員
永田一誠（ながた　いっせい）横浜YMCA厚木健康教育部　人材育成担当
中塚健太郎（なかつか　けんたろう）徳島大学大学院社会産業理工学研究部　准教授
中村延江（なかむら　のぶえ）桜美林大学　名誉教授
野中淳子（のなか　じゅんこ）神奈川県立保健福祉大学　教授
春木　豊（はるき　ゆたか）早稲田大学　名誉教授（故人）
平林栄一（ひらばやし　えいいち）元　西八王子病院（故人）

執筆者紹介 (★編者)

藤井智恵美（ふじい　ちえみ）共立女子大学　非常勤講師

松田与理子（まつだ　よりこ）桜美林大学健康福祉学群　准教授

宮﨑光次（みやざき　みつじ）桜美林大学健康福祉学群　教授

宮村りさ子（みやむら　りさこ）東京成徳大学応用心理学部　助教

本明啓子（もとあき　けいこ）伊那市長谷総合支所こころの相談室　カウンセラー

山口　創（やまぐち　はじめ）桜美林大学リベラルアーツ学群　教授

山口豊子（やまぐち　とよこ）桜美林大学健康心理・福祉研究所

山田佳代子（やまだ　かよこ）能美市教育委員会　非常勤職員

山田不二子（やまだ　ふじこ）認定NPO法人チャイルドファーストジャパン　理事長

山中公仁子（やまなか　くにこ）非公表

依田孝敏（よだ　たかとし）元　桜美林大学大学院

渡部加恵（わたなべ　かえ）武蔵野短期大学　非常勤講師

渡邊浩司（わたなべ　こうじ）駒澤大学学生相談室　相談員

渡辺修一郎（わたなべ　しゅういちろう）桜美林大学健康福祉学群　教授

渡辺真理子（わたなべ　まりこ）健康心理カウンセラー　コーチ

割田修平（わりた　しゅうへい）トータルライフケアサポートどりいむ　主宰

やわらかアカデミズム・〈わかる〉シリーズ
よくわかる健康心理学

| 2012年8月20日 | 初版第1刷発行 | 〈検印省略〉 |
| 2019年4月20日 | 初版第4刷発行 | |

定価はカバーに
表示しています

編　者	森　　和　代
	石　川　利　江
	茂　木　俊　彦
発行者	杉　田　啓　三
印刷者	藤　森　英　夫

発行所　株式会社　ミネルヴァ書房
607-8494　京都市山科区日ノ岡堤谷町1
電話代表（075）581-5191
振替口座　01020-0-8076

©森・石川・茂木他, 2012　　亜細亜印刷・新生製本

ISBN978-4-623-06157-0
Printed in Japan

やわらかアカデミズム・〈わかる〉シリーズ

教育・保育

よくわかる学びの技法
　　田中共子編　本体 2200円

よくわかる教育評価
　　田中耕治編　本体 2500円

よくわかる授業論
　　田中耕治編　本体 2600円

よくわかる教育課程
　　田中耕治編　本体 2600円

よくわかる生徒指導・キャリア教育
　　小泉令三編著　本体 2400円

よくわかる教育相談
　　春日井敏之・伊藤美奈子編　本体 2400円

よくわかる教育原理
　　汐見稔幸ほか編著　本体 2800円

よくわかる教育学原論
　　安彦忠彦・児島邦宏・藤井千春・田中博之編著　本体 2600円

よくわかる特別支援教育
　　湯浅恭正編著　本体 2500円

よくわかる障害児教育
　　石部元雄・上田征三・高橋実・柳本雄次編　本体 2400円

よくわかる肢体不自由教育
　　安藤隆男・藤田継道編著　本体 2500円

よくわかる障害児保育
　　尾崎康子・小林真・水内豊和・阿部美穂子編　本体 2500円

よくわかる保育原理
　　子どもと保育総合研究所　森上史朗・大豆生田啓友編　本体 2200円

よくわかる家庭支援論
　　橋本真紀・山縣文治編　本体 2400円

よくわかる子育て支援・家庭支援論
　　大豆生田啓友・太田光洋・森上史朗編　本体 2400円

よくわかる社会的養護
　　山縣文治・林浩康編　本体 2500円

よくわかる社会的養護内容
　　小木曽宏・宮本秀樹・鈴木崇之編　本体 2400円

よくわかる小児栄養
　　大谷貴美子編　本体 2400円

よくわかる子どもの保健
　　竹内義博・大矢紀昭編　本体 2600円

よくわかる発達障害
　　小野次朗・上野一彦・藤田継道編　本体 2200円

よくわかる環境教育
　　水山光春編著　本体 2800円

福祉

よくわかる社会保障
　　坂口正之・岡田忠克編　本体 2600円

よくわかる社会福祉
　　山縣文治・岡田忠克編　本体 2500円

新版　よくわかる子ども家庭福祉
　　吉田幸恵・山縣文治編著　本体 2400円

よくわかる地域福祉
　　上野谷加代子・松端克文・山縣文治編　本体 2200円

よくわかる家族福祉
　　畠中宗一編　本体 2200円

よくわかるスクールソーシャルワーク
　　山野則子・野田正人・半羽利美佳編著　本体 2800円

よくわかるファミリーソーシャルワーク
　　喜多祐荘・小林理編著　本体 2500円

よくわかる高齢者福祉
　　直井道子・中野いく子編　本体 2500円

よくわかる障害者福祉
　　小澤温編　本体 2200円

よくわかる精神保健福祉
　　藤本豊・花澤佳代編　本体 2400円

よくわかる医療福祉
　　小西加保留・田中千枝子編　本体 2500円

よくわかる司法福祉
　　村尾泰弘・廣井亮一編　本体 2500円

よくわかる社会福祉と法
　　西村健一郎・品田充儀編著　本体 2600円

よくわかるリハビリテーション
　　江藤文夫編　本体 2500円

心理

よくわかる心理学
　　無藤隆・森敏昭・池上知子・福丸由佳編　本体 3000円

よくわかる心理統計
　　山田剛史・村井潤一郎著　本体 2800円

よくわかる保育心理学
　　鯨岡峻・鯨岡和子著　本体 2400円

よくわかる臨床心理学　改訂新版
　　下山晴彦編　本体 3000円

よくわかる心理臨床
　　皆藤章編　本体 2200円

よくわかる臨床発達心理学
　　麻生武・浜田寿美男編　本体 2600円

よくわかるコミュニティ心理学
　　植村勝彦・高畠克子・箕口雅博・原裕視・久田満編　本体 2500円

よくわかる発達心理学
　　無藤隆・岡本祐子・大坪治彦編　本体 2500円

よくわかる乳幼児心理学
　　内田伸子編　本体 2400円

よくわかる青年心理学
　　白井利明編　本体 2500円

よくわかる高齢者心理学
　　佐藤眞一・権藤恭之編著　本体 2500円

よくわかる教育心理学
　　中澤潤編　本体 2500円

よくわかる学校教育心理学
　　森敏昭・青木多寿子・淵上克義編　本体 2600円

よくわかる学校心理学
　　水野治久・石隈利紀・田村節子・田村修一・飯田順子編　本体 2400円

よくわかる社会心理学
　　山田一成・北村英哉・結城雅樹編著　本体 2500円

よくわかる家族心理学
　　柏木惠子編著　本体 2600円

よくわかる言語発達　改訂新版
　　岩立志津夫・小椋たみ子編　本体 2400円

よくわかる認知発達とその支援
　　子安増生編　本体 2400円

よくわかる情動発達
　　遠藤利彦・石井佑可子・佐久間路子編著　本体 2500円

よくわかる産業・組織心理学
　　山口裕幸・金井篤子編　本体 2600円

よくわかるスポーツ心理学
　　中込四郎・伊藤豊彦・山本裕二編著　本体 2400円

よくわかる心理学実験実習
　　村上香奈・山崎浩一編著　本体 2400円

―― ミネルヴァ書房 ――
http://www.minervashobo.co.jp/